Andreas David Meyer

Ein Landarzt der Gründerzeit

Wilhelm Meyer-Frey (1830–1906) in seiner Autobiographie

Mitteilungen der Antiquarischen Gesellschaft in Zürich, Band 61

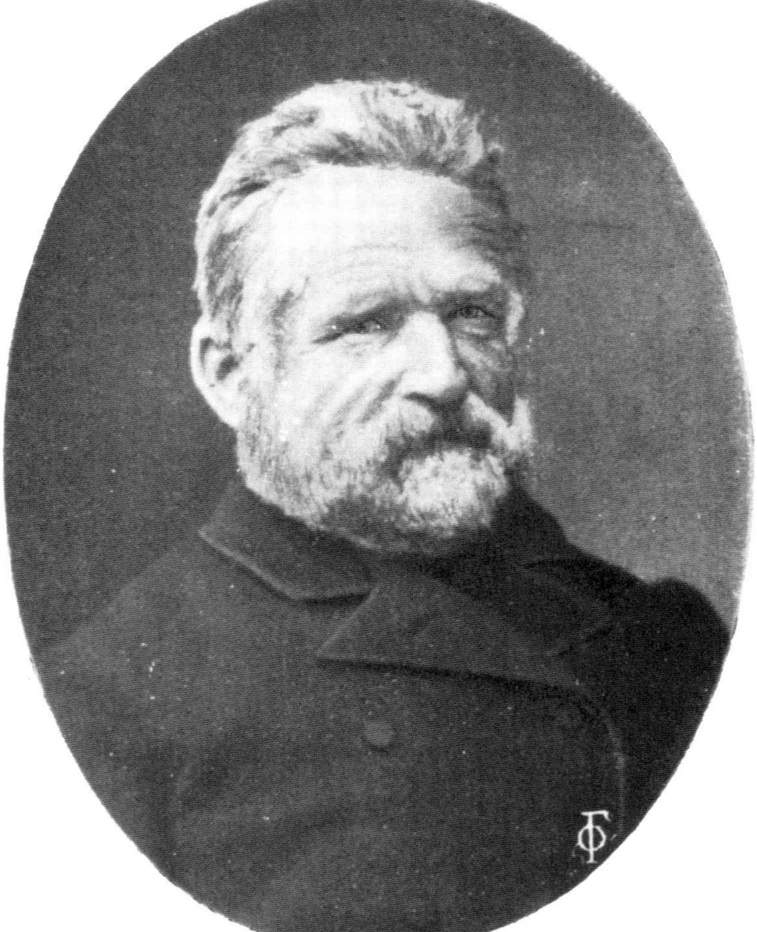

Dr Wilh. Major

Ein Landarzt der Gründerzeit

Wilhelm Meyer-Frey (1830 - 1906) in seiner Autobiographie

Andreas David Meyer

Verlag Hans Rohr Zürich 1994

Mitteilungen der Antiquarischen Gesellschaft in Zürich
(Kantonaler Verein für Geschichte und Altertumskunde)

Band 61
(158. Neujahrsblatt)

Umschlagbild
Samuel Luke Fildes: The doctor, London Tate Gallery, um 1880
(Reproduktion, Medizinhistorisches Museum der Universität Zürich)

Titelbild
Portraitphotographie im Alter von etwa 65 Jahren, um 1895

Die Deutsche Bibliothek – CIP-Einheitsaufnahme

Meyer, Andreas David:
Ein Landarzt der Gründerzeit,
Wilhelm Meyer-Frey (1830–1906)
in seiner Autobiographie.

Arbeit aus dem Medizinhistorischen
Institut der Universität Zürich.

Zürich: Rohr, 1994
(Mitteilungen der Antiquarischen Gesellschaft
in Zürich [Kantonaler Verein für Geschichte
und Altertumskunde] Bd. 61 = 158. Neujahrsblatt)
ISBN 3-85865-509-0
NE: Antiquarische Gesellschaft Zürich:
Mitteilungen der Antiquarischen ...

Verlag Hans Rohr Zürich, 1994
Satz und Druck: Druckerei Schulthess AG, Zürich

ISBN 3-85865-509-0

Meinen Eltern

Wenn ich Arzt wäre (und welchem Arzte geht es nicht so, und wer liest im Herzen der wahren Aerzte die innere Angst und den innern Jammer, die Trostlosigkeiten und die Wehmut und den Ueberdruss!), ich würde allemal erbeben, wenn man zu einem Kranken mich rufen würde, es würde mir allemal sein, als gäbte man mir ein Rätsel aufzulösen, und an dessen Auflösung hinge Tod und Leben ...

Jeremias Gotthelf, Anne Bäbi Jowäger

vgl. Müller, C.: Jeremias Gotthelf und die Aerzte. Berner Beiträge zur Geschichte der Medizin und der Naturwissenschaften, Nr. 17, Verlag Paul Haupt, Bern, 1959, S.262.

Inhaltsverzeichnis

Vorwort

Herzlich gedankt sei an dieser Stelle allen, die mich bei der vorliegenden Arbeit über den Landarzt Wilhelm Meyer-Frey in irgend einer Weise unterstützt haben. Speziell erwähnen möchte ich die Mitarbeiterinnen des Medizinhistorischen Institutes in Zürich, die mir bei der Literatur- und Quellensuche stets hilfsbereit und effizient zur Seite standen.

Für die kompetente Anleitung und Unterstützung bei der Text- und Datenverarbeitung schulde ich Herrn lic. oec. publ. Adrian Kobler grössten Dank.

Herrn PD. Dr. phil. Heinz Balmer und Herrn Dr. phil. Christoph Mörgeli danke ich für die zahlreichen Hinweise und Ratschläge, Frau cand. med. Tatjana Heim, Frau Dori Berger und Herrn Paul Wyder für die hilfreiche Korrekturarbeit.

Dem Direktor des Medizinhistorischen Institutes der Universität Zürich, Herrn Prof. Dr. med. Beat Rüttimann, gilt mein besonderer Dank für die interessierte und anregende Betreuung und Unterstützung bei der Entstehung der als Dissertation vorgesehenen Schrift.

In meinen Dank einschliessen möchte ich die Antiquarische Gesellschaft in Zürich und ihren Präsidenten Dr. Lucas Wüthrich, welche diese Arbeit in die Reihe ihrer Neujahrsblätter aufgenommen haben und so die Quelle einem breiteren Publikum zugänglich machen. Für die Drucklegung spreche ich ferner den Mitarbeitern der Druckerei Schulthess meinen Dank aus.

I. Einleitung

Dem unbekannten Arzt, der in selbstloser, stiller Arbeit
die Lehren der Grossen Aerzte verwirklicht ...

Diese Widmung stellte der bedeutende Medizinhistoriker Henry E. Sigerist seinem Buch "Grosse Aerzte, eine Geschichte der Heilkunde in Lebensbildern" (1932) voran. Diese Worte kommen auch dem Leben und Wirken des Zürcher Landarztes Wilhelm Meyer-Frey, mit dem sich die vorliegende Arbeit befasst, in treffender Weise zu.

Meyers Bedeutung als Mediziner und Autor ist keine herausragende. Er war ein zuverlässiger Durchschnittspraktiker, der sich redlich bemühte, dem Fortschritt der Wissenschaft zu folgen. Seine Persönlichkeit ist jedoch insofern von Bedeutung und historischem Interesse, als dass er in seiner Eigenschaft eines vielseitigen Landarztes manchen wichtigen Impuls und Beitrag zur Entwicklung seines Wirkungsfeldes Dübendorf gegeben bzw. geleistet hat. Als Akademiker und Abkömmling eines angesehenen Stadtzürcher Patriziergeschlechts, der mit vielen bekannten Persönlichkeiten seiner Zeit rege Kontakte pflegte, wirkte er als Mittler zwischen Stadt und Landschaft.

In seiner ärztlichen Tätigkeit befand er sich in einer geschichtlichen Epoche des Ueber- und Umdenkens der gesamten herkömmlichen Medizin - an der Schwelle zum Konzept heutiger Schulmedizin.

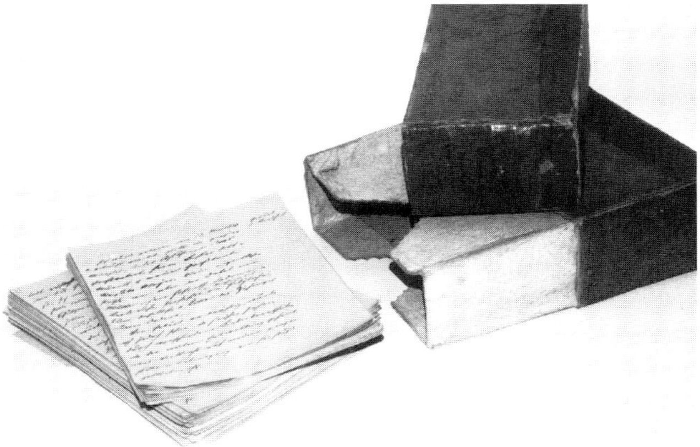

Abb. 1: Manuskript Meyers Autobiographie von 1905.
(PA Meyer-Abplanalp)

Wilhelm Meyers, hiermit erstmals edierte - den ersten, zentralen Teil der vorliegenden Schrift bildende - Autobiographie umfasst die Jugendjahre im Stadelhoferquartier des biedermeierlichen Zürichs, verschiedene Reiseerlebnisse, die Studienzeit an der Zürcher Universität, Weiterbildung in Wien, Berlin und Paris, die Assistentenzeit bei Dr. Theodor Heusser , dem Bruder Johanna Spyris, sowie Niederlassung mit Berufs- und Familienleben als Arzt in Wetzikon und Dübendorf. Seine Schilderungen gewähren einen Einblick in die soziale Stellung, in das Denken und Handeln eines Arztes, der für die medizinische Grundversorgung der Bevölkerung die Verantwortung zu tragen hatte.

Die Lebenserinnerungen - sie reichen bis ins Jahr 1905 - müssen etwa in dieser Zeit, im Jahr vor seinem Tode entstanden sein. Die Ausführungen basieren auf datierten Reisetagebüchern, Briefen, seinen Erinnerungen und bisweilen ins Philosophische tendierenden Gedankengängen.

Der Integrität und Vollständigkeit des Manuskriptes grösstes Gewicht beimessend, wurden Wortlaut, Orthographie, Schreibweise und Interpunktion in unveränderter Weise übernommen. Meyers Fussnoten wurden in Klammern in den Haupttext integriert, Erklärungen nicht mehr gängiger bzw. unbekannter Ausdrücke in eckigen Klammern angegeben.

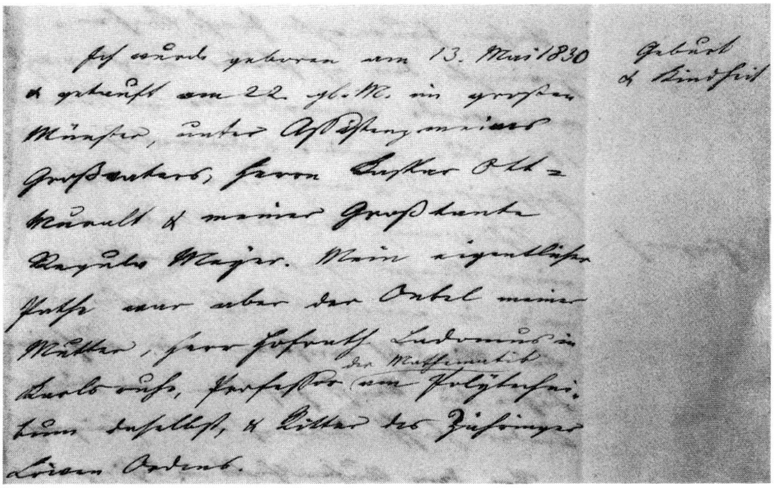
Ich wurde geboren am 13. Mai 1830 & getauft am 22. [illegible] im grossen Münster, unter Assistenz meines Grossvaters, Herrn Doctor Ott = [illegible] & meiner Grosstante [illegible] Meyer. Mein eigentlicher Pathe war aber der Onkel meiner Mutter, Herr Hofrath [illegible] in Karlsruhe, Professor der Mathematik am Polytechnicum daselbst, & Ritter des Zähringer Löwen Ordens.

Geburt & Kindheit

Abb. 2: Meyers Handschrift in seiner Autobiographie.
(PA Meyer-Abplanalp)

Im zweiten Teil - medizinhistorische Kommentare und Anmerkungen - wurden zahlreiche, in den Aufzeichnungen mit Fussnoten markierte Begriffe aufgenommen und untersucht. Durch diese ‚historischen Miniaturen‘ soll versucht werden geschichtliche Ereignisse, Personen, die Pharmakopöe und Therapiemethoden auszuleuchten und in den Rahmen einer medizinhistorischen Betrachtungsweise zu stellen. Damit soll der Bezug zwischen dem Wissensstand damaliger Medizin und einem frei praktizierenden Arzt im Kanton Zürich aufgezeigt werden.

Der dritte Teil dieser Arbeit schliesslich wendet sich der Bedeutung von Wilhelm Meyer im Spiegel seiner Zeit als Persönlichkeit, Arzt und Autor zu. Welche Stellung nahm die selbständige Arztpraxis neben dem Kantonsspital Zürich ein? Welche medizinische Errungenschaften jener Zeit hatten Einzug gehalten in eine landärztliche Praxis? Ebenso soll dieses Kapitel die medizinischen Möglichkeiten und Grenzen eines Praktikers und dessen nebenberuflichen Aufgaben in einer Dorfgemeinschaft untersuchen. In seinem literarischen Schaffen haben viele seiner Erfahrungen als Dorfarzt Niederschlag gefunden.

Als zusätzliche Quellen konnten unveröffentlichte Briefe und eine Chronik aus dem Familienarchiv hinzugezogen und damit manche in Meyers Autobiographie angesprochenen Begebenheiten, Gedanken und Anschauungen aus erster Hand belegt bzw. erklärt werden. Auch lieferten verschiedene Publikationen aus Meyers Hand ergänzende Darstellungen. Als Verfasser der ersten „Ortsgeschichte" von Dübendorf wird Meyer in der Lokalgeschichte oft zitiert und in einigen Artikeln besprochen.

Zur Illustration des Textes liegt reichhaltiges Material an Photographien, Handzeichnungen und Urkunden aus dem Familienarchiv vor.

Die Arbeit reiht sich zeitlich an die Untersuchung der "Sozialgeschichte der Chirurgen und Aerzte auf der Zürcher Landschaft (1700-1850)" von S. Brändli (1990), das Schwergewicht jedoch eher auf medizinische denn die sozialen Aspekte der Landarztpraxis legend. Die autobiographischen Aufzeichnung der Zeitgenossen und Meyer-Freunde Otto Werdmüller, Bezirksarzt in Uster und Johannn Friedrich Horner, Ordinarius für Augenheilkunde in Zürich, erlauben, einen vergleichenden und ergänzenden Blick auf das ärztliche Leben und Wirken der Gründerzeit zu werfen.

Die *grossen Aerzte* bahnten den Weg, der die Medizin zu den segensreichen Erfolgen des vergangenen und unseres Jahrhunderts führen sollte. Dass dazu durch *selbstlose und stille Arbeit* auch ein an der Basis wirkender Arzt seinen Beitrag zu leisten vermochte und für die ‚leidende Menschheit' die wichtigste Säule der damaligen Gesundheitsversorgung darstellte, zeigt die vorliegende Autobiographie von Wilhelm Meyer und der folgende Nachruf aus der Neuen Zürcher Zeitung.

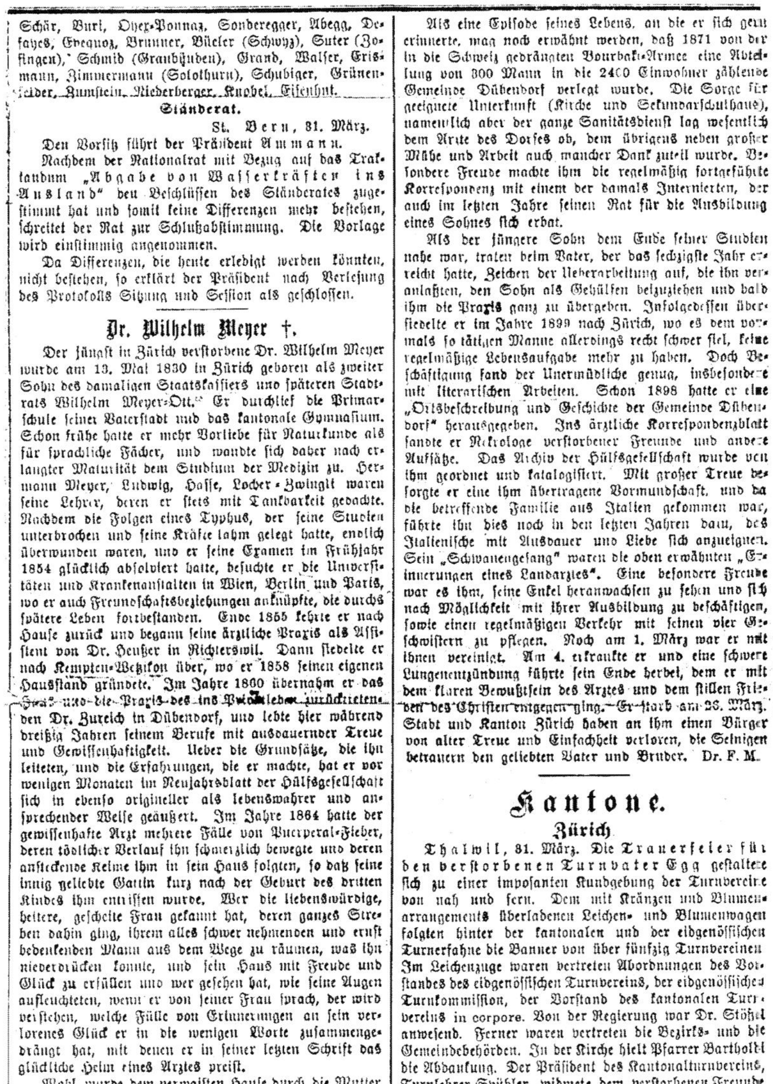

Schär, Buri, Oyex-Ponnaz, Sonderegger, Abegg, Defayes, Evequoz, Brunner, Büeler (Schwyz), Suter (Zofingen), Schmid (Graubünden), Grand, Walser, Erismann, Zimmermann (Solothurn), Schubiger, Grünenfelder, Zumstein, Niederberger, Knobel, Eisenhut.

Ständerat.

St. Bern, 31. März.

Den Vorsitz führt der Präsident Ammann.

Nachdem der Nationalrat mit Bezug auf das Traktandum „Abgabe von Wasserkräften ins Ausland" den Beschlüssen des Ständerates zugestimmt hat und somit keine Differenzen mehr bestehen, schreitet der Rat zur Schlußabstimmung. Die Vorlage wird einstimmig angenommen.

Da Differenzen, die heute erledigt werden könnten, nicht bestehen, so erklärt der Präsident nach Verlesung des Protokolls Sitzung und Session als geschlossen.

Dr. Wilhelm Meyer †.

Der jüngst in Zürich verstorbene Dr. Wilhelm Meyer wurde am 13. Mai 1830 in Zürich geboren als zweiter Sohn des damaligen Staatskassiers und späteren Stadtrats Wilhelm Meyer-Ott. Er durchlief die Primarschule seiner Vaterstadt und das kantonale Gymnasium. Schon frühe hatte er mehr Vorliebe für Naturkunde als für sprachliche Fächer, und wandte sich daher nach erlangter Maturität dem Studium der Medizin zu. Hermann Meyer, Ludwig, Hasse, Locher-Zwingli waren seine Lehrer, deren er stets mit Dankbarkeit gedachte. Nachdem die Folgen eines Typhus, der seine Studien unterbrochen und seine Kräfte lahm gelegt hatte, endlich überwunden waren, und er seine Examen im Frühjahr 1854 glücklich absolviert hatte, besuchte er die Universitäten und Krankenanstalten in Wien, Berlin und Paris, wo er auch Freundschaftsbeziehungen anknüpfte, die durchs spätere Leben fortbestanden. Ende 1855 kehrte er nach Hause zurück und begann seine ärztliche Praxis als Assistent von Dr. Heußer in Richterswil. Dann siedelte er nach Kempten-Wetzikon über, wo er 1858 seinen eigenen Hausstand gründete. Im Jahre 1860 übernahm er das Haus und die Praxis des ins Privatleben zurücktretenden Dr. Zureich in Dübendorf, und lebte hier während dreißig Jahren seinem Berufe mit ausdauernder Treue und Gewissenhaftigkeit. Ueber die Grundsätze, die ihn leiteten, und die Erfahrungen, die er machte, hat er vor wenigen Monaten im Neujahrsblatt der Hülfsgesellschaft sich in ebenso origineller als lebenswahrer und ansprechender Weise geäußert. Im Jahre 1864 hatte der gewissenhafte Arzt mehrere Fälle von Puerperal-Fieber, deren tödlicher Verlauf ihn schmerzlich bewegte und deren ansteckende Keime ihm in sein Haus folgten, so daß seine innig geliebte Gattin kurz nach der Geburt des dritten Kindes ihm entrissen wurde. Wer die liebenswürdige, heitere, gescheite Frau gekannt hat, deren ganzes Streben dahin ging, ihrem alles schwer nehmenden und ernst bedenkenden Mann aus dem Wege zu räumen, was ihn niederdrücken konnte, und sein Haus mit Freude und Glück zu erfüllen und wer gesehen hat, wie seine Augen aufleuchteten, wenn er von seiner Frau sprach, der wird verstehen, welche Fülle von Erinnerungen an sein verlorenes Glück er in die wenigen Worte zusammengedrängt hat, mit denen er in seiner letzten Schrift das glückliche Heim eines Arztes preist.

Wohl wurde dem verwaisten Hause durch die Mutter der Verstorbenen alle Sorgfalt und Liebe zuteil, aber der vielbeschäftigte Vater empfand es doch schmerzlich, daß er seinen Kindern nicht mehr sich widmen konnte und sie zu ihrer Ausbildung so manches Jahr den Verwandten in der Stadt übergeben mußte. Sie wuchsen alle zu seiner Freude heran und er durfte erleben, daß sie in Haus und Beruf ihre Stelle trefflich ausfüllten.

Als eine Episode seines Lebens, an die er sich gern erinnerte, mag noch erwähnt werden, daß 1871 von der in die Schweiz gedrängten Bourbaki-Armee eine Abteilung von 300 Mann in die 2400 Einwohner zählende Gemeinde Dübendorf verlegt wurde. Die Sorge für geeignete Unterkunft (Kirche und Sekundarschulhaus), namentlich aber der ganze Sanitätsdienst lag wesentlich dem Arzte des Dorfes ob, dem übrigens neben großer Mühe und Arbeit auch mancher Dank zuteil wurde. Besondere Freude machte ihm die regelmäßig fortgeführte Korrespondenz mit einem der damals Internierten, der auch im letzten Jahre seinen Rat für die Ausbildung eines Sohnes sich erbat.

Als der jüngere Sohn dem Ende seiner Studien nahe war, traten beim Vater, der das sechzigste Jahr erreicht hatte, Zeichen der Ueberarbeitung auf, die ihn veranlaßten, den Sohn als Gehülfen beizuziehen und bald ihm die Praxis ganz zu übergeben. Infolgedessen übersiedelte er im Jahre 1899 nach Zürich, wo es dem vormals so tätigen Manne allerdings recht schwer fiel, keine regelmäßige Lebensaufgabe mehr zu haben. Doch Beschäftigung fand der Unermüdliche genug, insbesondere mit literarischen Arbeiten. Schon 1898 hatte er eine „Ortsbeschreibung und Geschichte der Gemeinde Dübendorf" herausgegeben. Ins ärztliche Korrespondenzblatt sandte er Nekrologe verstorbener Freunde und andere Aufsätze. Das Archiv der Hülfsgesellschaft wurde von ihm geordnet und katalogisiert. Mit großer Treue besorgte er eine ihm übertragene Vormundschaft, und da die betreffende Familie aus Italien gekommen war, führte ihn dies noch in den letzten Jahren dazu, das Italienische mit Ausdauer und Liebe sich anzueignen. Sein „Schwanengesang" waren die oben erwähnten „Erinnerungen eines Landarztes". Eine besondere Freude war es ihm, seine Enkel heranwachsen zu sehen und sich nach Möglichkeit mit ihrer Ausbildung zu beschäftigen, sowie einen regelmäßigen Verkehr mit seinen vier Geschwistern zu pflegen. Noch am 1. März war er mit ihnen vereinigt. Am 4. erkrankte er und eine schwere Lungenentzündung führte sein Ende herbei, dem er mit dem klaren Bewußtsein des Arztes und dem stillen Frieden des Christen entgegen ging. Er starb am 26. März. Stadt und Kanton Zürich haben an ihm einen Bürger von alter Treue und Einfachheit verloren, die Seinigen betrauern den geliebten Vater und Bruder. Dr. F. M.

Kantone.

Zürich

Thalwil, 31. März. Die Trauerfeier für den verstorbenen Turnvater Egg gestaltete sich zu einer imposanten Kundgebung der Turnvereine von nah und fern. Dem mit Kränzen und Blumenarrangements überladenen Leichen- und Blumenwagen folgten hinter der kantonalen und der eidgenössischen Turnerfahne die Banner von über fünfzig Turnvereinen. Im Leichenzuge waren vertreten Abordnungen des Vorstandes des eidgenössischen Turnvereins, der eidgenössischen Turnkommission, der Vorstand des kantonalen Turnvereins in corpore. Von der Regierung war Dr. Stöhel anwesend. Ferner waren vertreten die Bezirks- und die Gemeindebehörden. In der Kirche hielt Pfarrer Bartholdi die Abdankung. Der Präsident des Kantonalturnvereins, Turnlehrer Spühler, widmete dem verstorbenen Freunde einen warmen Nachruf.

Luzern.

Luzern, 31. März. Die Staatsrechnung für 1905 verzeichnet einen Rückschlag von 32,350 Fr. Die Einnahmen betragen 2,919,804 Fr., die Ausgaben 2,952,155 Fr.

Abb. 3: Nachruf auf Wilhelm Meyer, Neue Zürcher Zeitung Nr. 91, 1. Blatt, 1. April 1906.

II. Autobiographie

Diese Blätter widme ich meinen lieben Kindern zum Andenken an ihren Vater & zur Belehrung.

Wenn auch mein Lebenslauf kein Interesse für weitere Kreise beanspruchen darf, so enthält er doch manches, was der Vergleichung werth ist mit den Erlebnissen solcher Menschen, die unter ähnlichen Verhältnissen erzogen & aufgewachsen, entweder ein höheres Ziel erreicht oder sich mit einer noch bescheidneren Lebensstellung begnügt haben.

Was sich über meine Abstammung[1] nachweisen lässt, ist hauptsächlich im Zürcher Taschenbuch auf das Jahr 1879 & andern daselbst citirten Werken zu finden.

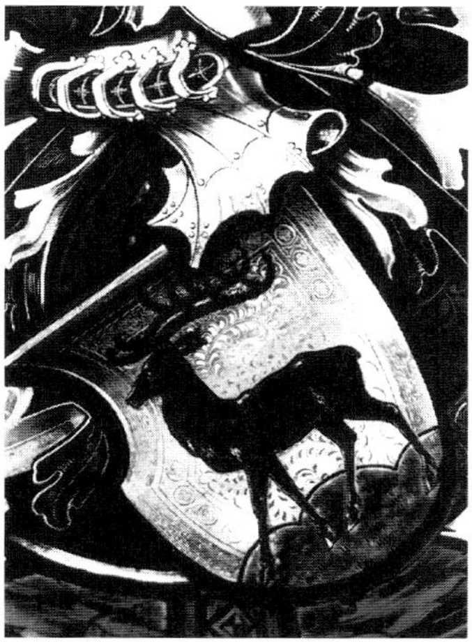

Abb. 4: Familienwappen der "Meyer von Eglisau" bzw. "Hirschen-Meyer". (Privatbesitz Zürich)

Geburt & Kindheit

Ich wurde geboren am 13. Mai 1830 & getauft am 22. gl. M. im grossen Münster, unter Assistenz meines Grossvaters, Herrn Kaspar Ott-Muralt[2] & meiner Grosstante Regula Meyer[3]. Mein eigentlicher Pathe war aber der Onkel meiner Mutter, Herr Hofrath Ladomus in Karlsruhe, Professor der Mathematik am Polytechnikum daselbst, & Ritter des Zähringer Löwen Ordens.

Von Geburt an kräftig, wurde ich jedoch schon in frühen Jahren durch verschiedene Kinderkrankheiten in der weiteren Entwicklung gehemmt, was vielleicht auf meinen ganzen spätern Lebensgang von Einfluss geblieben ist.

Unser Hausarzt Prof. Locher-Zwingli[4], den ich später noch erwähnen werde, verordnete im Januar 1833 für meinen Bruder[5] & mich eine Badekur in Schinznach[6]. (Die erst 1 1/2 jährige Schwester Nanny[7] war unterdessen sammt dem Vater bei den Grosseltern in Riesbach[8].) Von der Mutter gehütet, reisten wir in einer Kutsche dahin ab. Bei Windisch mussten wir auf einer Fähre die Reuss passiren, ein für uns Kinder höchst interessantes Ereigniss.

Von dem Aufenthalt in Schinznach ist mir das Wäldchen an der Strasse nach Brugg noch in lieber Erinnerung. Ich lernte dort den kleinen Storchschnabel, *Geranium Robertianum* kennen. Auch genoss ich die Gunst eines Grafen Pourtales[9] von Neuenburg, der viel mit mir scherzte. 23 Jahre später nahm derselbe an dem Versuch, den Kanton Neuenburg als preussisches Fürstentum wieder von der Schweiz loszureissen, lebhaften Anteil & ich stand damals in Bereitschaft, gegen ihn resp. die preussische Armee zu Felde zu ziehen.

Die Badekur brachte uns Kleinen einen grossen Schrecken. Damit wir uns in den mit Kacheln ausgekleideten, daher äusserst glatten und schlüpfrigen Bassins aufrechthalten konnten, waren dieselben mit Bretern belegt, die man aber nicht gehörig befestigen konnte. Durch unser unruhiges Verhalten wurden sie daher vom Wasser emporgehoben & wir erhoben ein Notgeschrei wie Schiffbrüchige. Als wir im folgenden Jahre wieder nach Schinznach reisten, fesselte in Schlieren (Memorabilia Tigurina 1841, S. 138.) eine frische Brandstätte unsere Aufmerksamkeit & ich erinnere mich noch ganz deutlich, dass ich ein Kind mit einem Wassergefäss bei den Ruinen herumgehen sah.

Ungefähr im 5. Lebensjahre kam ich in die Kleinkinderschule der Jungfern Gujer an der grossen Brunngasse. Von meinen damaligen Kameraden wurde Melchior Römer[10] später Stadtpräsident, Christoph Zimmermann Sigrist an der Predigerkirche.

Elementarschule

In den Jahren 1836 - 1837 besuchte ich die Elementarschule des Präceptor Bräm im schwarzen Garten[11]. Ich wusste damals noch nicht, dass dieses Haus, das seinen Namen nur zur Hälfte durch seine Dunkelheit Ehre machte, früher einer ärztlichen Gesellschaft als Sitzungslokal gedient hatte; auch hat, soweit ich mich meiner damaligen Mitschüler noch erinnere, einzig Adolf Nüscheler[12] später mit mir Medizin studirt. Dagegen gehörten Heinrich Landolt[13], Eugen Escher[14] & ich durch den ganzen Verlauf der Stadtschulen & des Gymnasiums, volle 13 Jahre lang der gleichen Klasse an. Landolt leitete dann in der grossen Bauperiode der Sechziger & Siebziger Jahre das Finanzwesen der Vaterstadt, Escher wurde zuerst Bezirksgerichtsschreiber, dann Stadtschreiber, weiterhin Zeitungsredaktor, Nordostbahndirektor & endlich Vermögensverwalter.

Der genannte Präceptor muss als ein besonders guter Lehrer gegolten haben, sonst hätte man wol meinen Bruder & mich in die viel nähere Schule des Herrn Müller auf Dorf geschickt, - im übrigen war jener eine unangenehme Erscheinung & wie ich später hörte, führte er nicht eben einen soliden Lebenswandel. Mein Schulweg ging bei der Post (dem spätern Berichthaus an der Münstergasse) vorbei, wo ich auf dem engen Platze Morgens gegen 8 Uhr die verschiedenen 4 & 5spännigen Eilwagen nebst kleinern Postkutschen versammelt fand & mich nur mit einiger Angst & Mühe an den Pferden & Fuhrwerken vorbeiwinden konnte (Zürcher Taschenbuch 1883, S. 41.). Ich hatte zwar damals schon viel Freude an den Pferden aber weder den Muth noch die Kraft, mich aktiv mit ihnen zu beschäftigen & beschränkte mich daher auf den Gebrauch hölzerner Pferde, womit ich in der Wohnstube viel Platz versperrte & grosses Geräusch machte.

In diese Zeit fällt die Geburt meiner zweiten Schwester Cäcilie[15]. Dieses geheimnissvolle Ereigniss brachte uns ältern Geschwistern zunächst den Vortheil, dass wir fast täglich von irgend welchen Verwandten zu Tisch geladen wurden, um der Mutter die nöthige Ruhe zu lassen.

Wollishofen

Einige Monate später machte die ganze Familie einen mehrwöchentlichen Aufenthalt im Hause des Arztes Hausheer[16] in Wollishofen, wo das Land- & Seeleben einen besondern Reiz für mich hatte, & auch die Apotheke ein Gegenstand meiner Neugierde war.

Mein Vater bemühte sich sehr, die geistigen & körperlichen Kräfte in uns anzuregen & fühlte auch, bei der starken Inanspruchnahme durch Bureaudienst, für sich selbst das Bedürfnis nach Erholung in frischer Luft. Da nun das ehemalige Schanzenterrain nur ganz allmälig anderweitige Verwendung fand, so brauchte man bloss die Grenzen des Stadtbannes zu überschreiten & sah sich ganz in ländlicher Umgebung. Schmale Strassen oder angenehme Fusswege führten durch Wiesen & Wald, nur einzelne Gruppen kleiner Häuser standen da & dort, & weder ihre Bauart noch das Aeussere ihrer Bewohner liessen die Nähe städtischer Kultur errathen. Auf grössern Spazirgängen an Sommerabenden & Sonntagen lenkte der Vater unsere Aufmerksamkeit auf die Schönheiten der Natur, auf landwirtschaftliche oder industrielle Einrichtungen oder suchte durch Erzählungen aus seiner Jugendzeit uns für die mannhaften Tathen der Vorfahren zu begeistern. Zugleich brachte er uns eine Ausdauer im Marschieren bei, die uns auf lange Jahre hinaus noch zu gute kam.

Im Sommer 1837 besuchten Mutter & Bruder wieder das Schinznacher Bad. An einem Samstag Morgen fuhr dann der Vater mit mir im Coupé des 5spännigen Basler Eilwagens bis Königsfelden, von wo wir bei grosser Hitze zu Fuss nach Schinznach gingen. Am folgenden Tage brachte uns eine Chaise nach Brugg zurück & dann kamen wir im Eilwagen wieder nach Zürich. Der Postillon sass damals auch zu Pferde & man fühlte in dem für etwa 16 Personen berechneten Wagen ein Gefühl der Sicherheit & des Grossartigen wie später auf der Eisenbahn.

Bei Anlass der Neubauten, welche um jene Zeit zur Verschönerung der Stadt & zur Erleichterung des Verfassers in derselben unternommen wurden, genoss ich das Vergnügen, die Einweihung der Münsterbrücke & des neuen Postgebäudes (später Centralpost) mitanzusehen, wozu das Banklokal auf der Meise, wo mein Vater Kassier war, sich trefflich eignete.

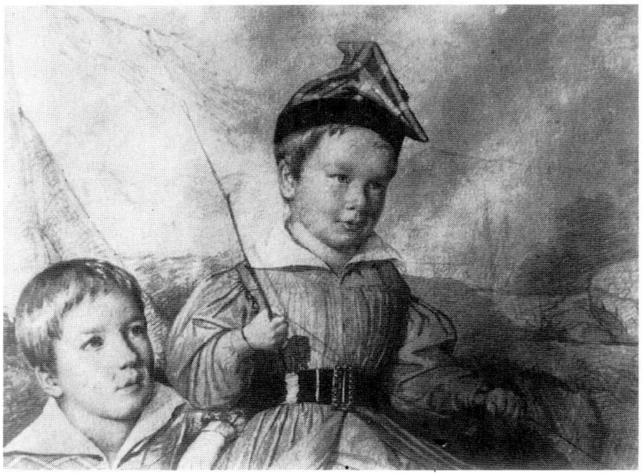

Abb. 5: Die Brüder Friedrich (links) und Wilhelm (rechts) Meyer, Zeichnung von P. Molvehagen. (PA. Meyer-Abplanalp)

Religionsunterricht

Den ersten Religionsunterricht ertheilte uns die Mutter, & begann damit so früh, dass ich mir anfänglich den lieben Gott als einen Mann mittleren Alters in weitem dunkelblauen Gewande mit schwarzer Hausmütze & an einem hellbraunen Tischchen sitzend vorstellte. Glücklicher Weise hatten wir damals noch keine Ahnung von den dogmatischen Streitigkeiten der Theologen, die später so oft den Begriff der Religion getrübt haben.

Im dritten Schuljahr wurden alle Schüler der Stadt in 2 Parallelklassen zusammen gezogen, mit Vertheilung der Unterrichtsfächer auf 2 Lehrer. Soviel ich mich erinnere, docirte der schmächtige Trachsler deutsche Sprache, der äusserst korpulente & dabei ziemlich rohe Wirz Schönschreiben, Rechnen & Religion!

Realschule

Die sogenannte Realschule, das 4. - 6. Schuljahr umfassend & gleich der oberen Elementarschule im Fraumünsteramt untergebracht, hatte beinahe für jedes Fach einen besonderen Lehrer & jeder von diesen wieder sein eigenes Mass von Geist, Energie & Takt.

Hier gehörte ich noch zu den bessern Schülern, obwohl z. B. die Geographie in äusserst geistloser & für das Gedächtniss umso qualvollerer Weise gelehrt, & bisweilen Mangel an Intelligenz mit körperlicher Züchtigung bestraft wurde.

Aus jener Zeit datirt auch meine Bekanntschaft mit dem nachmaligen grossen Augenarzt Horner[17], der im Jahr 1838 mein Mitschüler wurde & es von da an bis zum medizinischen Staatsexamen (1854) blieb.

Septemberauflauf[18]

Am 6. September 1839 (Memorab. Tigur. 1841, S. 443ff.) konnte wegen des blutigen Zusammenstosses zwischen Landsturm & Regierungstruppen keine Schule besucht werden. Wir ergötzten uns nun am Anblick der durch Stadelhofen hereinziehenden, höchst ungleich bewaffneten Bauern & überliessen dem Vater den Schutz der Stadt, der Mutter die Angst um des Vaters & anderer Bürger Leben. Der Vater war nämlich in der Nacht vorher zur Bürgerwache aufgeboten worden & erschien, während wir frühstückten, mit Gewehr & Patrontasche unter der Stubenthüre. Nachher verfügte er sich auf die Meise, wo die Hausthüren verrammelt & Pistolen geladen wurden, um einem allfälligen Angriff auf die daselbst befindliche Bank zu wehren.

Rippoldsau

Im Jahre 1840 musste die Mutter eine Kur in Rippoldsau (Rippoldsau, Badeschrift.) machen & nahm mich dahin mit. Es war das erste Mal in meinem Leben, dass ich die Schweizergrenze passirte. Wir fuhren mit der Post über Eglisau & Ober Lauchringen nach Stühlingen, dann durch das Höllenthal, kamen um Mitternacht nach Freiburg & den nächsten Morgen nach Kehl, wo wir die Mutter des Dichters Scheffel[19] & Madame Goldenberg née Henry aus Elsass trafen. Diese begleitete uns zu ihrer Mutter nach Strassburg & zeigte uns auf der Plattform des dortigen Münsters die Vogesen, wovon ich aus der Schule wenigstens den Namen kannte. Warum meine Mutter mir nicht erlaubte, noch höher in den Thurm hinaufzusteigen, war mir damals unbegreiflich. Im Uebrigen erinnere ich mich noch dunkel der Monumente Klebers & Guttenbergs.

In Rippoldsau gefiel mir die Waldluft & die vielen Spazirwege am Berg herum sehr gut. Auch sah ich mit grossem Interesse das Holz flössen, von dem man mir sagte, dass es bis nach Holland gehe. Ferner hatte ich die Gelegenheit, 2 berühmte Persönlichkeiten zu sehen, nämlich den Bischoff von Strassburg & den Verfasser der "Ostereier": Christoph Schmid. Die Kinderschriften des letztern gingen damals sehr im Schwang, aber so christlich ihre Moral ist, so wenig kann man daraus die rauhe Wirklichkeit des Lebens kennen lernen, wo die Tugend öfters leidet, das Laster öfters glücklich ist. Ein andrer Kinderschriftsteller jener Zeit, Gustav Nieritz, tischte den jungen Gemüthern seiner Leser fast regelmässig irgend ein Schauerdrama auf & mochte damit hin & wieder ihre Nachtruhe stören, ohne sie desshalb bräver zu machen.

Nach der Rückkehr von Rippoldsau trat ich mit meinem Bruder & andern Altersgenossen in das Kadettenkorps (Memorab. Tig. 1841, S. 282, 1853, S.588.) ein, das der Instruktor Zollinger errichtet hatte, um die Jugend im Gebrauch der Waffen zu üben.

Kadetten

Diese Spielerei war für die jüngeren allerdings etwas ermüdend & der gestrenge Herr Hauptmann imponirte uns nicht allein durch seinen grossen Schnurrbart, damals noch eine seltene Erscheinung, sondern auch durch das Hersagen verschiedener Reglementsparagraphen. Da aber die Ausrüstung, im Anfang wenigstens, äusserst einfach war & nur höchst selten im Feuer exercirt wurde, so kamen die wichtigsten Momente eigentlichen Militärdienstes, nämlich Kasten & Gefahr, gar nicht in Anschlag.

Spätere Versuche, dem Kadettenwesen einen anderen Charakter zu geben, haben so wenig befriedigende Resultate geliefert, dass ich denjenigen beistimme, die nur noch Waffenübungen & Soldatenschule, aber weder Uniform noch Cadres noch Manöverdienst beibehalten wollen.

Aus dem Jahre 1841 ist mir als höchst interessantes Ereigniss eine Gefechtsübung (Memorab. Tig. 1853, S. 284.) erinnerlich, welche von Truppen verschiedener Waffengattungen an der Grenze zwischen Dübendorf & Schwamendingen ausgeführt wurde.

Gymnasium

1842 trat ich in das Gymnasium (Memorab. Tig. 1853, S. 265.), welches nebst der Industrieschule noch in den uralten Räumen des ehemaligen Chorherrenstifts am Grossmünster untergebracht war. Bei Verteilung der Klassen in diesem labyrinthartigen Gebäude war einzig das Verhältniss zwischen Schülerzahl & Zimmergrösse massgebend, so dass z. B. die 1. & 3. Klasse des Gymnasiums nebst einer Klasse der Industrieschule neben einander waren, die 2. Klasse des Gymnasiums dagegen auf der entgegengesetzten Seite des weitläufigen Gebäudes sich fand.

Der Unterricht trug noch ganz den klassisch-humanistischen Typus: moderne Sprachen wurden gar nicht gelehrt, die Naturwissenschaften erst in den 3 obersten Klassen.

Unter den damaligen Lehrern der untern Klassen war Hermann Sauppe[20] wol der bedeutendste. Da wir jedoch nebst 12 wöchentlichen Schulstunden im Lateinischen noch viele Hausaufgaben für dieses & andre Fächer hatten, so kam mir die Mühe grösser als der Gewinn vor, & mein Mangel an Energie zu geistiger Arbeit trat umso deutlicher zu Tage, je mehr die noch schwächeren Schüler allmählig die Anstalt verliessen.

Meine allerschwächste Seite war aber das Turnen. Es gehörte zwar noch nicht zu den obligatorischen Schulfächern, wurde jedoch von den meisten Kantonsschülern betrieben. Unsere ersten Vorturner waren Studenten & Schüler des obern Gymnasiums, unter Oberleitung von David Fries[21], späterm Seminardirektor in Küsnacht.

Die Uebungen fanden im Kräuel jenseits der Sihl statt, etwa wo jetzt die Kaserne steht. Der äusserst einfache Turnschopf wurde noch nicht "Halle" genannt. Nachher formirte sich die ganze Schar in Colonne & zog riegenweise Arm in Arm unter Führung der Vorturner mit Gesang in die Stadt, & zerstreute sich vom Helmhause aus.

Mit dem neuen Kantonsschulgebäude, welches nach den Sommerferien 1842 feierlichst eingeweiht wurde, erhielten wir zunächst bei demselben auch einen neuen Turnplatz, dessen Einrichtung in den folgenden Dezennien manchen Wechsel erlitten hat. - An den Turnfahrten, welche für die untere Abtheilung der Kantonsschule in einem eintägigen, 8 - 10 stündigen Marsche bestanden, nahm ich regelmässig Theil. Dabei galt als Grundsatz keinerlei Rücksicht auf das Wetter zu nehmen & namentlich keinen Schirm mitzuführen.

Bergreise

In den Sommerferien 1842 machte ich die erste mehrtägige Gebirgsreise in Gesellschaft meines Vaters & Bruders, unsers ältern Vetters Heinrich Meyer[22] (später Oberrichter) & eines weitern Freundes Heinrich Hirzel, der nach verschiedenen Schwierigkeiten Professor der Chemie in Leibzig geworden ist. Wir fuhren um Mittag in einem Schiffchen nach Wollishofen & gingen von da zunächst nach Spitzen ob Horgen wo die Zimmerdecke des Wirthshauses mit Sprüchen geziert war wie:

Rede wenig & wahr - trink & zahle baar
bis still & verschwiegen - was nicht dein ist, lass liegen
hütt ums Gelt & morgens umsunst.

Noch am gleichen Abend erreichten wir das Dorf Hütten & gingen am folgenden Morgen um 3 Uhr auf den hohen Rohnen, dann nach Morgarten zum Frühstück. In Schwyz assen wir zu Mittag & fuhren bei einigem Regen in einer Kutsche nach Brunnen. Ein Kahn brachte uns nach Treib hinüber, von wo wir noch den Selisberg bestiegen. Dort mussten wir 5 uns in dem primitiven Wirthshaus mit 2 Betten begnügen, ergötzten uns aber an dem grossartigen Anblick der Fronalp & an einer Inschrift in der nahen Kapelle:

Ich wurd genannt der Sonnenberg,
Ein reicher Thron der Gnaden,
Dem armen Sünder ein Herberg,
Die Schlang hie nicht kann schaden.

Morgens 5 Uhr verliessen wir armen Sünder unsre unbequeme Herberge bei Regen & Nebel & gelangten unter starker Durchnässung über Beckenried & Stanz nach Grafenort, wo wir in einem sehr freundlichen Wirthshaus Nachtquartier fanden & 20 Strümpfe trocknen liessen.

Den folgenden Tag erreichten wir bei schönem Wetter Engelberg, wo der Tittlis & die Schätze des Klosters angestaunt wurden. Eine strengere Partie war wieder der Uebergang über die Storegg, einen rauhen, nur mit Ziegen befahrenen Pass, der die einzige Verbindung zwischen Obwalden & dem dazugehörigen Engelbergerthal bildet. Unsre beiden Führer Ynfanger, Vater & Sohn, waren Typen urschweizerischer Einfalt & Gemütlichkeit. An einem Ruhepunkt genossen wir den von Engelberg mitgenommenen Braten & stiegen dann nach Sachseln hinunter. Hier sahen wir natürlich die Reliquien & Kleider des sel. Bruder Klaus & die mit schönem Altar & stattlichen Marmorsäulen geschmückte Kirche, aber Narrenhände hatten alle Wände derselben beschmiert. In Sarnen zeigte man uns noch die Ueberreste des ehemaligen Schlosses Landenberg. Wir übernachteten im Schlüssel.

Herr Oberst Mohr von Luzern, eine spiessbürgerliche Gestalt mit graugrünem Rock, kurzen Hosen & blauen Strümpfen begleitete uns, als wir nach Stad gingen, über den See ans Rotzloch fuhren & uns wieder im Regen gegen Stanz wandten. Vielleicht mit dem Plan einer Rigibesteigung nahmen wir einen Wagen nach Beckenried, von wo uns, des ganz ungünstigen Wetters wegen, das Dampfschiff nach Luzern brachte. Die Heimreise machten wir per Post.

Gegen Ende desselben Jahres hatte ich noch das Vergnügen, einer Hochzeit beizuwohnen. Der ältere Bruder meines Vaters, Herr Friedrich Meyer[23], Kunstmaler, vermählte sich mit Henriette Bodmer aus dem Windegg Zürich. Trauung & Bankett fanden in Bassersdorf statt. Im Uebrigen weiss ich nichts genaueres mehr von jenem Feste. Die junge Frau erkrankte dann schon auf der Hochzeitsreise & lebte nachher nur noch einige Monate.

Riesbach

1843. Da der Vater keine grössere Reise mit uns machen konnte, brachte ich die Sommerferien im Riesbach zu. Dieses herrliche Landgut meiner Grosseltern, das später an Herrn Ott-Imhof & dessen Nachkommen übergegangen ist, bestand aus einem mehr romantisch als solid gebauten Wohnhause nebst Pächterwohnung & Scheune, grossem Garten & vielen Jucharten Rebgelände & Wiesen. Mit seiner prächtigen Aussicht auf Gebirge, See & Stadt war es ein viel besuchter Zielpunkt für die zahlreichen Freunde & Verwandten des Eigenthümers, der für Jung & Alt stets offnes Haus hielt & dessen treffliche Gattin selbst höhern Ansprüchen an Küche & Keller zu genügen wusste. Mit meinem Bruder & den Vettern Ott trieb ich mich da theils auf dem Kegelplatz, theils im Umgelände & namentlich in allen Winkeln des Hauses & der Scheune herum, wo wir hie & da spielend etwas von Land- & Gartenbau lernten, nebenbei aber allerlei kindische Streiche verübten. In der

Weinlese pflegten wir neben reichlichem Genuss von Trauben & Most sehr viel Pulver zu verknallen & wenn es dabei niemals ein Unglück gab, so musste ein grösserer Schutzengel als unsre eigne Vorsicht über uns wachen. Das zum Krähhahnen gehörende Feuerwerk wurde anfänglich von unseren Vätern, später von uns selbst angeschafft & abgebrannt. Natürlich gab der Grosspapa die dazu nöthigen Thaler.

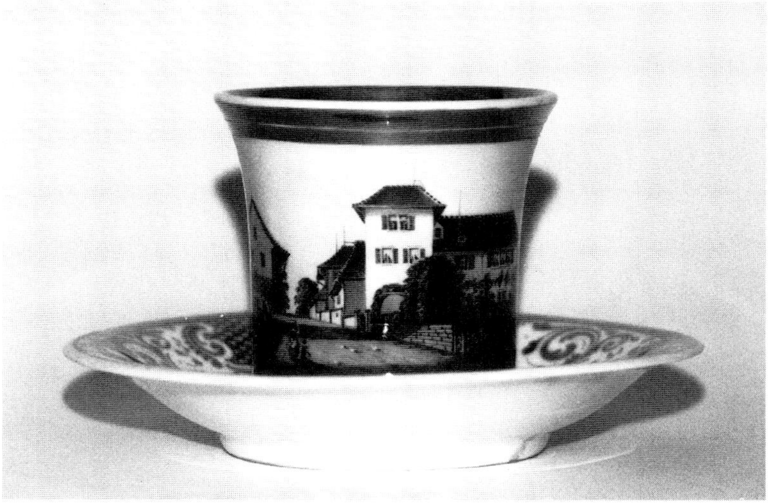

Abb. 6: Landgut "zum Wonneberg" in Riesbach, Porzelantasse.
(Privatbesitz Zürich)

Schipf

In den Herbstferien des Jahres 1843 machten mein Bruder & ich einen mehrtägigen Aufenthalt in der Schipf. Dieses prächtige Landgut, zu Herrliberg am See gelegen, gehörte dem Herrn Escher, Gründer der damals sehr berühmten Firma Escher, Wyss & Comp. deren Gebäulichkeiten, Neumühle genannt, den ganzen Raum zwischen der spätern Bahnhofbrücke und dem städtischen Schlachthaus in der Walche einnahmen. Mit Hülfe mehrerer Filialen in Oesterreich und Ungarn lieferte die Neumühle sämmtliche Dampfschiffe für die Gewässer jener Monarchie. Unter einem etwas hochmüthigen Nachkommen des Gründers erfuhr das grossartige Geschäft in spätern Jahrzehnden eine bedeutende Einschränkung.

Fräulein Mathilde Escher[24] (Zürcher Taschenbuch 1883.), die geistreiche und später als grosse Wohlthäterin bekannte Tochter unsers Gastgebers in der Schipf, sorgte für unsre Unterhaltung, überwachte unsre Aufführung & ruderte uns eigenhändig auf dem See herum. Einige Wochen später hob sie meine jüngste Schwester[25] aus der Taufe.

Reise nach Bünden

1844. In den Sommerferien reiste der Vater mit meinem Bruder & mir zunächst mit Dampfschiff nach Lachen, dann zu Fuss ins hintere Wäggithal, wo der freundliche Pfarrer Knobel uns Nachtquartier gab. (Esse Sie, Knäbe). - Am 2. Tag gelangten wir über die Brüschalp ins Klönthal & Abends nach Glarus. Die Taverne unsers Wirthshauses daselbst trug folgende Inschrift:

Vor Christi Geburt 1200 Jahr
Dies Land zuerst bewohnet war;
Da fand sich ein, ein solch wilden Mann,
Wie die Figur hier zeiget an.

Der "wilde Mann", eine herkulische Gestalt mit Laubwerk gekrönt & umgürtet, & mit einer Keule bewaffnet, ist nicht allein an manchen Orten der Schweiz auf Wirthshausschilden zu finden, sondern spielt auch in der Heraldik eine Rolle. Er ist weder als degenerirter Adam noch als veredelter Affe aufzufassen, sondern die vorgefundenen Knochen, aus denen Felix Plater[26] (Heer, Urwelt der Schweiz, 1. Aufl. S. 546.) auf ein untergegangenes Riesengeschlecht schloss, gehörten einem Mammuth an, von dem wie in Deutschland, so auch in der Schweiz vielfache Ueberreste aus der Gletscherzeit gefunden worden sind. -

Am 3. Tag Morgens 6 Uhr fuhren wir in einer Kutsche nach Stachelberg & besuchten von da die Partenbrücke, wo ein mitgebrachtes Mittagessen verzehrt wurde.

4. Tag. Durch Steine, Schnee und viele kleine Bäche gehemmt, auch von zahlreichen Bettlern belästigt, gingen wir über den Klausenpass. Bei der "Schirmkapelle" einer steinernen Hütte wurden die mitgeführten Lebensmittel: Kalb- & Schaffleisch, Schinken, Veltlinerwein verzehrt, da sich im ganzen Schächenthal noch kein Wirthshaus fand. In Bürglen trug eine Kapelle mit beschädigten Gemälden die Inschrift:

All hier auf dem Platz dieser Kapell
Hat vormals gewohnt der Wilhelm Tell
Der treue Helfer des Vaterlands
Der theur' Urheber des freien Stands
Dem zum Dank, Gott aber zur Ehr
Ward diese Kapell gesetzt her
Und selbe dem Schutz befohlen an
Sankt Wilhelm, Rochus & Sebastian
Ach liebe Eidgenossen gedenkt daran,
Was Gott und die Alten euch Guts gethan.
Renovirt 1758.

Zu Altdorf logirten wir im Adler, dessen Wirth ziemlich alt & bedächtig war. *C'est madame qui porte la culotte.*

Am 5. Tag brachte uns ein Wagen bis Amsteg, von wo wir, ohne von den feilgebotenen Mineralien zu kaufen, zu Fuss unter viel Regen nach Andermatt gelangten. An dem unscheinbaren Wirthshaus in Wassen imponirte mir die marmorne Freitreppe, wozu das Material wahrscheinlich ganz in der Nähe gebrochen war. Der anhaltende Regen & das wenig ventilirte Federbett mit hölzernem Himmel, vielleicht auch die Ermüdung brachten mir in der folgenden Nacht heftige Zahnschmerzen, weshalb wir am

6. Tag nur bis Disentis gingen, am 7. bis Flims. Die alte Wirthin in Waldhäusern, Wittwe Schreiber, that uns besonders viel Ehre an & liess sich gern von Zürich erzählen. Vielleicht war sie das "Bündner Mensch", das in der allerältesten Nummer des Zürcher Tagblattes einen Dienstplatz gesucht hatte.

8. Tag. Da ich mich nicht hatte entschliessen können, durch den Barbier in Ilanz meinen Zahn ausziehen zu lassen, so wurde ich immer maroder & wir gingen nur noch bis Reichenau zu Fuss, besichtigten da den Garten des Herrn von Planta & fuhren dann auf einem offenen Wagen noch bis Ragaz. Im "Hof Ragaz" angeblich wegen Platzmangel abgewiesen, fanden wir endlich Unterkunft im Hotel Tamina. Von den Simonschen[27] Herrlichkeiten war damals noch keine Rede. Wir besuchten noch am gleichen Abend das Bad Pfäffers[28] & seine Quelle.

9. Tag. Heimreise mit Post & Dampfschiff. Dann erst bequemte ich mich zur Zahnextraktion durch Herrn Wittlinger[29], der sich später aus den Erträgnissen seiner Praxis eine schöne Villa am Bodensee gekauft hat.

In demselben Jahre besuchte uns Frau Scheffel, nachdem sie in Basel das eidgenössische Schützenfest mitangesehen hatte. Wie lange sie bei uns blieb & ob sie die Reise alleine oder in Gesellschaft ihrer Tochter machte, ist mir nicht mehr erinnerlich, wohl aber, dass sie auf dem Rückweg meinen Bruder & mich bis Schaffhausen mitnahm, wo wir bei herrlichstem Wetter den Rheinfall im Sonnen- & Mondschein sahen & im Hotel Weber (nachmals Witzig) übernachteten.

Goldene Hochzeit der Grosseltern

1845 war ein sehr interessantes Jahr für uns. Am 16. März (Palmsonntag) feierten meine Grosseltern die goldene Hochzeit (Festschrift, als Manuscript gedruckt.) in folgender Weise:

Am Mittag versammelten sich die Jubilaren mit ihrer sämmtlichen Nachkommenschaft - im ganzen 24 Personen - im Casino (später Gerichthaus) am obern Hirschengraben, wo zuerst der jüngere Sohn, Herr Ott-Trümpler[30], einer der grössten Finanzmänner seiner Zeit, die Begrüssungsrede verlas. Hierauf folgte ein splendides Diner. Ein Tafelaufsatz war mit einer grossen Zahl kleiner Fähnchen geschmückt, auf deren jedem ein Vers stand, der auf den Lebenslauf des Jubelpaars Bezug hatte. Mein Vater lass dieselben vor. Ferner fand sich für jeden Anwesenden ein Bonbon in Papierhülse mit der Abbildung der Kirche in Schlieren, wo anno 1795 die Trauung stattgefunden hatte. Beim Champagner toastierte der ältere Sohn, Herr Ott-Imhof[31], in sehr ernster Weise. Dann wurde durch meine älteste Schwester, damals ein 13jähriges blondgelocktes Mädchen & besonderer Liebling des Grossvaters, ein Festgedicht von Chorherr Kramer verlesen. Nach Tisch führten 6 Enkel ein Tableau auf, das in 3 verschiedenen Paaren die wirkliche, die silberne & die goldene Hochzeit darstellten. Mir fiel die Rolle der Grossmutter[32] zu, welche auf die Frage des Gemahls, ob sie die Enkel zu Tisch geladen & auch gehörig vorgesorgt habe, eine bejahende Antwort gab mit dem Zusatz: Doch wollt' ich nach Deinem System sie kasteien, sie müssten sich wahrlich die Mägen verheien. Abends spielten wir Enkel noch ein von Frau Scheffel gedichtetes Drama, worin Rüdiger Maness, der Minnesänger auf der Manegg sich mit Turika, einer Nymphe des Zürichsees vermählte. Der Myrthenkranz wird von dem "Seelchen eines Myrthenbaums" der Braut aufgesetzt, zur silbernen & goldenen Hochzeit erscheinen Gnomen aus dem Uetliberg & bringen Kränze aus edlem Metall. Ich war der Silbergnom. Der Text enthielt natürlich einige Anspielungen auf die Tugenden & Erlebnisse des wirklichen Jubelpaars.

Den Schluss des Festes bildete eine Art Kramladen, aus welchem alle Anwesenden reichliche Geschenke, meisst Silbergeschirr, erhielten.-

Chorherr Kramer[33]

Der oben erwähnte Chorherr Kramer war ein sehr ehrwürdiger Geistlicher & daneben munterer Gesellschafter. In jüngern Jahren hatte er die armen Sünder zum Richtplatz begleiten müssen & sich durch die veröffentlichten Biographien derselben den Titel: "Galgenplutarch" zugezogen. Wo das spärliche schneeweisse Haar sein ehrwürdiges Haupt kahl liess, war die Haut dick mit Puder bestreut & mit dem freundlichen Gesichte harmonirte der Gruss, den er selbst ältern Leuten über die Strasse zurief: Du lieber Engel!

Auch sein Urtheil über unsre Leistungen in der Kinderlehre war ein überaus mildes & lautete fast ausnahmslos: Es ist recht. In dem Grundsatze: tritt fest auf, sperr's Maul auf, hör bald auf - hielt er sich an Luther, & namentlich das feste auftreten wurde durch so grosse Schuhe ermöglicht, dass man behauptete, es müssen im Sommer 3, im Winter 4 Paar Strümpfe übereinander darin Platz haben.

Reise ins Berner Oberland

In den Sommerferien machten wir, nämlich Vater & Bruder nebst dem Vetter Karl Ott[34] eine Reise wie folgt:

28. Juli. Wir fuhren im Dampfschiff bis Richtersweil und von da in 1 1/2 Stunden auf den Feusisberg. Ein Gemälde in der dortigen Kirche zeigt, wie Luther & Zwingli, Voltaire & Rousseau zur Hölle fahren. Nach weiteren 2 1/2 Stunden erreichten wir Einsiedeln & brachten da den Abend mit Besichtigung des Klosters & andrer Merkwürdigkeiten zu, da der Regen kein weiteres Spaziren gestattete.

29. Juli. Unser Weg über den Haken war wie gewöhnlich von Nebel & Regen begleitet; doch genossen wir auf dem Hohenstuckeli in der Nähe der Passhöhe eine schöne Aussicht auf den Aegeri-, Lowerzer-, Zürcher- und andre Seen. Gegen Abend gelangten wir gründlich durchnässt nach Brunnen & fuhren noch im Dampfschiff bis Beggenried.

30. Juli. Während wir über Stanz & Sarnen nach Sachseln gingen, heiterte sich der Himmel allmälig auf, wir nahmen dann in Lungern einen Gepäckträger & beendeten den 11stündigen Tagmarsch nach Uebersteigung des Brünig in Meiringen, wo wir freilich vor Müdigkeit kaum zu essen vermochten.

31. Juli. Bei sehr schönem Wetter besuchten wir zunächst den Rosenlauigletscher, dessen Spalten beim Sonnenschein in herrlichem Himmelblau erglänzten. Dann erstiegen wir die Scheidegg & gelangten endlich Abends auf das Faulhorn, wo ich kaum mehr stehen konnte & von der herrlichen Aussicht auf Wetterhorn, Jungfrau & andre Bergriesen absolut keinen Genuss hatte. Auch ging daselbst ein sehr kalter Wind, von Plaid oder wollenen Hemden wusste man damals noch nichts, & der Weg vom Speisesaal zum Schlafzimmer führte aussen um das Haus herum.

1. August. Während die rosenfingrige Eos den rauhen Bergspitzen eine freundliche Mine abzulocken suchte, umhüllten wir unsre schlotternden Leiber mit 2 Hemden, Rock & Blouse, stiegen zum Bachalpsee hinunter & kamen zur Mittagsrast nach Grindelwald. An verschiedenen Orten belästigte uns die Bettelindustrie, indem bald einem Echo zu Liebe eine kleine Kanone abgefeuert, bald ein Fuchs vorgezeigt, Erdbeeren angeboten oder der Gatter eines Viehhages geöffnet wurde. Abends kamen wir über die Wengernalp nach Lauterbrunnen.

2. August. Das Wetter wurde wieder unsicher, wir gingen daher (in 2 Stunden) nach Unterseen, im Dampfschiff an den Giessbach & dann in einem Kahne nach Tracht bei Brienz, Nachmittags wieder im Regen über den Brünig zurück nach Lungern, wo wir unsern Führer & Träger (in einer Person) mit einem Zeugniss entliessen.

3. August. Bei schönem Wetter fuhren wir zunächst in einer Kutsche durch das nussbaumreiche Obwalden hinunter bis Stanzstad, dann in einem Kahn nach Weggis. An diesen Namen knüpft mein Gedächtniss zudringliche Führer & schöne Kastanienbäume (*Castanea vesca*). Wir liessen alle unter uns & erstiegen den Rigikulm, dessen einziges Wirthshaus dicht mit Gästen angefüllt war.

4. August. Nach Betrachtung des Sonnenaufgangs frühstückten wir & gingen dann über den Rothstock, Dossen & Scheideck nach Lowerz hinunter. Im Frauenbad Seewen assen wir zu Mittag und gelangten über Steinen, Eccehomo und Morgarten nach Ober-Aegeri, wo wir im Hirschen übernachteten.

5. August. Ueber Unter-Aegeri, Sihlbrücke und Horgen kamen wir nach Hause.

Unterhaus[35]

In demselben Jahre wurde durch Todesfall das eigentliche Stammhaus (Zürcher Taschenbuch, 1879, S. 89f.) unsrer Familie, das sogenannte Unterhaus, verkäuflich. Unser Grossvater Herr Ott-Muralt, erwarb es zu Handen meiner Eltern auf Abrechnung vom künftigen Erbe, für 33000 Gulden. Wir Kinder hatten uns bisher nur im Hof vor dem obern Hause herumtummeln dürfen. Da uns nun auch der Garten zugänglich wurde, ich aber wie oben erwähnt, mehr zu stillen Betrachtungen als zu munterm Herumspringen geneigt war, so dämmerte jetzt in mir die Liebe zur Pflanzenkunde auf & ich machte mir, wenn auch nicht mit grosser Ausdauer, in dem Garten allerlei zu schaffen. Vermutlich entwickelte sich daraus mein späterer Entschluss zum Studium der Medizin.

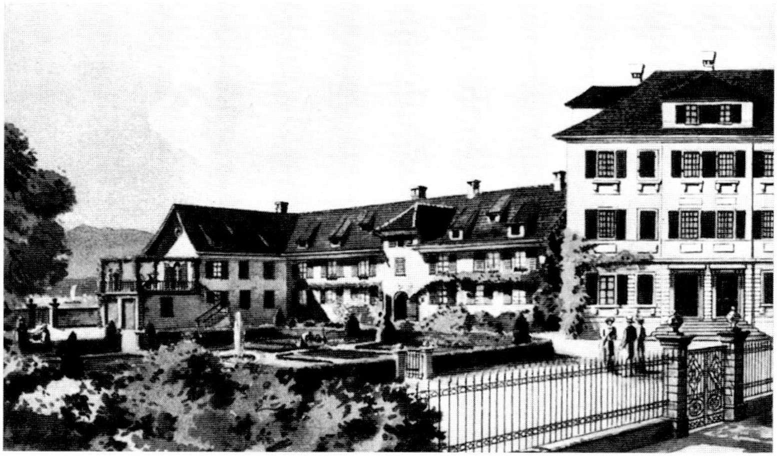

Abb. 7: Haus zum St. Urban (Stadelhoferstr. 23) und der lange Stadelhof, von der Stadelhoferstrasse aus gesehen. (Nach einem Aquarell von Willy Burger, gemalt nach alten Zeichnungen und Vorlagen)

Tanzstunden

Um unsre körperliche Entwicklung zu fördern, erhielten wir zu verschiedenen Zeiten & in verschiedener Weise Tanzunterricht. Zuerst kam ein gewisser Schuhbauer, der sich nicht Tanzlehrer, sondern Körperbildner nannte, die Gymnastik nach rationellen Grundsätzen zu betreiben vorgab & mit Verachtung von den Aerzten sprach. Das einzig vernünftige bei seiner Methode war der Gebrauch der Hanteln. Dagegen glaubte er z. B. die Körperhaltung verbessern zu können, indem er den Kopf seiner Zöglinge in eine Halfter spannte & an einer Art Galgen, euphemistisch

Strecksäule genannt, emporzog. Selbstverständlich war die Anspannung, die hauptsächlich auf Kinn und Unterkiefer sehr lästig drückte, kaum einige Minuten auszuhalten, in welcher Zeit weder die Rückenwirbel noch andre beim Längenwachsthum betheiligte Organe an Masse & Festigkeit gewinnen konnten. Eben so wenig nützten andre, weniger barbarische Streckversuche, wobei die Muskeln nur angespannt, aber zu wenig bewegt wurden. Am besten war noch der Unterricht in den gesellschaftlichen Manieren z. B. auch im Essen: Man soll jeden Bissen Fleisch, sobald er abgeschnitten ist zum Munde führen, die Gabel in der linken Hand haltend. - Später hatten wir förmliche Tanzstunden bei dem Balletmeister des Theaters, Herrn Feuerstacke, der nebst dem ein schlechter Schauspieler war. Er begleitete unsre Uebungen mit Violinspiel.

1846 kam der Tanzlehrer Riese nach Zürich, der mir wegen seiner Grobheit von Anfang an gründlich zuwider war. Andern Leuten scheint er es besser getroffen zu haben denn er blieb noch 30 Jahre oder länger da & meine Kinder haben später bei seinem Stiefsohn tanzen gelernt, ohne es in dieser Kunst viel weiter als ich zu bringen. Uebrigens machte das Tanzen selbst mir viel Freude, obwol ich in der Conversation äusserst unbeholfen war. Am Ende des Kurses bei Riese, auf dem sogen. Repetitionsballe that ich der Tochter eines der reichsten Zürcher Kaufleute besondre Ehre an & verliebte mich fast in sie. Ich bin aber später nicht mehr mit ihr zusammen gekommen & sie hat dann, wenn ich nicht irre, einen Bankier geheirathet, der wegen leichtsinniger Geschäftsführung in den 70er Jahren fallirte. Der eigentliche Mammonskultus hat immer etwas Unheimliches, & es freute mich mehr, meine eigne Tochter einem Gelehrten anzuvertrauen, als wenn ein Bankier um sie geworben hätte.

Meine körperlichen Uebungen beschränkten sich also vor der Hand auf das marschiren und tanzen. Im Schwimmen blieb ich zurück wie im Turnen & hätte ersteres in spätern Jahren so wie so verlernt, da sich weder in Wetzikon noch in Dübendorf passende Lokalitäten vorfanden. Vom Fechten & Reiten soll später die Rede sein.

Sonntagsgesellschaft

Ein solideres Institut als die flüchtigen Ballbekanntschaften war meine Sonntagsgesellschaft. Unter der Aegide unsrer Eltern that sich nämlich etwa 1/2 Dutzend Kameraden aus lauter aristokratischen Familien in der Absicht zusammen, die Sonntagabende mit einander zuzubringen & zwar abwechselnd in den eignen Wohnungen. Heinrich Landolt, Kaspar Escher[36], August Pestalozzi[37], Theodor Weiss[38], Karl Ott, Arthur Escher[39] & ich waren die ersten Mitglieder, zu denen später Gustav Ulrich[40], Friedrich Horner, Emil Fisch[41], Eugen Escher, Georg Tribolet, Heinrich Finsler[42], Adolf Nüscheler kamen.

Die erste Zusammenkunft fand am 25. Januar 1846 bei Kaspar Escher im Brunnen statt. Wir blieben von 5 - 9 Uhr beisammen, assen Obst & Kuchen &

unterhielten uns mit verschiedenen Gesellschaftsspielen. In den ersten Jahren kamen wir Sommer & Winter alle 14 Tage zusammen, später reduzirte sich die Gesellschaft durch temporäre oder gänzliche Abreise einzelner Mitglieder so, dass ihre weitere Existenz überhaupt in Frage kam & sie erst wieder eine solidere Gestaltung erlangte, als die meisten von uns einen eignen Herd gegründet hatten.

Ebenfalls an obengenannten 25. Jan. verlobte sich meine Base Maria Meyer[43] mit Adolf Bürkli[44], Crepefabrikant & Artillerielieutnant. Dieser ebenbürtige Enkel des grossen Konrad Escher von der Linth[45] wurde von meinem Vater zu den edelsten Bürgern unsrer Stadt gezählt, & hat in verschiedenen Vorkommnissen meines spätern Lebens mir die treuste Freundschaft bewiesen, worauf ich am geeigneten Orte zurückkommen werde.

Turnfahrt nach Zug

Am Auffahrtstage (21. Mai) gingen unser 22 Kantonsschüler mit dem Turnlehrer David Fries nach Zug. Um 4 Uhr Morgens vom Helmhaus abmarschirt, kamen wir über Leimbach, Baldern, Gamlikon nach Affoltern, kehrten daselbst ein & erreichten Zug um 10 Uhr. Hier hatte sich eine freiwillige Artilleriekompagnie gebildet zur Bedienung der Geschütze, die im Freischaarenzug des vorhergehenden Jahres erbeutet worden waren, & noch den Namen Solothurn trugen. Wir kamen gerade zu einer Schiessübung. Doch mochte dieser Triumph nicht lange dauern, denn schon 1 1/2 Jahre später, im Sonderbundskriege, werden die Solothurner ihre Kanonen wieder heimgeholt haben. In einer Kirche zeigt man uns nebst Messgewändern und andern Raritäten die durchschossene Kopfbedeckung eines von den Freischaaren getödten Zuger Soldaten.

Oberes Gymnasium

Der Uebergang ans obere Gymnasium brachte mehrfache Aenderungen im Lehrer- & Schülerpersonal, sowie in den Unterrichtsfächern mit sich. Was die Lehrer betrifft, so trat an die Stelle des allzu gutmütigen Jakob Horner[46], der in seinen alten Tagen noch Dr. phil. & Stadtbibliothekar wurde, der geniale, aber mitunter etwas angetrunkene Raabe[47]. Ein Ungar von Geburt, schwärmte er mit dem Feuer seiner Nationalität für die Mathematik & begann seinen Unterricht mit einer überaus anregenden Rekapitulation des bisher gelernten, wobei sein Vortrag weniger durch Richtigkeit der Diktion als durch einen gewissen poetischen Schwung einen eigenthümlich wohlthuenden Contrast bildete zu der philisterhaften Prosa eines Fäsi[48], Escher[49], Vögelin[50] & der weibischen Zartheit des Religionslehrers Karl Pestalozzi[51], der auch nicht die Idee von Autorität & Takt entwickelte. Dieser zaghafteste aller Lehrer wurde später Spitalpfarrer & hat schliesslich durch Sturz ins Wasser sich das Leben genommen. - Leider wurde mir & andern Raabes Unterricht mit der Zeit allzu beflügelt & sublim, so dass wir einfach nicht mehr vorwärts kamen. Vielleicht war bei Horner zuviel Unfug getrieben worden, worin Konrad Kramer[52], der spätere Stifter des Eleonoren - Kinderspitals in Hottigen, die Hauptrolle spielte. Wenigstens zeigten sich die erst zum obern Gymnasium gekommenen Winterthurer in der Mathematik stärker als viele von uns Zürchern. Ein gutes Beispiel in der Disziplin gaben sie uns freilich auch nicht.

Mit Sehnsucht hatte ich den Unterricht in den Naturwissenschaften erwartet, die vom untern Gymnasium ganz ausgeschlossen waren.

Oswald Heer[53] lehrte nun zuerst allgemeine Botanik, hernach spezielle Zoologie & Mineralogie, in der 2. & 3. Klasse hörten wir bei Mousson[54] Physik, Chemie & Astronomie. Ohne in diesen Fächern glänzende Fortschritte zu machen, wandte ich ihnen doch meine besondere Aufmerksamkeit zu & benutzte auch die Gelegenheit, öffentliche Vorträge von Nägeli[55], Regel[56] & a. über Botanik zu hören. Daneben begann ich mit der Anlegung eines Herbariums, freilich nur in der Weise, welche Hermann Christ[57] (Pflanzenleben der Schweiz) - ein gedankenloses Heusammeln nennt. Von Friedrich Horner liess ich mir die Namen der Pflanzen angeben, anstatt sie selbst zu bestimmen, & notirte mir nicht einmal ihren Fundort.

Da der Unterricht im Hebräischen fakultativ war, so verzichtete ich auf denselben von vorn herein, denn ich hatte genug an der übrigen Arbeit & fühlte keine positive Neigung zur Theologie. Während des Confirmationsunterrichts dachte ich freilich zuweilen an diese Berufsrichtung und glaubte sie nur wegen des versäumten Hebräisch meiden zu müssen. Die Scheu vor übermässiger Arbeit war auch der Grund, warum ich niemals Musikunterricht genommen habe.

Dass im allgemeinen am obern Gymnasium auch dem Fähigsten & Fleissigsten sehr viel zugemuthet wurde, ergibt sich aus der Thatsache, dass Paul Burkhard[58] & Emil Staub sich von der (zweiten) Klasse beauftragen liessen, beim Rektor, Prof. Heinrich Escher[59], um Verminderung der Aufgaben einzukommen, was derselbe im Convent vorzubringen versprach. Was dabei herauskam, weiss ich nicht mehr.

Einen eigentlichen Genuss am studiren habe ich vielleicht während meiner Schulzeit nie empfunden; ich arbeitete gewöhnlich höchstens soviel als ich musste, & liebte nachher sehr die Zerstreuung. Bei meiner zaghaften Natur musste auch mich, wie schon manchen andern, das niederdrückende Gefühl beschleichen, den vielfachen Anforderungen der Schule auch mit dem grössten Fleisse nicht genügen zu können.

Berufswahl

Die erwähnten Bergreisen mit dem Anblick der herrlichen Alpenflora & auch der öftere Aufenthalt in Riesbach mochten meine Vorliebe für das Studium der Natur wesentlich begünstigen, & in der That trug ich mich eine Zeit lang mit dem Gedanken, Naturforscher zu werden; aber mein Vater sah wohl ein, dass ich zu einer erspriesslichen Thätigkeit in solcher Stellung nicht genug geistige Produktivität & Genialität besass, & ermahnte mich desshalb, einen Beruf zu wählen, bei dem mir die Anregung zur Arbeit von aussen käme & womit zugleich ein regelmässiger

Erwerb verbunden wäre. Nun kam ich auf die Alternative: Medizin oder Pharmacie. Von letzterer fürchtete ich zu sehr ans Haus gebunden zu sein, wogegen das bewegte Leben eines praktischen Arztes mir mehr einleuchtete. Unser Hausarzt, Prof. Locher-Zwingli (Nekrolog, von Dr. Rahn-Escher.), um diese Zeit auf dem Gipfel seines Ruhmes stehend, imponierte schon durch seine äussere Erscheinung & hatte in unsrer Familie so viele & gute Dienste geleistet, dass ich mit Ehrfurcht an ihn aufblickte & ihn als Ideal eines Arztes betrachtete.

Uebrigens hatte ich damals noch gar keinen Begriff von den Anforderungen, die mit Recht & Unrecht, an den Arzt gestellt werden. Ja es befremdete mich, als mein Vater bei einer Unterredung über diesen Gegenstand die praktische Medizin eine wissenschaftliche Berufsart nannte.

Mein Grossvater hätte gern alle seine Enkel zu Kaufleuten gemacht, aber die einen starben zu früh, die andern hatten keine Lust, so dass schliesslich das angesehene Geschäft liquidirt werden musste & wir seine Früchte in andrer Weise verwertheten.

Turnfahrt auf den Aubrig

Am 3. & 4. Juli 1846 machte Lehrer Fries mit 23 Schülern folgende Turnfahrt: Um 3 1/2 Uhr früh brachen wir auf & gingen zu Fuss nach Stäfa, von wo uns ein Schiff auf die Ufenau & dann nach Lachen brachte. Im vordern Wäggithal genossen wir Käse & Brot & stiegen dann bei grosser Hitze den äusserst steilen Aubrig hinan, auf dessen Gipfel für die, welche nicht vor Müdigkeit einschliefen, eine schöne Aussicht sich darbot. Auf der andern Seite mussten wir grossentheils durch ein trocknes, ebenfalls sehr steiles Bachbett hinunter steigen, bekamen dann in einer Sennhütte Milch & Käse, aber kein Brot & gelangten erst um 10 Uhr Nachts nach Einsiedeln, wo im Pfauen für je 2 von uns ein Bett erhältlich war.

Am folgenden Tage wurde nach Besichtigung des Klosters der Hohe Rohnen bestiegen, im Dorf Hütten eine Erfrischung genommen & der Marsch noch bis Horgen fortgesetzt, wo uns das Dampfschiff aufnahm.

In den Sommerferien reiste ich mit meinem Bruder & seinem Mitschüler Kaspar Vogel[60] ins Leukerbad, wo unser Vater sich zur Kur aufhielt.

Reise auf Leuk

Am 21. Juli Abends fuhren wir im Dampfschiff nach Horgen & übernachteten an der Sihlbrücke.

22. Juli. Um 5 1/2 Uhr aufbrechend gelangten wir in 2 Stunden 20 Minuten nach Arth, von da über Goldau & Lowerz nach Seewen, Nachmittags an dem leerstehenden Gatgen vorbei nach Brunnen, mit dem Dampfschiff nach Flüelen. Im Adler zu Altdorf brachten wir nach Genuss von Gemsfleisch die Nacht zu.

23. Juli. Die ganze Länge des Kantons Uri durchziehend, fanden wir die Strassen an einigen Stellen mit Lavinen bedeckt, durch die ein Tunnel gegraben war. In

Wassen & Andermatt nahmen wir Erfrischungen ein (Veltliner war unser gewöhnliches Getränk) & gelangten Abends nach Realp. Ein kleines Kapuzinerkloster, von 3 Männern & 2 Weibern bewohnt, diente uns als Nachtherberge. Das Essen war nicht gerade nach unserem Geschmack, die Betten aber gut.

24. Juli. Um 8 Uhr erreichten wir den Fuss des Furkapasses, um 9 Uhr die Passhöhe, um 11 Uhr lag der von zahlreichen Spalten durchzogene Rhonegletscher hinter uns & um 1/2 2 kamen wir zum Mittagessen ins "Hôtel au cheval blanc" zu Obergesteln. Der hier stationierte Landjäger fragte nach unsrer Herkunft & ob in Zürich auch ein Jesuiten Collegium sei. Im Weitergehen fanden wir die schmale Landstrasse stellenweise von der Rhone weggerissen & mussten durch die Wiesen gehen, wo gerade die Heuernte stattfand & zahllose Heuschrecken uns umhüpften. Die Dörfer liegen hier in Entfernungen von weniger als einer Viertelstunde von einander & bestehen aus lauter hölzernen, dicht zusammengedrängten Häusern von eigenthümlicher Bauart. Von einem 1 1/2 bis 2 m. hohen Unterbau ragt an jeder Ecke ein Pfosten von 0.5 m. Höhe empor, auf welchem eine rundliche Steinplatte liegt, die denselben nach allen Seiten überragt. Auf diesen 4 Steinplatten ruht das eigentliche Haus. Wir vermutheten, diese Einrichtung diene zum Abhalten der Mäuse. Jedenfalls hält sie den Boden trocken, da er über einem luftigen, bloss mit einzelnen Geräthschaften belegten Raume gleichsam schwebend angebracht ist. Für Menschen ist die Wohnung durch eine aussen angestellte Leiter zugänglich.- In der Regel ist die Kirche das einzige steinerne Gebäude in diesen Dörfern.

Als ebenso primitive Siegesdenkmäler aus frühern Jahrhunderten fanden wir hie & da grosse hölzerne Kreuze mit der Inschrift:

Hier haben die Berner- oder hier hat der Herzog von Zähringen eine Schlacht verloren.

Im goldenen Kreuz zu Münster war das Nachtessen appetitlicher & die Betten ebenso gut als bei den Urner Kapuzinern.

25. Juli. Bis Brieg zu Fuss, von da nach Leuk mit der Post reisend, trafen wir immer neue Spuren von Wasserverheerungen an, & bekamen in Gesellschaft eines verkommenen neapolitanischen Soldaten & eines Feldpaters auch von den socialen Verhältnissen der Walliser keinen günstigen Eindruck. Der Weg vom Städtchen Leuk zum Dorf Baden (Leuker Bad) circa 3 Stunden lang, war damals noch nicht fahrbar & durch schwüle Gewitterluft besonders ermüdend.

26. Juli. Am Morgen besuchten wir das Gesellschaftsbad, wo die Kurgäste nicht nach dem Geschlecht, sondern nach Stand & Bildungsgrad in 4 verschiedene Bassins vertheilt sind. Obgleich durch ein vom Hals bis zu den Füssen reichendes Wollhemd das Dekorum gewahrt wird, so hat diese gemeinsame Baderei doch für feiner angelegte Naturen etwas abstossendes, zumal wenn die Conversation zwischen Damen und Herren mit den Worten beginnt: *Comment va la poussée?* (der Badeausschlag[61]) - Während des Bades, das 3-4 Stunden dauert, wird das Frühstück auf schwimmenden Bretern genossen, Schach gespielt, die Badenden bespritzen sich &.s.w.

Das Rathhaus des Dorfes, ein uralter Holzbau, ist unter dem Gibel mit ausgestopften Bären- & Wolfsbälgen behangen, die ein Alter von 200 Jahren haben sollen. In der Nähe der berühmten Leitern, welche an mehrern Felsen senkrecht hinaufführend, die einzige Verbindung der Dorfes Albinen mit der übrigen Welt darstellen, sahen wir einen Denkstein mit der Inschrift: Memoriae fidelitatis. Ein Engländer hatte hier seinen Hund beerdigen lassen & zum Leichenbegräbniss alle Hunde der Umgebung eingeladen. Dieselben erschienen zahlreich & erhielten auch einen Leichenschmaus.

27. Juli. Unter Führung von Lorenz Liener, der zugleich den Proviant trug, bestiegen wir in etwa 4 Stunden das Torrenthorn. Am obersten Teil wurde das Steigen ausserordentlich erschwert durch den verwitterten Thonschiefer, auf dem man immer rückwärts glitt. Auf der Spitze genossen wir eine prachtvolle Aussicht auf Montblanc, Monte Rosa, Jungfrau, Schwarzhorn & durch das Rhonethal abwärts.

Im Leuker Bad sah ich zum ersten & vielleicht einzigen Mal den Geologen Arnold Escher von der Linth[62]. Ich lernte den vortrefflichen Mann eigentlich erst nach seinem Tode näher kennen in dem "Lebensbild eines Naturforschers" von Oswald Heer. -

28. Juli. Der gestrige Führer begleitete uns noch über die Gemmi. Im Schwarenbach bekamen wir für 8 alte Batzen (Fr. 1.20) eine Flasche Wein der vermuthlich mit Sprit versetzt war & uns sofort Schwindel machte. Das Mittagessen in Kandersteg mundete uns auch nicht, sodass wir schon in Frutigen über Nacht blieben.

29. Juli. Mein nicht mehr marschfähiger Bruder fuhr mit allen 3 Tornistern in der Briefpost nach Thun, während wir 2 Andern den auf 5 Stunden veranschlagten Weg dahin in 3 3/4 Stunden zu Fuss zurücklegten. Der schöne und sehr heisse Nachmittag wurde mit Besichtigung der Stadt, des 6eckigen Kirchthurms und der Allmend zugebracht, und Abends reisten wir noch mit Herrn Posamenter[63] Wirth von Zürich, der sich meines Bruders in sehr verdankenswerther Weise annahm, im Eilwagen nach Bern, dessen Gasbeleuchtung uns Zürchern etwas Nagelneues war. Wir logirten in einer Dependanz des Distelzwangs. Am folgenden Tage brachte uns die Post nach Zürich.

1847. Am Anfang dieses Jahres muss Zürich eine Pockenepidemie gehabt haben, denn ich finde in meinen damaligen Aufzeichungen die Notiz, dass mehrere meiner Mitschüler sich impfen liessen & desshalb bisweilen die Schule versäumten[64]. Auch kamen in dieser gerade damals allerlei Unfugen vor, wobei sich namentlich die spätern Winterthurer Demokraten Ziegler[65] & Weinmann[66] auszeichneten. Ich wurde manchmal auch in solche Geschichten hineingezogen, weil ich nicht genug Charakterstärke besass, um den Verführern & Spöttern zu widerstehen.

Grüningen

In den Osterferien 1847, zur Zeit als mein Bruder sich bei der Theologischen

Fakultät immatrikulirte, wurden wir beide und Arthur Escher ins Pfarrhaus Grüningen eingeladen, wo sich zu Kaspar Vogel auch Jakob Kündig gesellte. Auf die Länge hätten freilich diese beiden Mitschüler meines Bruders uns nicht zur Gesellschaft empfohlen werden dürfen. Vogels Vater[67] war Pfarrer in Grüningen & im übrigen ein guter Mann, er scheint aber auf das Verhalten und die Fortschritte seines Sohnes wenig Einfluss gehabt zu haben. Kündigs Vater, ein sehr gewissenhafter & streng religiös gesinnter Arzt, ebenfalls in Grüningen wohnhaft, konnte mit Aufopferung seines ganzen Vermögens die Freude nicht erleben, einen ebenbürtigen Nachfolger in seinem Berufe zu erziehen. Denn er starb vor Ablauf der 30 Semester, welche der leichtsinnige Student brauchte, um endlich seine Ehre zu retten & sein Fortkommen zu sichern. Das beste an unsrer Reise nach Grüningen war, dass wir bei schönem Wetter zu Fuss dahin gehen konnten. Der 1 1/2 tägige Aufenthalt daselbst & die durch Schneefall veranlasste Rückfahrt mit der Post wurden durch Kartenspiel, Kunststücke (nicht Kunstwerke) & andere Tändeleien einigermassen kurzweilig gemacht.

Turnfahrt auf den Rigi

Die Turnfahrt dieses Jahres ging auf den Rigi. Am 25. Juni wurde um 1/2 5 Uhr aufgebrochen & unter wiederholtem Regen, der schon beim Sternen in der Enge begann, der Albis überschritten. Von Zug brachten uns zwei Schiffe mit Wein & Brot nach Immensee, von wo über die Hohle Gasse Rigistaffel erklommen wurde. Horner & ich botanisirten. Da der Abend und Morgen neblig war, so hatten wir von der schönen Aussicht gar nichts. Nach guter Nachtruhe gingen wir nüchtern nach Goldau hinunter, frühstückten daselbst & machten dann trotz des zweifelhaften Wetters den Umweg über Eccehomo, Morgarten & Aegeri nach der Sihlbrücke, wo wir hungrig & mausnass anlangten, aber nach kurzer Rast ging es wieder weiter & in Horgen kamen wir noch gerade recht zum Dampfschiff. Zu Hause wechselte ich nur die Kleider & ging noch denselben Abend in den Riesbach.

Reise ins Appenzeller Land

In den Sommerferien besuchte ich das Appenzeller Land.

18. Juli. Mein Bruder, August Pestalozzi, Emil Fisch & ich fuhren im Dampfschiff bis Schmerikon & gingen von da über Hummelwald nach Wattwyl, Nachmittags über Lichtensteig nach Schönengrund. Fisch ging noch gleichen Abends in seine Heimat Herisau.

19. Juli. Der Einladung unsers Freundes Fisch folgend, brachen wir nüchtern aus unserm Nachtquartier auf & trafen in 7/4 Stunden zum Frühstück bei ihm ein. Wir blieben daselbst einen Tag, genossen von den umliegenden Höhen die Aussicht auf St. Gallen, Appenzell & Friedrichshafen & besuchten auch das Heinrichsbad.

20. Juli. Unter vielem Regen gingen wir über Hundwyl, Appenzell, Weissbad (Mittagessen) & Gais nach Trogen. An einer jungen Stickerin beobachtete ich, dass

bisweilen auch ungelehrte Leute zum Brillentragen verurtheilt sind. Uebrigens habe ich nie glauben wollen, dass angehende Gelehrte, wie Studenten & Seminaristen oder gar Gymnasiasten sich aus blosser Eitelkeit mit einer Brille belästigen & verunzieren. Gibt es doch in der civilisirten Menschheit schon mehr als genug wirkliche Gebrechen, die man weder verhehlen noch beseitigen kann.

21. Juli. Ueber Vögelisegg & St. Gallen kamen wir noch bei schönem Wetter nach Rorschach, hatten dann aber eine unangenehme, von Regen begleitete Fahrt in einem schlechten Dampfschiff, das uns auf die Nacht nach Konstanz brachte, wo wir im badischen Hof abstiegen.

22. Juli. Der Vormittag verging mit Besichtigung des Münsters & des Conciliumssaals; dann fuhren wir im Dampfschiff nach Stein & gingen Abends noch nach Singen, wo wir in einer Fuhrmannskneipe (zum Mohren) übernachteten.

23. Juli. Die Besteigung des Hohentwiels erfolgte erst nach Sonnenaufgang & die Aussicht war, bei übrigens schönem Wetter, durch Nebel getrübt. Auf dem Weitermarsch über Diessenhofen gab mir, der ich schon seit 2 Tagen etwas unwohl war die grosse Hitze auf der geraden ebenen Landstrasse den Rest, so dass ich mich in Andelfingen, wo wir etwa um 4 Uhr anlangten, sofort niederlegen musste.

24. Juli. Heimreise mit der Post.

Studentenschiessen

Am 16. August war das sogenannte Studentenschiessen, für die obern Klassen der Kantonsschule bestimmt. Ich gewann in der Stichscheibe 10 Fr. a. W., in der Kehrscheibe "Ferdinand Meyers evangelische Gemeinde zu Locarno"[68]. Da aber um 1/2 12 Uhr der Zeiger Trüb von Hottingen durch ein unglückliches Versehen todt geschossen wurde, so wendeten wir die Geldgaben seiner Wittwe zu. Ich war Mitglied des Comite, & hätte beim Festmahle einen Toast auf Schützenmeister Häfeli ausbringen sollen. Da das Essen bestellt war, mussten wir es geniessen; hingegen wurde wegen des Unglücksfalles das Toastiren unterlassen, was mir nicht unlieb war. Auch in spätern Jahren widerstrebte es mir immer, öffentliche Reden zu halten. Konnte ich sie vorher niederschreiben & auswendiglernen, so fehlte dagegen im Vortrag die richtige Betonung; wollte ich aber z. B. in der ärztlichen Kantonalgesellschaft oder in Gemeindsversammlungen an der Diskussion theilnehmen, so verlor ich über dem Eifer den ordentlichen Gedankengang.

Eisenbahn

Da mein Onkel, Herr Ott-Imhof zu den Gründern der Nordostbahn, ursprünglich Nordbahn genannt, gehörte, so konnte ich schon mehrere Wochen vor deren Eröffnung einer Probefahrt beiwohnen, wobei die Route Zürich - Dietikon in 15 Minuten zurückgelegt wurde, oder wie ein junger Muralt bemerkte, mit Carrieregeschwindigkeit.

Am 7. August wurde die Bahn feierlich dem Betrieb übergeben. Der erste Zug, der von Baden nach Zürich kam, hatte eine bekränzte Locomotive, auf welcher vorn 2 Männer in die Farben der Kantone Zürch & Aargau gekleidet, standen. (Das Weitere über diese Festlichkeit findet sich in Memorabilia Tigurina 1840 - 1850 S. 597.) Schon am 3. Tag des regelmässigen Betriebes verunglückte an der Reppischbrücke der Oberkondukteur Brunner von Zürich, der früher als Buchbinder & als Landjägerlieutenant sein Glück versucht hatte.

Confirmation

Am 20. August begann mein Confirmationsunterricht bei dem ebenso freisinnigen als gewissenhaften Salomon Hess[69]. Soviel ich weiss, hatte derselbe damals keine öffentliche Stellung. Er empfing uns in seiner eigenen Wohnung im Sternen an der mittlern Kirchgasse & konnte jedem von uns um so näher treten, da sich unsre Zahl höchstens auf 8 belief. Einige davon sind schon längst gestorben; am weitesten haben es die beiden Landolt gebracht, von denen der eine in spätern Jahren als Stadtrath von Zürich, der andre als Chemieprofessor[70] in Berlin Tüchtiges geleistet hat.

Sonderbundskrieg

Während dieser Zeit, brach der Sonderbundskrieg aus (Memorab. Tigur. 1853, S. 116.). Da ich immer gern den Soldaten nachgelaufen war, so that ich es auch jetzt, soweit wenigstens die Schule & der Confirmationsunterricht es zuliessen.

Uebrigens war es geradezu unmöglich, dem militärischen Getriebe die Augen zu verschliessen. Als Hauptquartier einer Division & vielleicht auch wegen der oppositionellen Stimmung der ältern Bürgerschaft musste die Stadt eine Menge von Truppen für kürzere oder längere Zeit beherbergen & zum grossen Verdruss meines ängstlichen Grossvaters stand Wochen lang gerade vor seinen Fenstern auf dem Kartoffelmarkt ein Artilleriepark.

Unter den Studenten der Zürcher Hochschule tauchte damals der Gedanke auf, ein Freikorps zur Eskortierung von Gefangenen & Verwundeten zu bilden. Als Combattanten sind solche Freiwillige nicht beliebt, weil sie sich nur schwer in die militärische Ordnung zu fügen pflegen. Durch Einreihung der Einzelnen in das reguläre Heer konnte der Thatendurst feuriger Jünglinge, unbeschadet der allgemeinen Ordung im Kriegswesen, auch befriedigt werden, & sobald sich die Sache in die Länge zieht oder überhaupt ernsthafter wird, findet sich für Bethätigung geistiger & körperlicher Kräfte genug Arbeit.

Karl Ott

Um dieselbe Zeit erkrankte mein wenig jüngerer Vetter Karl Ott an Unterleibsentzündung, die ihn durch den ganzen Winter ans Haus fesselte & nach scheinbarer Genesung im folgenden Sommer rasch dahinraffte. Ich verlor an ihm einen langjährigen Schul- & Spielkameraden, der mir, wenn auch nicht an Schulkenntnissen

& Fleiss, doch an Munterkeit & Gewandtheit überlegen & durch seine Neckereien bisweilen unangenehm war, doch wusste er mich immer wieder zu gewinnen, da es ihm nie an Unterhaltungsstoff fehlte.

1848 - Reise ins Berner Oberland

Die Sommerferienreise mit Vater & Bruder dauerte vom 26. Juli bis 4. August mit folgenden Etappen: Horgen, Sihlbrücke - Gubel, Morgarten, Eccehomo, Brunnen, Altdorf - Waldnacht, Surenen, Engelberg - Joch, Engstlenalp, Huf, Gutannen - Handeck, Gutannen, Meiringen - Scheideck, Grindelwald, Interlaken - Thun, Südern, Schangnau - Escholzmatt, Bramegg, Farnbühl, Malters, Luzern - Stutz, Wäggis, Kaltbad, Rigikulm - Arth, Zug, Albis, Zürich.

Von Engelberg bis Thun reisten wir in Gesellschaft unsers Vetters Prof. Heinrich Vögeli[71]. Derselbe hatte 5 Jahre früher die Tochter meines Onkels Ott-Imhof, deren Lehrer er gewesen war, geheiratet. In der Familie sah man freilich theils wegen politischer, theils wegen ökonomischer Differenzen diese Verbindung sehr ungern, & die Bemühungen des Freiers, sich in dem aristokratischen Kreise angenehm zu machen, glückten nicht immer. Am besten kam V. mit meinem Vater aus, indem die Geschäftsforschung, vom einen als Lehrfach, vom andern als Liebhaberei betreibend, ihnen ein unerschöpfliches Feld der Unterhaltung bot, worüber sie bisweilen alles vergassen, was um sie her vorging. Nach 7jähriger kinderloser Ehe wurde Vögeli Wittwer & heirathete später Emilie Bernoulli aus Basel, die wiederum ihn überlebte. - Einen wohlthuenden Gegensatz zu dem modernen Hotelwesen des Berner Oberlandes bildete unser Nachtquartier in Schangnau, einem Dorfe an der Grenze des Kantons Bern & Luzern. In dem sehr unscheinbaren aber durchaus saubern & von freundlichen Leuten bewohnten Wirthshaus war weder Fleisch noch Kuhmilch zu haben. Unser Nachtessen bestand daher aus einem dicken Eiertütsch & einer Mischung von Wein & Thee. Das Schlafen kostete per Bett einen Batzen. Immerhin zogen wir es vor, das Frühstück am andern Morgen erst in Escholzmatt zu geniessen. Als wir dann gegen Abend etwas müde in Luzern eintrafen, machte uns der Vater den Spass, im Schweizer Hof Quartier zu nehmen & befahl eine Flasche Champagner, um den anwesenden Fremden zu zeigen, dass wir trotz unsrer schlechten Kleidung & Schuhe doch auch noch rechte Leute seien. Der Abstecher an den Stutz diente zu einem Besuch bei der dort weilenden Frau Felicies Meyer-Finsler[72], in ihrer Art ein Gegenstück zu dem obgedachten Prof. Vögeli d. h. ebenfalls sehr lebhaft & für gewöhnlich auch liebenswürdig. - Die Heimreise machten wir wegen Regenwetter in einem Wagen.

August Suter

Im Herbst desselben Jahres sah ich zum letzten Mal meinen intimen Freund August Suter von Aarau. Durch die Freundschaft unsrer Väter hatten wir uns kennen gelernt & nach dem frühen Tode seiner Eltern übernahmen zunächst einige Damen die Erziehung der 3 Waisen, später wurden August & sein Bruder Eduard in Erziehungsanstalten gebracht. In den Ferien war dann der eine oder andre öfters bei uns zu Gaste, & ich unterhielt mit August einen lebhaften Briefwechsel, bis er nebst seinem jüngsten Bruder Karl im April 1849 das Opfer einer in Aarau herrschenden Typhusepidemie wurde. Der sie überlebende Eduard entfremdete sich später unsrer Familie durch eine etwas leichtsinnige Heirath.

1849 - Kameradenfest

Am 12. April feierte die Sonntagsgesellschaft meines Vaters das Jubiläum ihres 50jährigen Bestandes (Festschrift). Man versammelte sich Abends zwischen 5 & 6 Uhr im Hotel Baur, die Gesellschaftsmitglieder mit ihren Frauen in einem Zimmer, ihre Kinder & Enkel in einem andern, mit Blumen geschmückten. Hier stellte sich die Jugend im Halbkreis so auf, dass die kleinsten vorne, die grössern hinter ihnen gruppiert waren. Die junge Cäcilie Bodmer[73], später Gattin von Oberst & Bauherr Vögeli[74] trug, nachdem die Eltern unter Musik eingetreten waren, ein Bewillkommungsgedicht vor, worauf Herr Oberrichter Ulrich[75], Drucker des Tagblattes, antwortete. Man zog dann in den Speisesaal & tanzte, wobei auch die ältern Herren & Damen, namentlich der ritterliche Oberst Ziegler[76], sich hervorthaten. Gleichzeitig wurden Geschenke der Alten an die Jungen vertheilt. Das hierauf folgende Bankett belebten zahlreiche Toaste & Gesänge, wozu wir Jungen die in der Jugendzeit der Väter gebräuchlichen Weisen zuvor eingeübt hatten:

Jetzt schwenken wir den Hut,
Der Wein, der Wein war gut,
Der Kaiser trinkt Burgunderwein,
Sein schönster Junker schenkt ihm ein,
Und schmeckt ihm doch : nicht be-esser:

Umsonst suchst du des Guten Quelle,
Weit ausser Dir in wilder Lust,
In dir trägst Himmel & Hölle
Und einen Richter in der Brust.

Kein Gold ersetzt den innern Frieden,
Kein Glanz macht sich den Göttern gleich,
Ist dir Genügsamkeit beschieden,
Dann bist du glücklich, bist du reich.

Vom hoh'n Olymp herab wurd uns
Die Freude &.s.w.

Später zog eine Bänkelsängerbande mit einem Guckkasten auf, wozu die Herren Spitalverwalter Fäsi[77] & Jakob Ulrich[78] die Bilder, mein Vater das Lied geliefert hatte. Eine weitere Erklärung der Bilder trug ich in Prosa vor.

Nachher wurde bis gegen 3 Uhr Morgens wieder getanzt, & etwa ein Dutzend Herren verweilten sich noch mit Champagner, Cigarren & Gesang, bis der Tag an den Himmel stiess.

Immatrikulation

Am 19. April wurde ich an die medizinische Fakultät der Zürcher Hochschule unter dem Rektorat von Prof. Löwig[79] immatrikuliert.

Am 24. April starb August Suter & sein Bruder Karl. Als am 26. die Nachricht davon in Zürich eintraf, kam mein Vater zu mir ins Zimmer mit den Worten: Wir haben die traurige Nachricht erhalten, dein Freund August lebt nicht mehr. Dieser Todesfall ging mir so zu Herzen, wie vielleicht keiner mehr bis zum Hinschied meiner Gattin. Jean Paul sagt treffend: Der Mensch feiert seinen Geliebten ein schönres Todtenfest, wenn er fremde Thränen trocknet, als wenn er seine vergiesst. - Ich war zu jener Zeit nicht ganz frei von Sentimentaliät, die doch nur dem schwächern Geschlechte einigermassen verziehen werden darf. Auch hatte ich als Student im 1. Semester weder Arme noch Kranke zu besorgen, & was für Vorsätze ich damals für meine künftige Praxis fasste, ist mir, offen gestanden, nicht mehr erinnerlich. - Am 27. reiste ich mit meinem Vater nach Aarau zum Leichenbegräbniss. Der mehr als reichlich bekränzte Sarg, worin beide Brüder beisammen lagen, wurde von Kantonsschülern getragen.

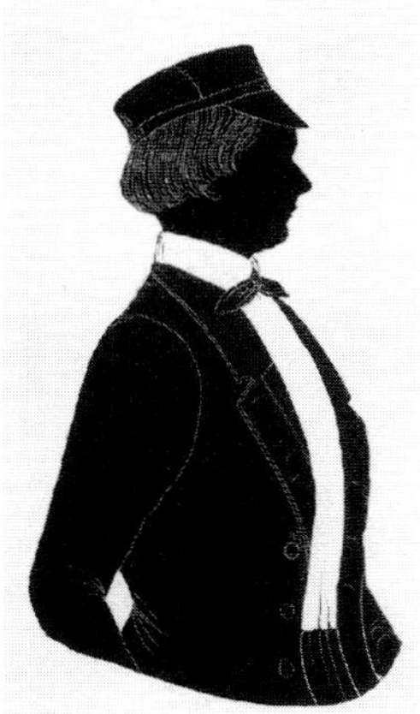

Abb. 8: Der Student Wilhelm Meyer, Schattenriss.
(PA Meyer-Abplanalp)

Wilhelm Stäbli

Einer von diesen, Namens Wilhelm Stäbli, traf mich nach der Abdankung bei den Pflegerinnen der Verstorbenen, wo wir den Thee tranken, & bot sich mir mit aargauischer Ueberschwenglichkeit als neuen Freund an, wovon später ein Mehreres folgen wird. Mein Vater & ich kehrten mit der Nachtpost wieder nach Zürich zurück.

Professoren der Hochschule

Unter meinen ersten akademischen Lehrern war Laurentius Oken[80] (Festschriften zum 50jährigen Bestand der Zürcher Hochschule 1883.) nicht allein der älteste, sondern unzweifelhaft der originellste. In wie weit die freisinnigen Ideen, die er in seinen jüngern Jahren verfochten, oder aber die Massregelungen die er sich damit zugezogen hatte, seine Berufung an unsre neugeschaffne Hochschule veranlasst hatten, kann hier nicht erörtert werden. Ich lernte den berühmten Mann erst in seinem Greisenalter kennen, wo er noch mit jugendlicher Begeisterung einen Standpunkt vertrat, dem eine wissenschaftliche Berechtigung schon längst abging. Seit der Entdeckung des Sauerstoffes waren ja Feuer, Erde, Luft & Wasser aus der Reihe der Elemente gestrichen worden & so stand es selbst einem Naturphilosophen nicht mehr an, diese wagen Begriffe als Eintheilungsprizip für sein ganzes *systema naturae* zu gebrauchen. Er verfuhr damit ebenso zwangsweise wie bei der Klassifikation der Thiere im besondern, wo die Sinnesorgane zu dem gedachten Zwecke herhalten mussten, so zwar, dass z. B. die Dickhäuter als "Nasenthiere" nach der Länge des Rüssels rangirt wurden.

Mit grösserem Respekt habe ich aber der Einladungen zu gedenken, mit denen der liebenswürdige Professor seine Zuhörer beehrte. An Sonntagen berief er gern einige Auserwählte, worunter auch meine Wenigkeit an seinen Mittagstisch & zu Ende des Semesters gab er sämmtlichen Theilnehmern des Collegs einen Punsch. Fräulein Clotilde war nicht mehr ganz jung.

Oswald Heer las jeden Morgen um 6 Uhr spezielle Botanik mit hoher Begeisterung, aber schwacher Stimme. Samstag Nachmittags führte er uns auf den Uetliberg, an den Katzensee oder in andre Gegenden mit interessanter Flora & würzte den Abendtrunk mit launigen Versen. Ferner hörte ich bei Karl Nägeli (später in München, wo er 89 starb) ein Privatissimum über Pflanzenanatomie, bei Mousson ausgewählte Abschnitte der Physik, bei Löwig unorganische Chemie & bei Hermann Meyer[81] Osteologie. Der letztgenannte war damals noch Privatdozent & im Winter vorzugsweise mit Leitung der Präparirübungen betraut. Wie sehr er sich seiner Schüler annahm, wird später noch zur Sprache kommen.

Bei Anlass des eidgenössischen Schützenfestes in Aarau zu Ende Juni besuchte ich meine Freunde Stäbli & Eduard Suter daselbst. Im Juli kam Stäbli nach Zürich & machte mit mir eine Rundreise zu seinen Verwandten in Wädensweil, Männedorf & Zollikon. Man hatte damals an der Universität noch besondere Sommerferien.

Reise nach Bünden

Am 22. Juli ging ich mit Arthur Escher im Dampfschiff nach Lachen, von da ins hintere Wäggithal & nach Näfels hinüber, wo wir im Rössli übernachteten.

23. Juli. Wir gingen über Glarus nach Linththal hinauf, assen daselbst im Schäfli zu Mittag & fragten nach einem Führer ins Bündnerland. Noch am gleichen Abend stiegen wir mit Präsident Zweifel zu einer Sennhütte, einige Stunden oberhalb der Pantenbrücke hinauf. Das Nachtlager bestand aus Heu, auf welchem der Senn, Namens König, seine 3 Gesellen & wir 3 Reisende, alle in einer Reihe uns hinstreckten.

24. Juli. Um 4 Uhr dämmerte der Morgen durch das Dach unsres Schlafraumes hinein, angekleidet waren wir schon seit gestern & nach Genuss eines sehr einfachen Frühstücks passierten wir zuerst schöne Alpweiden, später eine unermessliche Wüste von Steintrümmern, in der einzelne Schneefelder die einzige Abwechslung boten. Wir erreichten die Höhe des Kistenpasses etwa um 10 Uhr, an Hunger & Durst leidend, da wir unvorsichtigerweise nur Brot & Enzianwasser mitführten & ein sehr heftiger Föhn, auf dieser Höhe eisig kalt, uns kein Ausruhen gestattete. Am Südabhang betraten wir endlich wieder grüne Triften & erfrischten uns gegen Mittag an einem Bächlein, wo wir unser hartes Brot erweichten und mit Brunnenkresse würzten. Um 3 Uhr in Brigels angelangt, fanden wir ein gutes Wirthshaus, entliessen unsern Führer & gingen dann noch, mit dem Tornister belastet nach Dissentis, wo wir uns sofort niederlegten. Dieser Tagesmarsch & die später zu beschreibende Besteigung des Wiggis dürften meine grössten Leistungen auf dem Gebiete des Bergsteigens gewesen sein.

25. Juli. Wegen Müdigkeit, Nebel & Regen standen wir erst um 8 Uhr auf & beriethen uns mit Herrn Bernhard Legler, Buchbinder aus Chur und seinem etwas beschränkten Gefährten Wilhelm Laurer über die Weiterreise. Gegen Mittag hellte sich das Wetter allmälig etwas auf und wir gingen alle 4 über die Oberalp nach Andermatt.

26. Juli. Zu grössern Unternehmungen nicht mehr fähig, gingen wir das Reussthal hinunter, assen in Amsteg zu Mittag & erreichten Abends noch Seewen, zwischen Flüelen & Brunnen das Dampfschiff benutzend.

27. Juli. Ueber Sattel, Rothenthurm & Schindellegi kamen wir endlich wieder an den Zürichsee & bestiegen in Richterswil das langersehnte Dampfschiff.

Max Lindt

Bei Anlass des eidgenössischen Turnfestes, das am 22. August desselben Jahres in Zürich eröffnet wurde, woran ich jedoch nicht theilnahm, lernte ich Max Lindt aus Solothurn kennen, der bei Prof. Heinr. Vögeli logirte. Auch mit ihm schloss ich einen engen Freundschaftsbund, der einige Jahre lang durch Briefwechsel genährt wurde, zumal das gemeinsame Interesse an Naturwissenschaften uns reichen Stoff dazu bot. Er ging später, nachdem ich ihn noch in Havre gesehen hatte, als Kaufmann nach Australien.

Der Stamm meiner Zürcher Freunde, die Sonntagsgesellschaft, befand sich zu Ende der Vierziger Jahre in einem Stadium der Auflockerung. Es wurde beschlossen, den Betrag einer Spielkasse, der freilich nicht sehr gross sein mochte, mit einer Landpartie zu verjubeln. Wir fuhren im "Nahwagen" der Eisenbahn zuerst nach Dietikon, dann nach Altstetten, wobei mehrere Wirthshäuser besucht wurden & gingen schliesslich von letzterm Orte zu Fuss heim. Nicht lange nachher wurden die Zusammenkünfte in den eignen Wohnungen überhaupt abgeschafft, man ging im Sommer aufs Land, im Winter in ein Wirthshaus der Stadt, ohne sich von den andern Gästen abzuschliessen, so dass wir eben unter uns gar keine Gesellschaft mehr bildeten.

1850 - Besuch in Aarau

Im April reiste ich zu Fuss nach Aarau, wo ich mit Wilhelm Stäbli eifrig Botanik trieb, auch meine Studiengenossen Kern & Käfer & den Freund Eduard Suter besuchte. Einige Tage später machten Stäbli & ich einen Ausflug über Brugg, Leuggern, Waldshut & Klingnau. In Leuggern waren wir bei einem gewissen Herrn Dr. Hauser zu Gast, wo alles sehr bäuerisch herging & mich an meinen Vorstellungen von der Würde des ärztlichen Standes irre machte. Vielleicht war aber unser Herbergsvater ein Thierarzt. Waldshut hatte noch seit der Revolution des vorigen Jahres eine preussische Garnison mit sehr vielen Offizieren, & wir durften die Grenze nur mit einer Legitimation überschreiten. Ueber dem Kasernenthor waren schwarz & weisse Fahnen angebracht & dazwischen aus Moos und Laubwerk die Namenszüge des Königs F. W. & des Grossherzogs von Baden L. Die Soldaten trugen an der rechten Seite der Pickelhaube die preussische, an der linken die deutsche (schwarz rot gold) Kokarde. - Wir kehrten über Klingnau nach Leuggern zurück & 2 Tage später kam ich wieder in Zürich an.

Botanische Exkursion auf die Lägern

Am Pfingstmontag machte Prof. Heer eine botanische Exkursion auf die Lägern. Wir fuhren mit der Eisenbahn bis Killwangen, von da auf einer Fähre nach Würenlos hinüber & gingen dann über Otelfingen, von wo der steile Berg bei grosser Hitze erklommen wurde. Auf Mittag gelangten wir nach Regensberg. In einem Steinbruch daselbst zeigte uns Heer verschiedene Petrefakten, aber trotzdem wir den Stein unmittelbar berühren konnten, war ich ausser Stande, eine deutliche Figur daran zu unterscheiden. Wir assen im Löwen zu Mittag & hielten uns auf dem Heimweg noch am Katzensee auf.

Botanische Exkursion auf den Jochel

Den 1. Juni Nachmittags gingen wir über Kloten, Lufingen, Embrach nach Rorbas, wo die Nacht theils in Betten, theils auf Stroh zugebracht wurde. Am andern

Morgen standen wir um 4 Uhr auf, frühstückten gehörig & gingen um 5 Uhr über Schloss Teufen (damals einem Herrn Merian von Basel gehörig) auf den Jochel. Ueber Dättlikon nach Pfungen gelangt, hielten wir in dem, zu einem einfachen Wirthshaus herabgewürdigten Schloss Mittagsrast. Diese ganze Partie, besonders aber die Umgegend von Rorbas & Pfungen gewährten uns reichliche Ausbeute an seltnen Pflanzen. Ueber Geerlisberg & Bassersdorf kamen wir schliesslich heim.

Botanische Exkursion auf den Wiggis

Eine andere grössere Exkursion machte ich mit etwa 20 Commilitonen unter der Führung des Herrn Regel, Obergärtner des botanischen Gartens, (später in Petersburg). Wir fuhren Nachmittags im Dampfschiff bis Rappersweil (oder Schmerikon?) & gingen noch zu Fuss nach Uznach, wo wir bei Nacht anlangten. Nach kurzer Rast daselbst brachten uns 2 Omnibus nach Näfels, dort frühstückten wir & bestiegen dann den Rautispitz (Wiggis), wobei jedoch das botanisieren die Hauptsache war & unser Vorrücken sehr verzögerte. Um Mittag wurde ein mitgebrachter Schinken verzehrt, der nicht mehr ganz frisch war & Herrn Regel die Blumenbach'schen[82] Worte entlockte: Hospitanten heraus!

Die Besteigung der höchsten Bergspitze, nur von wenigen unternommen, war wegen Nebel nicht lohnend. Wir stiegen hernach auf der andern Seite in eine Schlucht hinab, deren Hintergrund durch ein steiles Schneefeld abgeschlossen war. Dieses erklimmend rutschten einige wieder herunter & Regel musste sie holen, während die übrigen auf der windigen Höhe mit durchnässter Fussbekleidung warteten. Da die beginnende Dämmerung unsern Schritt beschleunigte, schoss ich im Weitergehen so rasch mit dem ganzen rechten Bein in den Schnee hinein, dass ich mich kaum wieder hätte herausarbeiten können. Da packte mich Alexander Keller von Schaffhausen, sonst als Schläger berühmt, am Arm & ich war bald wieder flott. Um 9 Uhr bei völliger Dunkelheit im Wirtshaus Vorauen im Klönthal angelangt, fanden wir nur für 5 Mann Nachtquartier. Wir liessen also die Müdesten da, tranken etwas sehr schlechten Wein & setzten um 10 Uhr in dichter Finsterniss unsern Weg fort. Der liebenswürdige Kuschke aus Sachsen forderte mich auf, an der Seite des Abgrundes zu gehen, damit er nicht hinunterstürze. Selbstverständlich entsprach ich seinem Wunsche, sei es nun aus Gefälligkeit oder aus vaterländischem Stolze. Nach Mitternacht erreichten wir Netstall, bekamen daselbst im Schwert einige Betten & ruhten uns so gut als möglich aus. Als am andern Morgen die Nachzügler eingetroffen waren, setzten wir uns auf 2 Leiterwagen & fuhren zur Ziegelbrücke, von da im Linthschiff nach Schmerikon & endlich mit dem Dampfboot nach Zürich. Die ganze Reise hatte 50 Stunden gedauert.

Pfäfers

In den Sommerferien besuchte ich meine älteste Schwester im Bad Pfäfers. Theils im Dampfschiff, theils mit der Post fuhr ich nach Ragaz & langte Morgens um 2 Uhr daselbst an; Bis Tagesanbruch schlief ich noch im Postwagen & kam dann zu Fuss auf die Frühstückszeit ins Bad hinauf.

Anhaltender Regen machte die Gegend noch düsterer als sie sonst schon ist, & erst nach 3 Tagen konnten wir eine Spazirfahrt nach Ragaz hinunter & ins Dorf Pfäfers hinauf machen. Ich reiste nachher wieder auf dem kürzesten Wege heim, ging aber von Weesen bis Rappersweil zu Fuss.

Philosophisches Examen

Am 21. Oktober bestand ich mit Adolf Nüscheler den philosophischen (propädeutischen) Theil des Staatsexamens. Menzel[83] prüfte in der Naturgeschichte, Löwig in Physik & Chemie. Ich wusste nicht, dass in der Blütenknospe der Doldenpflanzen die Blumenblätter mit der Spitze gegen den Grund eingeschlagen seien, & auf die Frage, ob Elektrizität die stärksten oder schwächsten chemischen Affinitäten am leichtesten zu trennen vermöge, antwortete ich irrtümlich: die schwächsten.

Was ich im ersten Jahrzehnt meines Lebens im Vergleich zu meinen Altersgenossen in der Schule zu den bessern, im Benehmen zu Hause zu den mittelmässigen & in der körperlichen Entwicklung zu den langsamen gehörte - so habe ich im zweiten verhältnissmässig wenig gewonnen. Je mehr ich auf meinem Bildungsgang jene Wege einschlug, die den mittelmässigen Naturen zu schwierig sind & höhere Fähigkeiten voraussetzen, desto mehr musste ich mir gestehen, dass meine intellektuellen, moralischen & physischen Kräfte in keinem Verhältniss zu dem angestrebten Ziele standen. Ich war langsam im Begreifen, schwach im Wollen & von einer Schlaffheit des Muskel- & Nervensystems, dass ich einzig in Fussmärschen mich mit andern messen konnte, aber das Selbstbewusstsein, nötigenfalls mit der Kraft des Armes einer Neckerei entgegen treten zu können, fehlte mir gänzlich.

Anstatt aber dem Rathe meines Vaters gemäss auf dem Turnplatz & Fechtboden jenen Mängeln entgegen zu wirken, lebte ich ausschliesslich meinen Berufsstudien & betrieb dieselben namentlich im 4. Semester, Winter 1850 - 1851 mit solchem Aufwand von Zeit & Mühe, dass ich in den darauf folgenden Frühlingsferien alle Arbeit für mehrere Wochen unterbrechen musste.

1851. Kurz vor Beginn meines Krankenlagers im März besuchte mich noch der oben erwähnte Wilhelm Stäbli, im Begriff, auf die Forstschule Tharand abzureisen. Wir wechselten später noch einige Briefe, haben uns aber nicht mehr gesehen, da er bald nach Vollendung seiner Studien nach Amerika übersiedelte.

Der "gastrisch-biliöse" Zustand, an dem mich Prof. Locher behandelte, ging bald in Anämie & Neurasthenie über, wesshalb an die Stelle der *methodus evacuans*[84] eine analeptische Kost[85] treten musste. Lochers Assistent, Dr. Hermann Pestalozzi[86] fand meinen Puls *filiformis, vermicularis, debilis*[87] & meine dem entsprechende Gemüthsstimmung zog mir von Seiten des Professors förmliche Vorwürfe zu.

Nach etwa 4 Wochen konnte ich wieder ins Freie gehen, beschränkte jedoch den Collegienbesuch auf das Nothwendigste. Mein Hauptfach in diesem Semester war die Physiologie bei Ludwig[88]. Daneben bummelte ich viel & botanisirte auch gelegentlich noch.

Reise nach Rigi Kaltbad & Engelberg

In den Sommerferien besuchte ich zunächst meine Schwester Nanny in Brestenberg & ging von da zu Fuss nach Luzern, dann von Wäggis aus nach Rigi Kaltbad. Hier verweilte ich einige Tage, fand jedoch zu grössern Ausflügen keine Gesellschaft, weil man alle 4 Stunden sich zu Tische setzte. Bei Regenwetter suchte man die Zeit mit den edlern Formen des Müssiggangs zu vertreiben, wie sie an Kurorten gebräuchlich sind. Da mir ein längerer Aufenthalt nicht zusagte & ich meinen Freund Eduard Suter in Engelberg wusste, so reiste ich dahin über Wäggis & Stansstad, übernachtete in Grafenort & traf dann zum Frühstück in Engelberg ein. Hier bot uns das anfänglich schöne Wetter Gelegenheit, eine Sonnenfinsterniss zu beobachten, bald aber wurden wir wieder ins Haus gebannt, wo ein gewisser Herr Köpf, der an Schwindsucht zu leiden glaubte, mich mit einer über diese Krankheit handelnden Schrift & mit seinen Fragen & Klagen belästigte. Da ich zu jener Zeit kaum angefangen hatte, spezielle Pathologie zu studiren & praktische Erfahrung mir noch völlig abging, so war ich auch ausser Stande, im vorliegenden Falle die Differentialdiagnose zwischen Schwindsucht & Hypochondrie zu stellen & musste also den Patienten auch fernerhin sich selbst & andre Leute langweilen lassen. Solche Fälle sind mir auch später öfters vorgekommen & haben mir den Verzicht auf eigentliche Erholungsreisen leichter gemacht. Gibt es doch auch Aerzte, die den ihrigen das Ziel einer Reise gänzlich verhehlen, um von Verfolgung durch anhängliche Kunden sicher zu sein.

Im Uebrigen war die Engelberger Gesellschaft ganz angenehm, wozu einige jüngere Damen aus Basel, Aarau & Zürich wesentlich beitrugen.

Nach 6tägigem Aufenthalte daselbst ging ich, da die angeschwollene Aa an verschiedenen Stellen die Strassen zerstört hatte, zu Fuss, die tosenden Wildbäche auf schmalen Notbrücken überschreitend, nach Beckenried. Die Heimreise geschah über Brunnen, Steinen, Lowerz, Goldau, Zug, Thalwil, theilweise mit Dampfschiff oder Post.

Reise nach Rheinau & Schaffhausen

Einige Tage später besuchte ich mit einem in Zürich studirenden Preussen, stud. phil. Hellmuth Donndorf, den Rheinfall. Wir gingen Morgens 5 Uhr von Zürich fort, kehrten in Flaach ein & verirrten uns dann in dem Walde nördlich der Thur, sodass wir erst Abends 4 Uhr über Marthalen nach Rheinau gelangten. Ich hatte hier einen Gruss meines Vaters an Herrn Landschreiber Schweizer auszurichten, der uns zum Uebernachten einlud. Am folgenden Morgen fuhr sein Sohn uns an den Rheinfall & nach Schaffhausen, von wo wir die Post zur Rückreise benutzten. Da aber dieselbe über Jestetten & Lotstetten durch badisches Gebiet ging, so bedurften wir einer amtlichen Empfehlung, die uns Herr Schweizer auf dem Postbureau Schaffhausen erwirkte; auch hatte Donndorf seine Legitimationskarte von der Universität Zürich bei sich. In der Tat mussten wir die beiden Dokumente dem Gendarmen vorweisen, der zu Jestetten seine Nase in unsern Wagen streckte. Er mochte damit nur seine Dienstpflicht erfüllen, ich bin aber durch diesen & spätere Vorfälle ähnlicher Art so sehr gegen alles was Polizei heisst, eingenommen worden, dass selbst jene Aemter, in denen ich die Gesundheitspolizei ausüben sollte, mir bald verleideten, wovon später ein Mehreres.

Reiten

In demselben Jahre begann ich zur weitern Ausbildung meiner Körperkräfte Reitunterricht zu nehmen. Herr Schnabel hatte eine grosse Auswahl von Pferden: die einen gingen schwer, andre hart, wieder andre äusserst lebhaft & unregelmässig, so dass man wenigstens Gelegenheit fand, sich im Sitz zu üben, & die Furcht überwinden lernte. Ich hatte zu Anfang 6 Stunden wöchentlich & musste mehrere Wochen lang mit Sattel, aber ohne Steigbügel, nur Schritt & Trab reiten. Erst zum Galopp durften die Steigbügel gebraucht werden.

Ich halte diese Methode für die zweckmässigste & es mögen andre Umstände Schuld sein, dass ich nie ein tüchtiger Reiter geworden bin. Nur einmal schlug ich beim Herunterfallen mit dem Kopf so an die Wand, dass ich eine Beule bekam & noch am folgenden Tage weder zu Hause arbeiten noch reiten mochte. In der folgenden Stunde ging es mir sehr gut & ich setzte meine Uebungen 2 Monate lang fort.

Kliniken

Im November 1851 begann ich in der medizinischen & chirurgischen Klinik zu praktiziren. Mein erster chirurgischer Fall betraf einen jüngeren Mann aus Wettswil am Albis, der sich bei einer Hochzeit den linken Daumen abgeschossen hatte. Die Wunde granulirte, aber auf die Frage des Patienten, wie bald sie geheilt sein werde, wusste ich natürlich keine Antwort. Auch wollte es mir anfänglich nicht gelingen, ihm den Puls zu fühlen. Bei Hasse[89] bekam ich zuerst eine alte Frau mit Brustkrebs, später eine jüngere mit Lungenschwindsucht[90]. In Gegenwart derselben sagte mir Hasse: Wenn Sie diese beiden heilen, dann werden Sie ein berühmter Mann. Hasse hielt streng auf genaue Untersuchung & geordneten Vortrag; gegen Unbeholfenheit hatte er scharfen Tadel, so dass man dabei erst recht den Kopf verlor. Daneben konnte er aber, besonders ausserhalb der Klinik, sehr artig sein. Seine Therapie war äusserst einfach. Auch fragte er viel über Menge & Form der anzuwendenden Mittel, liess sich aber nicht wie Locher-Zwingli, die Recepte Wort für Wort hersagen. Wenn Lochers Pathologie nicht auf der Höhe der Zeit stand, so lehrte er dagegen Sorgfalt & Präcision in allen manuellen Verrichtungen. Seine Operationen & Verbände zeigten den ebenso einfachen als gewissenhaften Chirurgen, & die Technik der blutigen Operationen habe ich nirgends so klar & gründlich beschrieben gefunden, als Locher sie in seinem Operationskurs angab. Nebenbei kam hier auch seine heitere Laune zur Geltung, wogegen in der Klinik ein sehr ernster & namentlich für die Kranken rücksichtsvoller Ton vorherrschte.

Die Vorträge & Demonstrationen von Heinrich Frey[91] über Histologie, vergleichende Anatomie & Entwicklungsgeschichte waren vortrefflich. Allgemeine Pathologie behandelte er sehr theoretisch. Man merkte übrigens damals schon aus seinem sonstigen Wesen, dass ihm diejenigen Gemüthseigenschaften fehlten, die das Publikum mit Recht vom praktischen Arzte verlangt.

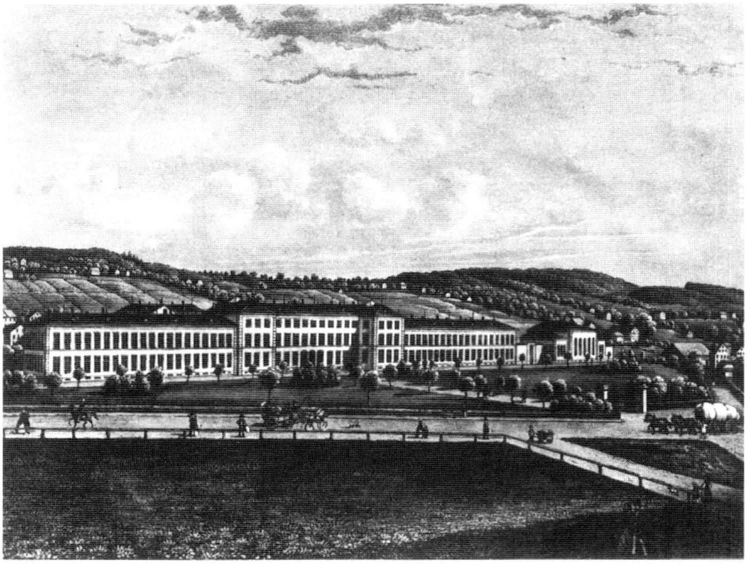

Abb. 9: Das neue Kantonsspital, 1842.
(Medizinhistorisches Institut der Universität Zürich)

1852 - Reise nach München

In den Frühlingsferien besuchte ich zuerst meine Freunde in Aarau & holte später meinen von Berlin zurückkehrenden Bruder in München ab. Mit Post, Dampfschiff & Eisenbahn fuhr ich über Romanshorn & Friedrichshafen nach Ulm, wo ich in der Bierbrauerei Baumstark übernachtete. Hier überredete mich ein Kutscher, mit ihm nach Augsburg zu fahren, da die Post theurer sei &.s.w. Morgens um 8 Uhr holte mich der zudringliche Kerl ab & nahm hin & wieder noch andre Passagiere minderen Ranges auf.

In Günsburg wurden die Pferde gefüttert & ich trank das erste bayrische Bier, das mir angenehm aber stark vorkam. Gegen 11 Uhr assen wir in Buchau zu Mittag & hielten noch einmal in Horgau an, so dass wir erst gegen 6 Uhr Abends Augsburg erreichten. Aus Mangel an Ortskenntniss & Zeit konnte ich diese Stadt nicht näher besehen, da mich der nächste Bahnzug nach München bringen sollte, wo ich richtig meinen Bruder vorfand. Wir logirten im Ober Pollinger. Da das Osterfest den Besuch der öffentlichen Sammlungen theilweise unterbrach, so sahen wir uns desto mehr in Kirchen, Bierhäusern & Theatern um. Dabei fiel uns Zürchern besonders auf, dass am Charfreitag selbst in den Gasthäusern kein Fleisch erhältlich war. Anderseits kamen vor dem Morgengottesdienste, während wir unser Kaffeefrühstück genossen, elegant gekleidete Herren & Damen mit den Kirchenbüchern in der Hand, um sich durch den nationalen Frühtrunk auf die kirchliche Andacht vorzubereiten. Zu unsrer Bummlergesellschaft gehörten noch Karl Steiner[92] stud. jur. aus Winterthur, dessen ungewöhnlich hohe, wenn auch etwas schlaffe Gestalt uns im Volksgewimmel auf der Strasse als Sammelpunkt diente, dann Ludwig Tobler[93], später Professor der Philologie in Zürich, & endlich Salomon Bleuler[94], der verfehlte Theologe, der sich schon als Knabe die Spitznamen Schuft & Schurke gefallen liess & in seiner zweiten Heimat Winterthur durch den Landboten mehr Geld als Ehre eingeheimst hat.

Nach 4tägigem Aufenthalt in München, brachte uns die Eisenbahn nach Kemten, von wo wir noch am gleichen Tage mit der Post Lindau erreichten. Die Heimreise geschah dann wieder über Romanshorn.

Reise nach Altdorf & Engelberg

In den Sommerferien machten wir, zum letztenmal unter Führung des Vaters, eine Bergreise mit folgenden Etappen: Lachen, Hinterwäggithal. - Klönthal, Glarus, Stachelberg - Klausen, Altdorf. - Surenen, Engelberg. - Grafenort, Stanz, Beggenried, Luzern.- Brunnen, Schwyz, Zürich. Die Strecken Glarus - Stachelberg & Schwyz - Richtersweil wurden zu Wagen zurückgelegt. Einige Monate früher war das alte vielgestaltige Schweizergeld durch die sogen. lateinische Münzkonvention beseitigt worden. Als nun unser Glarnerkutscher in Stachelberg den im voraus vereinbahrten Lohn empfangen sollte, erklärte er, er habe alte Franken gemeint, die 50% mehr Werth hatten als die neuen. Mein Vater wurde ob dieser Unverschämtheit leichenblass & beinahe ohnmächtig. Ob der Streit zu unsern Gunsten entschieden wurde & durch wen, ist mir nicht mehr erinnerlich.

Brestenberg[95]

Die Herbstferien verbrachte ich grossentheils in Brestenberg, wo meine Schwester Nanny eine Kaltwasserkur[96] durchmachte & Dr. Erismann[97] die Freundlichkeit hatte, mir die gewöhnlichsten Handgriffe der Landpraxis beizubringen. Dazu gehörte auch die Bereitung von Arzneien, wobei theilweise nach Rademacherschen[98] Grundsätzen verfahren wurde. Der Verband eines Oberschenkelbruches, den ich von Zeit zu Zeit erneuern musste, sah nie so sauber & ordentlich aus wie bei Locher, obwohl Erismann ein tüchtiger Chirurg war & in dieser Eigenschaft verschiedene Feldzüge mitgemacht hatte. Ein Schwindsüchtiger im letzten Stadium litt an häufigen Lungenblutungen. Ich hatte in seiner Behandlung irgend etwas versäumt oder vergessen & quälte mich nun mit der Verantwortlichkeit, so dass E. mich beruhigen musste. In spätern Jahren bekam ich noch oft Gelegenheit, mein Thun & Lassen einer strengen Kritik zu unterziehen. Und wenn meine bessern Leistungen mir oft nur Undank eintrugen, so konnte ich mich mit dem berühmten Dr. Heim[99] in Berlin trösten. Dessen Vater pflegte seine Jungens öfter durchzuprügeln & wenn nachher ihre Unschuld an den Tag kam, sagte er: Dann gilt es für ein andermal, wo ihr der Strafe entronnen seid.

Erismanns Geburtstag wurde durch einen improvisirten Fackelzug der männlichen Kurgäste unter Leitung von Dr. Bertschinger[100] gefeiert. Nur schade, dass der Jubilar das Harz, womit wir die Fackeln herstellten, schon vorher riechen musste.

Einige Tage später fuhren Dr. B. & ich ins Bad Schinznach zur ärztlichen Gesellschaft des Kantons Aargau. Nach einem Vortrag des Präsidenten Dr. Urech[101] aus Königsfelden über die neu zu errichtende Irrenanstalt kam eine Epidemie von *angina gangraenosa*[102] zur Sprache. Der Name Diphtherie war damals noch nicht in Gebrauch. Dr. Walti[103] aus Lenzburg empfahl zum innerlichen Gebrauch *Zinc. acet.*[104], zur Lokalbehandlung *arg. nitr.*[105] - Der erwähnte Dr. Bertschinger, damals ein jovialer Gesellschafter & Theaterfreund, später auch Divisionsarzt, ist den "Seelenkämpfen" des ärztlichen Berufslebens erlegen & hat nach längerem Aufenthalt in Königsfelden als Melancholiker, kaum 60 Jahre alt, den ewigen Frieden gefunden.

Unter den Kurgästen in Brestenberg befand sich auch ein italienischer Geologe, Namens Frapolli. Von diesem hörte ich zuerst, wie die äussern Formen der Gebirge je nach ihrer innern Struktur verschieden seien, & hätte gern noch weitere Belehrung aus diesem Gebiete entgegengenommen, das mir damals noch ganz fremd war. Allein beim Ueberspringen eines Baches verstauchte ich den linken Fuss & musste zu Bett gebracht werden. 6 Tage später reiste ich, noch nicht völlig geheilt, nach Hause, wo Locher-Zwingli mir Umschläge mit Wein verordnete.

Locher-Balber[106]

Im Wintersemester besuchte ich die medizinische Klinik & die Poliklinik unter Locher-Balber, da erstere nach Hasses Abgang noch nicht definitiv besetzt worden war, & die geburtshilfliche Klinik unter Spöndli[107]. Diese beiden alten Zürcher hatten, gleich ihrem Kollegen Locher-Zwingli, vor manchen andern Professoren wenigstens den Vorzug, dass sie die Kranken nicht bloss als Beobachtungsmaterial, sondern als Menschen zu betrachten lehrten, getreu dem Spruche, der die äussere Pforte des alten Spitals[108] zierte: *Res sacra miser*. Rethorik & Diagnostik waren nicht Locher-Balbers starke Seiten. *Catarrhus gastricus febrilis* kam sehr häufig vor, mit der Variation: das ist so eine *febris mucosa*, von der man nicht recht sagen kann, ob allenfalls noch eine *typhosa* daraus werden will[109]. Trotz dieser dubiosen Clausel begann die Therapie mit Reinigung der ersten Wege durch *Infus. senn.* & *tart. stib.*[110], wenn nicht der Assistent insgeheim etwas anderes verschrieb. Die Poliklinik bot Gelegenheit zum Impfen, Aderlassen, Pflasterstreichen & cet. Das damalige Zürcher Proletariat, an dem wir unsre Kunst versuchen durften, wohnte hauptsächlich in der Neustadt[111] & im Niederdorf; über die Grenzen der eigentlichen Stadt kamen wir nicht hinaus.

Unheilbare Fälle, wie *arthritis deformans*[112], grosse Hernien & dgl. wies uns Locher wenigstens zur Beobachtung zu. In allen Todesfällen machten wir, wenn die Angehörigen sich nicht allzu heftig dagegen sträubten, die Sektion. Als ich diese an der Leiche eines Schwindsüchtigen, wobei mir in Ermangelung von Fenstern der Professor mit einer Oellampe leuchten musste, eben vollendet hatte, stach ich mich beim Zunähen in den linken Daumen. Eine kleine Pustel daselbst & vorübergehende Aufschwellung einer Achseldrüse waren die einzigen Wirkungen des Leichengifts.

Geburtshülfe

Bei Spöndli bestand der praktische Unterricht in Touchirübungen, Operationen am Phantom & Beobachtung sowohl normaler als künstlicher Entbindungen. Da im Durchschnitt nur 2 - 3 Geburten wöchentlich vorkamen, so wurden wir von jedem Falle, der ausser die klinischen Stunden fiel, sofort durch Expressen benachrichtigt & eilten dann, bei Tag oder Nacht, schleunigst in die Gebäranstalt, welche nebst dem Irrenhaus den letzten Rest des alten Spitals bei der Predigerkirche bildete. In normalen Fällen wusste wol die Oberhebamme mit Rücksicht auf die armen Kindbetterinnen es so einzurichten, dass wir zu spät kamen.

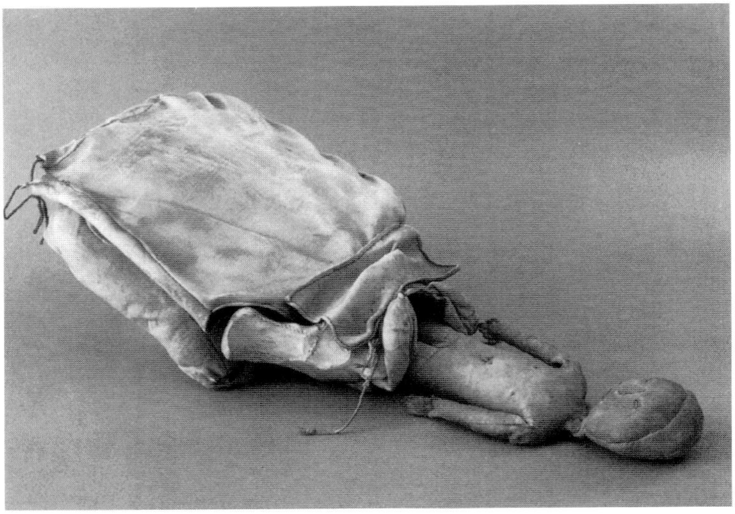

Abb. 10: Geburtshilfliches Phantom zur Ausbildung von Aerzten und Hebammen, 19. Jh. (Medizinhistorisches Museum der Universität Zürich)

1853

Im März gab ich meine Meldung zum 2. Akt des Staatsexamens (Anatomie, Physiologie, Heilmittellehre) ein, musste sie aber wegen Erkrankung an Grippe wieder zurückziehen.

Am 14. April wohnte ich der Hasenschartenoperation bei, die Dr. Meyer-Hofmeister[113] an meinem Vetter Gottfried Meyer[114] ausführte. Die Anfrischung geschah im Bogenschnitt, die umwundene Naht wurde mit 2 Nadeln gemacht, jede mit einem besondern Faden; ins Nasenloch kam eine Karpfnaht. Am 18. wurden die Nadeln ausgezogen, aber noch Haftplasterstreifen über die ganze Breite des Gesichts gelegt.

Anatomisches Examen

Mein Examen fand am 20. statt. Locher-Balber fragte mich über Jpekakuanha[115] & Campher[116], Ludwig über Herzklappen & Schenkelmuskulatur (*ligam. iliotibiale*).

Am 24. ging ich wieder nach Brestenberg. Eines Abends fuhr Dr. Erismann mit mir ins Armenhaus nach Boniswyl, wo ein Knabe ohnmächtig, aber der Simulation verdächtig war. E. erhitzte einen Hammer in kochendem Wasser & berührte damit das Genick des Patienten, der sich unter Bildung einer grossen Brandblase sofort wieder erholte. - Auf der Heimreise, die ich bis Lenzburg zu Fuss machte, wurde ich vom Regen überrascht & bekam Zahnschmerzen mit Abszessbildung, war jedoch nach 8 Tagen wieder geheilt.

Silberne Hochzeit der Eltern

Am 20. Mai feierten meine lieben Eltern die silberne Hochzeit. Wir Kinder schenkten ihnen einen Tischteppich, begleitet von einem Gedicht. Von allen Verwandten kamen Geschenke, Frühstück & Mittagessen waren reichlicher als sonst, aber auf eine beabsichtigte Landpartie musste wegen unsichern Wetters verzichtet werden.

Am 21. Mai nahm ich die Reitstunden wieder auf & durfte am 11. Juni zum ersten Mal im Freien reiten. Am 22. Mai wohnte ich mit meinem Bruder & etwa 50 andern Gästen dem Pfarreinsatz von Wilhelm Kambli[117] in Illnau bei.

Reise nach Bünden

In den Sommerferien besuchte mein Bruder mit den Theologen Gübler aus Berlin & Alfred Schmid aus Meissen die schweizerische Predigerversammlung in Glarus. Einige Tage später reiste ich ihnen nach, bis Lachen mit dem Dampfschiff, dann zu Fuss über Bilten nach Glarus. Am folgenden Tag gingen wir alle 4 nebst einem Pfarrer Caviezel aus Flims, der ohne alles Gepäck in schwarzem Frack & mit langem Bergstock sich überaus frei bewegte, nach Elm & über den Panixer Pass. Der Statthalter zu Panix konnte uns nur 3 Betten geben, auch war hier sowenig als in Elm Fleisch vorrätig, dafür aber Eier, Käse, Mandeln & Weinbeeren. Die folgenden Etappen waren: Sedrun - Amsteg - Rigikulm. Hier übernachteten wir 2 Mal & besuchten die verschiedenen Stationen des Rigi bei sehr wechselndem Wetter. Die Heimreise machten wir über Zug & Horgen, theils zu Fuss, theils im Dampfschiff.

Prof. Lebert[118]

Die medizinische Klinik leitete jetzt Professor Lebert. Derselbe soll ein geborner Jude gewesen sein & hatte früher theils im Waadtland, theils in Paris praktizirt & sich durch literarische Arbeiten einen Namen gemacht. Von seinen Vorfahren hatte er ein lebhaftes Interesse für ökonomische Fragen, von den Franzosen ein gutes Stück Eitelkeit überkommen. In der Diagnostik verfuhr er so gründlich, dass wir sogar die Körperlänge unsrer Patienten notiren mussten, wie dann auch bei den Sektionen die innern Organe nach Länge, Breite & Dicke gemessen wurden. Wenn L. bei Demonstration einer Darmstriktur in der Leiche seine Zuhörer aufforderte, ihre Cigarren durch dieselbe zu stecken, so wollte er damit mehr seiner Abneigung gegen das Rauchen Ausdruck geben. Die Prognose sprach er am Krankenbett manchmal in rücksichtsloser Weise aus. In der Therapie war er sehr vielseitig. Er demonstrirte uns z. B. eigenhändig die Bereitung eines Senfteigs, führte aber auch gewisse Droguen neu ein, die bisher nur in Frankreich Verwendung gefunden hatten, besonders einige Syrupe. Auf sorgfältig geführte Krankengeschichten hielt er sehr viel, & liess sie von uns in seiner Wohnung verlesen & gegenseitig kritisiren. Das beste davon verwendete er nachher in seinen eigenen literarischen Arbeiten. Den Salon, worin unsre Sitzungen stattfanden, schmückten etwa 30 Portraits berühmtester Aerzte. Leberts eignes Bild hing in der untersten Reihe & hatte einen einfachern Rahmen als die übrigen. Zur Belohnung unsres Fleisses lud er uns am Schluss des Semesters zu einem Nachtessen ein, welchem auch Prof. Ludwig beiwohnte. Ausser Lebert & Oken pflegte nur Locher-Balber seine Zuhörer zu bewirthen.

Um dieselbe Zeit fragte ich Prof. Hermann Meyer um ein Thema zur Dissertation[119]. Es war damals gebräuchlich das Doktorexamen vor den Hauptakten des Staatsexamens der Staatsprüfung zu bestehen, wobei man den Vortheil hatte, dass die Clausurarbeiten weniger streng beaufsichtigt wurden & für beide Prüfungen galten.

Doktorexamen

Ich begann dieselben am 29. November & wurde am 1. Dezember fertig. Die Themata waren, soweit ich mich erinnere, folgende:

Anatomie (Frey) Gehörorgan
Physiologie (Ludwig) Schlingmuskeln
spezielle Pathologie (Lebert) Bronchitis
Chirurgie (Locher) *Spondylarthrocace*[120]
Geburtshülfe (Spöndli) Gesichtslagen

Das anatomische Pensum beantwortete ich wol am besten, die übrigen vielleicht richtig, aber jedenfalls zu kurz.

Am 10. Dezember bestand ich das mündliche Doktorexamen. Frey machte es mir sehr leicht (Leber, Bauchfell), Ludwig fragte über Zusammensetzung physiologischer Flüssigkeiten, Meyer über verschiedenes in pathologischer Anatomie, Lebert über Typhus, Locher-Balber über *magnesia carbonica*[121].

Am Schlusse liess man mich abtreten & nach einigen Minuten gespannter Erwartung vernahm ich aus dem Munde des Doktors Locher-Balber, die Prüfung sei mir zwar abgenommen, aber ich sollte bedenken, dass das Staatsexamen noch meiner warte & ich mich künftig dazu vorbereiten müsse. Diese Ermahnung war nur zu begründet & machte mir gerade darum einen deprimirenden Eindruck. Ich war zuviel über den Büchern gesessen & hatte zu wenig über den Zusammenhang meiner Beobachtungen in der Klinik & im Secirsaale nachgedacht. Mir fehlte das richtige Zusammenwirken von Gedächtniss & Verstand, von Theorie & Praxis.

Als ich Hermann Meyer für sein Wohlwollen dankte, ohne welches ich, wie mir schien, durchgefallen wäre, erinnerte er mich, dass die rechten Prüfungen & Schwierigkeiten eigentlich erst im Berufsleben, nach Absolvirung der formellen Examina an uns heranzutreten pflegen, & diese Lehre habe ich nie vergessen. Meyer gab mir dann als Thema für die Dissertation: 2 Rückbildungsformen des Carcinoms, nach einigen Präparaten im anatomischen Museum zu bearbeiten.

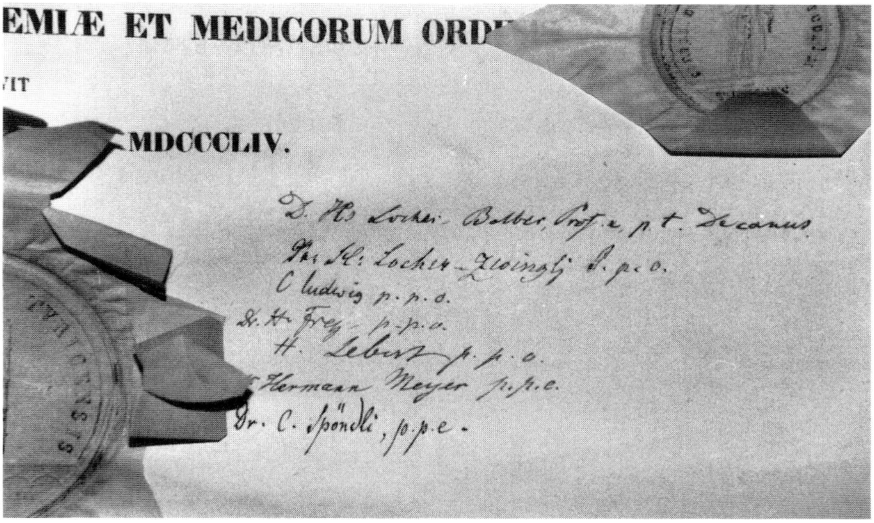

Abb. 11: Ausschnitt aus Meyers Doktordiplom mit Unterschriften der Professoren Locher-Balber, Locher-Zwingli, Lebert, Spöndli, Hasse. (PA Meyer-Abplanalp)

1854

Der Tod meines Grossvaters & die Absolvirung meiner Examina machten dieses Jahr zu einem der bedeutsamsten meines ganzen Lebens. Das erste Ereigniss ermöglichte meinem Vater, anstatt mich sofort auf eignen Broderwerb zu verweisen, die Erlaubnis, auf Reisen im Ausland mir noch einigen Schliff anzueignen oder besser gesagt, die Welt noch anzusehen, bevor ich durch Pflicht & Interesse in einen kleinen Wirkungskreis gebracht wurde.

Ott-v.Muralt

Mein Grossvater, Kaspar Ott-Muralt, war 1768 geboren & hatte in seinem selbstgegründeten Baumwollengeschäft die Wechselfülle des Glückes vielfach erfahren. Um die Zeit seiner silbernen Hochzeit 1820 stand es mit dem Grosshandel schlimm, wahrscheinlich in Folge der Kriege & Teuerung der vorhergehenden Jahre. Nach & nach aber gelangte der fleissige & unternehmende Mann zu einem Reichthum, dessen Grösse mir zwar nie genauer angegeben wurde, der ihm jedoch manche Luxusausgabe (Landgut & Equipage) erlaubte. Dabei liebte er feinen Tisch & feine Gesellschaft & zeigte sich überhaupt gern als grosser Herr. Hingegen jene Charakterstärke, die für eine Pflicht oder einen idealen Zweck das Leben aufs Spiel zu setzen bereit ist, besass er nicht & konnte sie auch an andern nicht begreifen, noch weniger billigen. Zu den physischen Leiden, die das Greisenalter zu begleiten pflegen, gesellte sich bei ihm auch eine Alteration des Gemütszustandes. Eine gewisse Hypochondrie & Launenhaftigkeit, wie sie so oft durch äusseren Glanz veranlasst wird, erreichte nach & nach einen solchen Grad, dass die tiefste Niedergeschlagenheit mit Anfällen von Tobsucht wechselte, wesshalb man den Patienten je nach Umständen das eine Mal in einer Irrenanstalt, das andre Mal in einem ländlichen Pfarrhause (Fehraltdorf) oder sonst an einem stillen Orte unterbrachte. Wenn er zu Hause war, musste man ihm so gut als möglich die Zeit zu verkürzen suchen. Nachmittags fuhr jemand aus der Familie mit ihm spaziren, Abends wollte er Boston oder Bret (Triktrak) gespielt haben, je nachdem 1 oder 3 Personen zur Verfügung standen. Seine körperlichen & geistigen Leiden nahmen von Jahr zu Jahr überhand & erforderten von der ganzen Familie, besonders aber von der äusserst schwerhörigen Grossmama & der skoliotischen Tante Netti[122] den höchsten Grad von Geduld, so dass der Tod des langsam abschwachenden Greises nicht allein für ihn, sondern für alle die ihm dienten, zur Erlösung wurde.

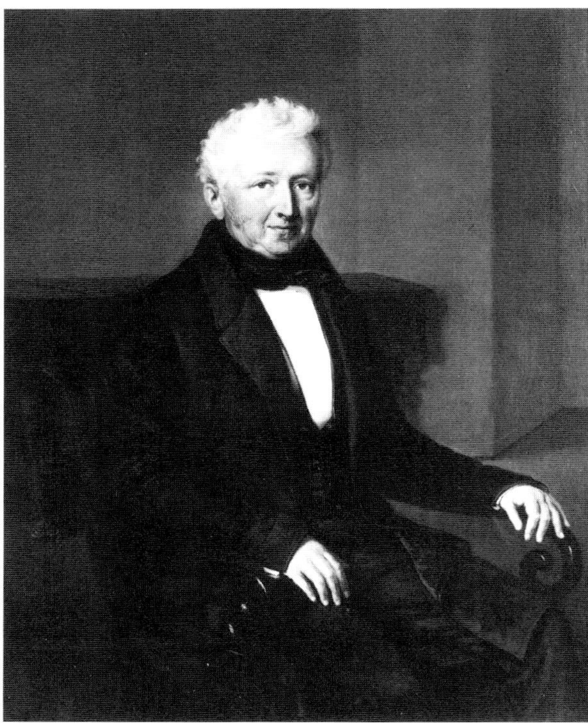

Abb. 12: Hans Caspar Ott-v.Muralt (1768-1854).
(Kopie, PA Meyer-Abplanalp)

Promotion

Am 11. Februar wurde ich durch Prof. Locher-Balber zum *Doctor* promovirt. Meine Opponenten waren Prof. Ludwig, der sich übrigens nicht in eine lange Disputation einliess, sondern bald zu einem Glückwunsch für meine Zukunft überging - & die Candidaten Horner & Guillaume[123]. Horner wurde später Prof. der Augenheilkunde in Zürich, Guillaume Staatsrath & äusserst humaner Zuchthausdirektor in Neuenburg. - Ich hatte zu der Promotion einen leichten Kehlkopfkatarrh mitgebracht, der durch die gelinde Aufregung bei der feierlichen Ceremonie & durch meine *lectio*: über Krankheitssymptome entstanden durch Druck auf den *N. vagus* - geheilt wurde.

Abschluss des Staatsexamens

Ein weiterer Akt des Staatsexamens war die Autopsie eines alten Mannes mit einer Hirnkrankheit & kleinen Leberabszessen, wobei Ludwig mich prüfte & Locher-Balber uns beide beaufsichtige. Nachher musste ich in der Kanzlei der Medizinaldirektion einen schriftlichen Bericht über den Sektionsbefund anfertigen. Meine Prüfungsthemata in den klinischen Fächern waren:

Locher-Balber:	1 Fall von *hämoptysis*[124]
	1 Fall von *tuberculosis peritonei*[125]
Locher-Zwingli:	1 Fall von *mastitis*[126]
	Amputation des Unterschenkels an einer Leiche
Spöndli:	Extraktion an einem Fusse, am Phantom

Hierauf machte ich zur Abwechslung wieder einen Besuch in Brestenberg, ging am Sechseläuten auf die Zunft & gab mit Horner & Nüscheler einen Abschiedswix auf der Platte.

Am 10. April endlich bestand ich mit Schibli von Ottelfingen, der wenige Jahre später gestorben ist, die mündliche Schlussprüfung, wobei nichts mehr zu riskiren war. Noch am gleichen Abend erklärte uns der "Direktor der Medizinalangelegenheiten", Regierungsrath Dr. J. U. Zehnder[127] für patentirt & nahm uns das Handgelübde [128] ab.

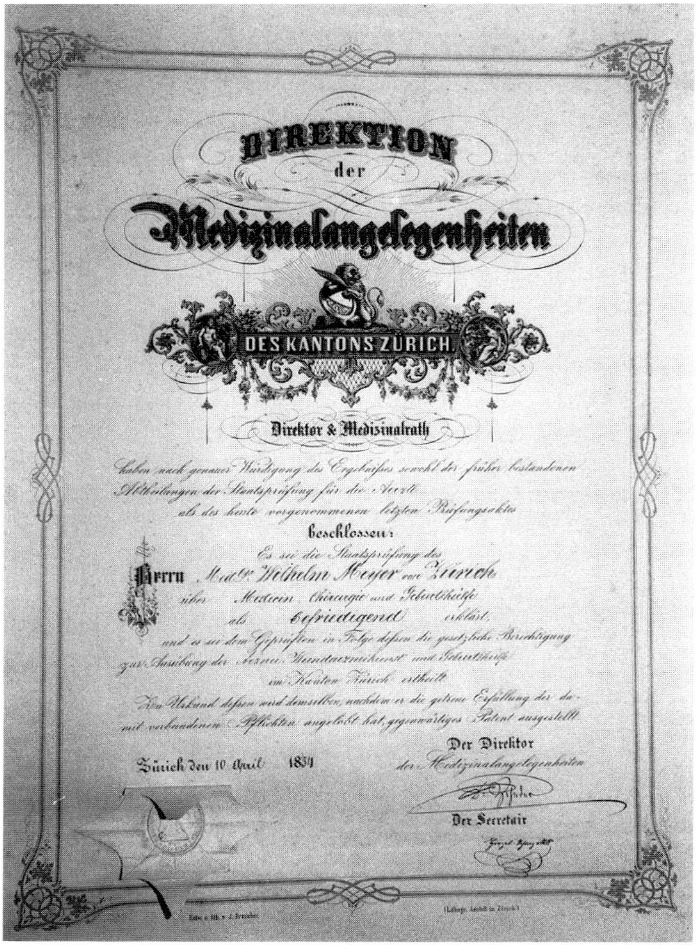

DIREKTION
der
Medizinalangelegenheiten
DES KANTONS ZÜRICH
Direktor & Medizinalrath
haben nach genauer Würdigung des Ergebnisses sowohl der früher bestandenen Abtheilungen der Staatsprüfung für die Aerzte als des heute vorgenommenen letzten Prüfungsaktes
beschlossen:
Es sei die Staatsprüfung des
Herrn Med. Dr. Wilhelm Meyer von Zürich
über Medicin, Chirurgie und Geburtshülfe
als befriedigend erklärt,
und es sei dem Geprüften in Folge dessen die gesetzliche Berechtigung zur Ausübung der Arznei- Wundarzneikunst und Geburtshülfe im Kanton Zürich ertheilt.
Zu Urkund dessen wird demselben, nachdem er die getreue Erfüllung der damit verbundenen Pflichten angelobt hat, gegenwärtiges Patent ausgestellt.
Zürich den 10. April 1854
Der Direktor der Medizinalangelegenheiten
Der Secretair

Abb. 13: Meyers Staatsexamensurkunde (1854) der Universität Zürich. (PA Meyer-Abplanalp)

Nach einem stillen Abschiedstrunk auf der Platte, wo ich Schibli zum letzten Male sah, brachte ich der bangenden Mutter meine Freudenbotschaft.

Am folgenden Tag wurde mir das Patent zur Ausübung der ärztlichen Praxis im Kanton Zürich zugestellt. Von Staatswegen stand es mir also frei, dem leidenden Publikum sofort meine Dienste anzubieten als Arzt, Wundarzt & Geburtshelfer.

Wären diese 3 Kategorien von Heilkünstlern noch, wie in früherer Zeit, bestimmt von einander getrennt gewesen, so hätte ich mich wol der erstgenannten zugewandt, da weder Muskelkraft noch manuelle Geschicklichkeit noch energischer Charakter mich zum Operateur geeignet erschienen liessen.

Ja mein Vater zweifelte überhaupt, ob ich den allgemeinen Aufgaben der ärztlichen Praxis gewachsen sei & hätte mir eher eine erfolgreiche akademische Thätigkeit zugetraut. Kommt Zeit, kommt Rath - hiess es einstweilen & ich ging zunächst ins Ausland.

Reise nach Wien

Schon am Abend des 11. April verliess ich die Vaterstadt & fuhr im Postwagen schlafend nach Romanshorn, am 12. bei Tagesanbruch mit Dampfschiff nach Lindau, von wo ich gleichen Tages bis München gelangte.

13. April. Besuch der beiden Pinakotheken mit den Collegen Glättli[129] & Nüscheler. Im englischen Garten reitete König Max II. inkognito an uns vorbei.

14. April. Während Nüscheler & Glättli noch länger in München bleiben & dann mit der Post nach Regensburg reisen wollten, benutzte ich die Eisenbahn bis Donauwörth & von da das Dampfschiff "Kronprinz Ludwig". Der rauhe Wind bannte mich in die Kajüte, wo die gemeinsame Mittagstafel die einzige kurzweilige Episode in der 9 stündigen Fahrt ausmachte. Vor dem Essen wünschten sich alle Passagiere nach rechts & links "guten Appetit" & nach Befriedigung desselben "wohl gespeist zu haben". Zu Regensburg nahm ich Nachtquartier im weissen Hahn, einem Hotel 2.-3. Ranges, das jedoch nicht nur mir, sondern auch einigen Offizieren gut genug war.

15. April. Mit Hülfe eines alten Lohndieners besuchte ich die verschiedenen Kirchen, das Rathhaus & die Herrlichkeiten des Fürsten von Thurn & Taxis, nämlich den die ganze Stadt umgebenden Garten, Familiengruft, Gemäldegallerie, Marstall & Bierstube. Nachmittags fuhr ich mit einem Omnibus zur Walhalla, dem deutschen Ruhmestempel (Stromeyer, Erinnerungen eines deutschen Arztes).

16. April. Ostertag. Am Morgen besuchte ich, mit des Hausknechts Gesangbuch ausgerüstet, die protestantische Kirche. Den Gedanken des Erlösungswerks fasste der Prediger in die prosaischen Verse zusammen:

Kein Fluch ist übrig blieben,
Die Quittung ist geschrieben,
Dass alles sei bezahlt.

Die Notwendigkeit, Quittungen zu schreiben & zu fordern, ist leider auch heute noch ein nur zu deutlicher Beweis, dass trotz aller Osterfeste die christliche Liebe & Treue sich nur wenig über den geschäftlichen Standpunkt der Jsraeliten erhoben hat.

Nach dem Gottesdienst wohnte ich mit einem zahlreichen Publikum der Parade bei, dann kamen Glättli & Nüscheler an, die sich über die Beschwerlichkeit des Postreisens bitter beklagten. Ich begleitete sie nochmals zur Walhalla.

17. April. Auf der Fahrt nach Linz, die wir 3 zusammen machten, füllte sich das Dampfboot namentlich von Passau an mit zahllosen Civil- & Militärpersonen, & in Linz fanden wir für den bevorstehenden Einzug der kaiserlichen Braut das Landhaus bekränzt & das Theater zur Illumination vorbereitet. Beim Aussteigen nahm ein Polizeisoldat sämtlichen Reisenden die Pässe ab & lieferte sie erst am andern Morgen wieder aus.

18. April. Während unsrer Morgentoilette stieg uns ein katholischer Geistlicher aufs Zimmer, fragte nach unserm Glaubensbekenntniss & erbat sich eine Gabe für irgend einen kirchlichen Zweck. Wir bestiegen dann wieder das Dampfschiff & landeten gegen Abend in Nussdorf, von wo uns der braun grau staubige Stellwagen nach Wien brachte. In mehrern Gasthöfen "wegen Mangels an Platz" abgewiesen, fanden wir endlich Unterkunft im schwarzen Adler, Leopoldstadt.

Für längern Aufenthalt hatte mir Friedrich Schulthess[130], mein nachmaliger Schwager, ein Zimmer besorgt bei Frau von (?) Egger, Doktor Wittwe in der Alservorstadt, Quergasse.

Von meinen Lehrern in Zürch hatte ich einige Empfehlungen erhalten, benützte aber nur diejenige von Locher-Balber an den Professor der Augenheilkunde: Anton Edler von Rosas[131].

Dieser freundliche alte Herr gestattete mir ausdrücklich, seine Klinik zu jeder Zeit zu besuchen. Ich that das aber nur selten & hoffte vielmehr von Eduard Jäger[132] & später von Gräfe[133] in Berlin in die vom letztern neu geschaffene Ophthalmologie eingeführt zu werden. Nur einen Kniff hat der Edle von Rosas meinem Gedächtnis eingeprägt. Ein mit unheilbarer Amaurose[134] behafteter Bauer war mehrere Tagreisen weit hergekommen & sollte wenigstens nicht ohne Trost heimgeschickt werden. "Wann Sie einen schwachen Lichtschein wahrnehmen, dann kommen's wieder her", lautete der Trost - nachdem aber der Arme abgetreten war, belehrte uns der schlaue Philanthrop, dieser Lichtschein werde wol niemals zustande kommen.

Ich hielt mich in gesellschaftlicher Beziehung fast ausschliesslich an meine zahlreichen Landsleute, deren Mittelpunkt & Tonangeber der liebenswürdige Friedrich Fetscherin[135] (später Direktor der Irrenanstalt S. Urban) war.

Hochzeit des Kaisers

Am 22. April gingen wir nach Nussdorf, wo die junge & hübsche Herzogin Elisabeth von Baiern den Boden ihres künftigen Reiches betrat & vom Kaiser unter lautem Jubel der zahllosen Volksmenge umarmt wurde. Den Weg in die Stadt, oder vielmehr nach Schönbrunn, legte sie in einem besondern Wagen zurück, hinter demjenigen des Kaisers, da die Vermählung erst am folgenden Tage stattfand.

23. April. Ich ass mit Schulthess zu Mittag im Gasthaus zum wilden Mann an der Kärnthnerstrasse, wo der Festzug vorbeikommen musste. Unser Speisezimmer war

wegen Mangel an Fenstern den ganzen Tag mit Gas beleuchtet. Leider findet man diese Einrichtung auch in Arbeitszimmern grosser Handelshäuser, wodurch die Augen der Schreiber sehr geschädigt werden. - In der Einfahrt des Hauses wurde eine Tribüne hergerichtet, auf der wir 3 Stunden lang stehen mussten, bevor man Stühle brachte, die mit 1 Gulden per Stück bezahlt wurden. Ein Infanterieregiment italienischer Nationalität bildete Spalier in der Strasse, & allzu dichte Volkshaufen wurden hie & da durch Ulanen weggeritten.

Die junge Kaiserin hielt ihren Einzug in die Residenz in dem von 8 gewaltigen Schimmeln gezogenen vergoldeten Glaswagen. Allerhöchstdieselbe trug ein rosafarbnes Seidenkleid & winkte fortwährend dem grüssenden Publikum zu, wobei sie jedoch weder nach rechts noch nach links schauen durfte. Unter den bedeutendsten Persönlichkeiten des Gefolges nannte man die Generale Schlink, Hess, Jellachich & Fürst Esterhazy (Neuer Plutarch).

Jeny Lind[136]

In der ersten Woche des Mai produzirte sich die berühmte, wenn auch nicht mehr junge schwedische Sängerin Jeny Lind. Da ich nicht musikalisch war, so ging ich in das Concert nur, weil meine Freunde auch gingen, & konnte von meinem Standpunkt aus die Künstlerin hören, aber nicht sehen. Vielleicht war es besser so. Aber mehr als diese sogenannte nordische Nachtigall gefiel mir eine ächte, gefiederte, die in der Nähe der Piaristenkirche, Josefstadt, uns entzückte, wenn wir vom Nachtessen heimgingen.

Kliniken

Unsere Tagesarbeit bestand hauptsächlich im Besuche der Kliniken von Oppolzer[137], Skoda[138], Schuh[139], Dummreicher[140], wo wir häufig hospitirten. Belegt wurde zunächst nur der dermatologische Kurs bei Hebra[141], ein diagnostischer Kurs bei Körner[142] († 1876 als Professor in Graz) & Operationskurse bei den damaligen Assistenten Gustav Braun[143] & Dittel[144]. Bei diesen Operationskursen wurde man leider nicht der Reihe nach aufgerufen, sondern musste sich vordrängen, sodass die Unverschämtesten am meisten Gewinn davon hatten. Hingegen erlaubte Braun den Theilnehmern zuweilen eine Operation in der Klinik, obwohl er dazu nicht befugt war. Wer sich zur geburtshülflichen Klinik meldete, hatte je 24 Stunden im Geburtshause zuzubringen, in Gesellschaft von 2-3 Collegen und einigen Hebammen. In diese Klinik wurden nur ledige Gebärende aufgenommen, für die Verheirateten gab es eine andre, die dem Hebammenunterricht gewidmet war.[145]

Während meines ersten "Journals" kamen 16 innere & 5 Gassengeburten vor. Die Hebamme vom Tag servirte uns Nachts & Morgens *mélange* (Milchkaffee) mit Kipfeln, für 30 Kreuzer. Hatte man mit diesen flotten Weibern hie & da einen Scherz ausgetauscht & dazwischen durch die Gunst des Herrn Assistenten eine Operation gemacht, so wurde am Morgen der alte Professor Klein[146] mit feierlichem Ernst empfangen & die sämmtlichen 8 Hebammen begrüssten ihn gleichzeitig & höchst ehrerbietig mit den Worten: "Küss' d'Hand Eu'r Gnaden Herr Professor, wünsch' wohl geruht zu haben." - Wie Hebra seine Patienten vorstellte & der Zotendittel zu seinem Uebernamen kam, will ich hier nicht weiter entwickeln.

Wer Wien gesehen hat, weiss, dass die relative Nähe asiatischer Völker sich dort in einer Weise bemerkbar macht, gegen welche unser Schweizervolk als Muster von Sittsamkeit & äusserem Anstand gelten kann.

Die innern Kliniker Oppolzer & Skoda zeichneten sich namentlich durch die mehr als einfache Therapie aus, obwohl der erstere die *materia medica* & die Balneologie gründlich durchnahm. Man konnte hier mit Göthe sagen: Ihr durchstudirt die gross' & kleine Welt, um es am Ende gehn zu lassen, wie's Gott gefällt[147].

Die Unmenge von Leichen, womit Rokitansky's[148] pathologisch-anatomische Vorträge & die oben erwähnten Operationskurse alimentirt wurden, liessen kaum ahnen, dass das k.k. allgemeine Krankenhaus eigentlich eine Heilanstalt sein sollte.

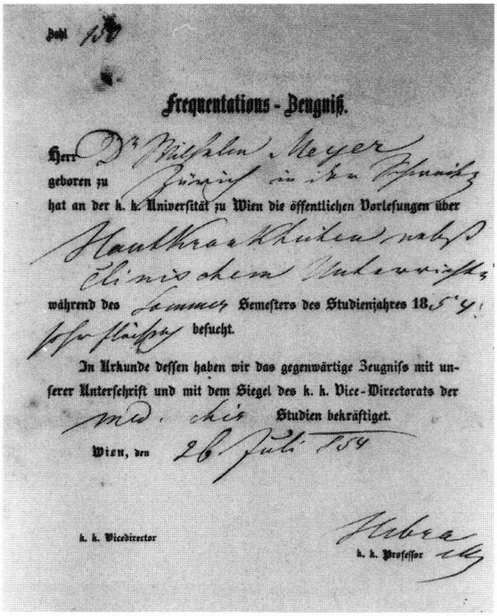

Frequentations-Zeugniß.

Herr Dr Wilhelm Meyer
geboren zu Zürich in der Schweiz
hat an der k. k. Universität zu Wien die öffentlichen Vorlesungen über
Hautkrankheiten nebst clinischem Unterrichte
während des Sommer Semesters des Studienjahres 1854
sehr fleissig besucht.

In Urkunde dessen haben wir das gegenwärtige Zeugniß mit unserer Unterschrift und mit dem Siegel des k. k. Vice-Directorats der med. chir. Studien bekräftiget.

Wien, den 26 Juli 1854

k. k. Vicedirector

Hebra
k. k. Professor

Abb. 14: Frequentationszeugnis der Universität Wien, unterzeichnet von Ferdinand Ritter von Hebra. (PA Meyer-Abplanalp)

Gesellschaft

Zu Ausflügen in die herrlichen Umgebungen Wiens hielt ich mich fast ausschliesslich an meine Landsleute. Ein einziges Mal begleitete ich mehrere Oesterreicher, worunter einige Assistenten des Spitals bei einem nachmittäglichen Spazirgange. Obwohl jeder meiner Begleiter einem andern Kronlande angehörte & sie so zu sagen alle Theile des Reiches repräsentirten, so stimmten sie doch, wie sich aus ihren Reden erschliessen liess, in der Sittenlosigkeit durchaus überein mit dem was ich oben von den Schattenseiten des lebensfrohen Wien angedeutet habe.

Sömmering

Ueber Pfingsten besuchte ich mit Horner, Fetscherin & dem Mechaniker Buser aus Baselland den Sömmering, auf dem die Eisenbahn grösstentheils gebaut, aber noch nicht im Betrieb war. Wir konnten daher nur bis Baierbach fahren & gingen von da zu Fuss nach Reichenau, Mürzzuschlag & Neuberg. Im Nachtquartier zu Reichenau ergötzte uns ein steirischer Zitherspieler. In den grossartigen Eisenwerken zu Neuberg erhielten wir durch Freund Buser die nötige Belehrung. Die zweite Uebernachtung wurde in Mürzzuschlag, die dritte wieder in Reichenau zugebracht. Auf der Rückreise von da hielten wir uns noch in Vöslau (Schaumwein & sehr schöne Badanstalt) sowie in Baden & Laxenburg auf. Letzteres, die gewöhnliche Sommerresidenz des Kaisers, verdankt seine Berühmtheit weniger der reichhaltigen Antiquitätensammlung als dem weitläufigen herrlichen Park.

Ausflug nach Pesth[149]

Etwas später, an einem sehr heissen Junitage fuhr ich mit Fetscherin im Dampfschiff nach Pesth. Je weiter man sich von Wien entfernt, desto flacher wird die Gegend & bietet mehr historische Merkwürdigkeiten in den Städten & Festungen Prestburg, Komorn & Wissegrad. Die neuen Kasematten von Ofen wurden uns als ein Geheimniss vorgewiesen, womit wir übrigens keinen Missbrauch treiben konnten. Fetscherin interessierte sich als Berner mehr für das Denkmal des dort gefallenen General Henzi[150] (Gallerie berühmter Schweizer). Nach 2tägigem Aufenthalt an diesem östlichsten Ziele meiner sämmtlichen Reisen brachte uns ein Nachtzug der Eisenbahn wieder nach Wien zurück.

Englisch

In Wien begann ich auch Unterricht im Englischen zu nehmen. Der "Professor Janoshazy" erklärte ausdrücklich, er gebe keine "Stunden", sondern "Lektionen", die aber bisweilen in so kurzer Zeit abgethan waren, dass ich mich mit seiner Rechnung nicht befreunden konnte. Auch pflegte er erst in meiner Gegenwart das Bett zu verlassen & Toilette zu machen, wesshalb ich ihn schon zu Ende des ersten Abonnements verliess & meine Studien bei meinem Freunde Eduard Pillichody aus Bern fortsetzte. Mit diesem stand ich damals auf sehr intimem Fusse. Seine äusserst strenge religiöse Richtung mochte ihn später vom Besuche ärztlicher Vereine abhalten, wesshalb wir uns nie wieder gesehen haben.

Eduard Jäger

Nach dieser Reise nahm ich noch bei Eduard Jäger einen Augenoperationskurs mit einigen Griechen, die sehr entrüstet waren, als Jäger, der natürlich sein Honorar im Voraus bezogen hatte, uns nach Ende des Kurses die dazu verwendeten Tieraugen noch extra verrechnete.

Cholera[151]

Im Oktober trat in Wien die Cholera auf, für mich eine Neuigkeit. Im allgemeinen Krankenhaus besorgte Primarius Haller[152] die Cholerakranken, & machte die Morgenvisite um 7 Uhr. Als ich zum 2. oder 3. Mal hinging, bekam ich etwas Bauchweh, das den ganzen Tag anhielt & mich gegen Abend bestimmte, ins Bett zu gehen. Meine eigentlichen Freunde waren schon abgereist, wesshalb ich mich etwas einsam fühlte, doch nahm mein Unwohlsein keine schlimmere Gestalt an & ich konnte nach wenigen Tagen wieder ausgehen.

Am 10. November wohnte ich der Aufführung des Wilhelm Tell im Burgtheater bei, womit Schillers Geburtstag gefeiert wurde.

Reise nach Berlin

Am 21. November Abends verreiste ich mit Wilhelm Kieser, den ich schon in Zürich gekannt hatte, aber niemals liebgewann, nach Prag. Da schon in Wien Schnee lag & die mit keiner Heizeinrichtung versehenen Eisenbahnwagen auf allen Stationen geöffnet wurden, so langten wir nach 14stündiger Fahrt halb erstarrt in Prag an, jedoch ohne an unsrer Gesundheit Schaden zu nehmen.

Das regnerische Wetter zeigte uns die alt ehrwürdige Stadt in einem sehr trüben Lichte. Wir besuchten die Kliniken von Pitha[153], Arlt[154], Jaksch[155], auch verschiedene Theater & Kaffeehäuser. Unter den letztern, oder vielmehr unter den Restaurants erfreute sich namentlich der "goldene Hase" des Ferdinand Binder eines lebhaften Zuspruchs von Seite der Studenten, die nebst ihren Namen noch allerlei poetische Ergüsse von sehr ungleichem Werthe in das hierzu aufgelegte Album eintrugen. Am 26. reisten wir nach Dresden. Der kurze Tag & das trübe Wetter liessen uns von den Schönheiten der sächsischen Schweiz nichts entdecken, dagegen ging der Zug von der Grenzstation Bodenbach an viel sanfter als auf böhmischem Gebiet. Ob es immer so ist, habe ich nicht ermitteln können.

In der Gastwirtschaft Richter zu Dresden fanden wir eine gemütliche familiäre Einrichtung. Der Wirth speiste an unserm Tisch & erzählte unter anderm, dass er einmal als Postillon den Kaiser Napoleon I. geführt habe. Die kleinen Weingläser & Milchkrüglein erschienen uns als das Wahrzeichen von Norddeutschland.

Schon am ersten Abend sahen wir im Theater "die Krondiamanten", eine Oper[156], aufführen. Ob gut oder schlecht gespielt & gesungen wurde, habe ich überhaupt nie gemerkt, & kann auch über den Werth des genannten Stückes an sich kein Urtheil fällen. Dagegen sind mir daraus die folgenden Worte eines Hofnarren im Gedächtnis geblieben:

S'wird besser gehn, S'wird besser gehn,
Die Welt ist rund, sie muss sich drehn.
Das ist des Narren Sprüchelein,
Und seid ihr klug, so stimmet ein.

Natürlich wurde auch die Gemäldegallerie, das grüne Gewölbe, die Brühl'sche Terrasse & das Waldschlösschen (Conzert) besucht.

Der mit Kieser befreundete Dr. Fiedler, Assistenzarzt des städtischen Krankenhauses, führte uns daselbst ein & wir konnten einigen grössern Operationen, ausgeführt durch den Direktor Zeis[157], beiwohnen.

Da wir Sonntag Abends angekommen waren, so wollte Kieser bis zum folgenden Sonntag in Dresden bleiben, um alsdann die berühmte Musik in der Hofkapelle zu hören. Am Samstag Abend sass er aber, länger als gut war, in verschiedenen Wirthshäusern & trank da einen bösen Rausch, wobei er in politische Aeusserungen heftigster Art gerieth. Die Polizei liess ihn zwar ungeschoren, aber am andern Tage war er durch Katzenjammer am Kirchenbesuche verhindert, wesshalb ich allein hinging.

Nachmittags reisten wir nach Berlin ab. Als ich bei Einbruch der Nacht & einigem Schneegestöber zum Wagenfenster hinaussah, wollte mich beim Anblick der endlosen Ebene ein noch nie gefühltes Heimweh beschleichen, doch liess ich nichts davon merken. In Berlin fuhr ich sogleich nach Marienstrasse 4, wo Haffter[158] schon wohnte & mir ein Zimmer bestellt hatte. Wenige Wochen nach unsrer Ankunft wurde Kieser polizeilich ausgewiesen, ich habe ihn nicht mehr gesehen.

Gräfe

Ich belegte die ophthalmologischen Kurse bei Gräfe & die innere Klinik bei Traube[159]. Der erstere, nur 2 Jahre älter als ich, hatte als 19jähriger Jüngling den Doktorhut erlangt & bald darauf die Augenheilkunde, bis dahin das Stiefkind der Chirurgie, nicht nur in neue Bahnen gelenkt, sondern überhaupt neu geschaffen. Nebst seiner eigenen ganz ausserordentlichen Capazität & Arbeitskraft war ihm dabei die neuliche Erfindung des Augenspiegels durch Helmholtz zu Statten gekommen. Seine Beobachtung & geniale Verwerthung der feststehenden Thatsachen, dazu eine staunenswürdige Handfertigkeit machten Gräfe zu einem der grössten Männer unsers Jahrhunderts. Der nicht operative Theil seiner Therapie war ebenso beschämend für den Schlendrian der alten Augenärzte als für den Nihilismus der Wiener Schule. Blutentziehung, Derivation & Purgation kamen da zu Ehren, aber mit äusserst präcisen Indikationen sowohl für den Heilzweck selbst als auch für die Technik der Ausführung. Mein Freund Horner, der 10 Monate lang Gräfes Klinik besuchte, dürfte einer seiner würdigsten Schüler & Nachfolger geworden sein. Für ihn wurde auch eine ophthalmologische Professur, die erste in Zürich errichtet, & die Augenheilkunde zu einem besondern Prüfungsfach erhoben. Gräfe starb im Sommer 1870, als Deutschland sich anschickte, die Kunst seiner Feldherren auf die grösste Probe zu stellen & tausende seiner Söhne dem Moloch des Krieges zu opfern.

Traube

Traube war, als ich ihn kennenlernte, Assistent des einst vergötterten, nun bloss noch ein monumentales Dasein fristenden Schönlein[160] (Nekrolog von Dr. Bach), in dessen Krankensäälen jener vorzugsweise Diagnostik der Brustkrankheiten dozirte, allerdings in glänzender Weise. Eine Unart von Traube & Gräfe war, dass sie erst eine halbe Stunde nach dem *quartum academicum* zu erscheinen pflegten.

Weniger regelmässig hörte ich Romberg[161] über Nervenkrankheiten, Ebert[162] über Pädiatrie, Bärensprung[163] über Dermatologie & Syphilis, Langenbeck[164] über Chirurgie, & hospitirte nur selten bei Magnus[165] (Physik) & Dubois-Reymond[166] (Physiologie).

Schöne Künste

Von den Kunstschätzen Berlins waren Kaulbachs[167] Fresken im Treppenhause des neuen Museums der Gegenstand allgemeiner Bewunderung, obwohl man sie von keiner Seite in guter Beleuchtung & richtiger Entfernung sehen kann. Ich habe nie Kunstgeschichte studirt & brachte es eigentlich mit dem Besuche aller Gemäldegallerien nicht viel weiter als bis zur Unterscheidung der niederländischen & italienischen Schule.

Wenn klassische Kunstwerke dem Freunde der Natur die einzige Gelegenheit bieten, die normalen Formen des menschlichen Körpers zu studiren, so kann der Arzt nur mit Mitleid oder Verachtung die Auswüchse der Cultur an seinen Patienten sehen. Jene ganze Reihe von Handwerkern - denn Künstler sind sie wahrscheinlich nicht - von denen der Coiffeur die obersten, der Schuster die untersten Theile unsers Leibes verunstaltet, wird freilich theils durch die gegenseitige Konkurrenz, theils durch die Torheiten der Mode & einer missverstandenen Sittlichkeit dazu gedrängt; sie verschulden aber auch einen Theil der chirurgischen Verstümmlungen, die man so gern uns Aerzten zum Vorwurf macht.

Wenn meine Freunde musikalischen & dramatischen Genüssen nachgingen, so begleitete ich sie wol, um nicht allein zu sein & weil man ja alle diese Dinge für Bildungsmittel hält. Aber die Musik an sich kam mir nie zum Verständniss & ich freute mich ihrer nur als Beiwerk zu anderweitigen Vergnügungen. Im Theater konnte ich dem Gedankengang, falls er mir nicht schon bekannt war, nur mit Mühe folgen & sah oft Dinge, die man nicht sehen sollte; namentlich die landschaftlichen Dekorationen & ähnliche Künsteleien kamen mir höchst lächerlich vor.

Theils Arbeit, theils Vergnügen fand ich wieder am Reiten. Der Stallmeister Nikolay in der Schadowstrasse besass 8-10 Pferde von sehr unterschiedlichen

Eigenschaften. Abends pflegten wir, in 2 Gruppen getheilt, bei Musik Manöver zu reiten. "Der Jalopp war janz jut" - aber mit dem Setzen über Hindernisse wollte es nie so recht gehen.

Gesellschaft

Ich hatte von meinem Bruder Empfehlungen an Geheimrath Weymann & die Damen Birdemann.

Der erstere besass 4 Töchter & einen Sohn. Dieser begann damals seine juristische Laufbahn als k. Kammergerichtsreferendarius & war daneben Landwehrlieutenant. Wenn ich auf den Abend kam, sprach der Hausvater, bevor man sich zu Tische setzte, ein Gebet. Dann wurde Thee mit Butter & Wurst, oder auch Warmbier servirt. Als einmal gesottene Kartoffeln auf den Tisch kamen, beeilten sich sämmtliche Töchter, solche zu schälen & mir auf den Teller zu werfen, was mich sehr in Erstaunen setzte.

Die älteste liebte es übrigens, mich mit allerlei Neckereien zu plagen & die jüngste erlaubte sich in meiner Gegenwart, ihrem Vater Grobheiten zu sagen, die ich an keiner Tochter dulden würde.

Die Schwestern Birdemann waren 2 feingebildete Jungfrauen ältern Datums & von durchaus nicht verführerischem Aeussern. Ihre geistigen Vorzüge haben bei W. Kambli mehr verfangen als bei mir.

Gottesdienst

An Sonntagen besuchte ich häufig die Mathäikirche im Thiergarten. Neben andrem Volk fand sich daselbst die höhere Aristokratie & Generalität (zu Wagen) ein; ein weiterer Beweis für die orthodoxe Glaubensrichtung & politische Loyalität des Predigers Büchsel lag in seinen Worten: Die Revolution des Jahres 1848 war ein Werk des Teufels. Sonst gefielen mir Büchsels Predigten besonders wegen ihrer Fasslichkeit. Es gelang mir oft, ihren Hauptinhalt zu Hause nachzuschreiben.

Weihnacht & Silvesterabend verbrachte ich mit mehreren Collegen, die sich sonst im ophthalmologischen Kränzchen zusammenfanden. Die Leiter des letztern, Michaelis[168] & Liebreich[169], waren Berliner & richteten natürlich auch die Festabende nach ihrem Geschmacke ein, nicht nach dem meinigen.

1855

Auf den Neujahrsabend rüsteten Haffter & ich einen Christbaum & beschenkten uns gegenseitig, sowie unsre Philisterin nebst ihren beiden Töchtern. Dieselben besorgten nämlich nicht nur unsre Zimmer, sondern auch die Wäsche & kleinere Flickarbeiten. Der Herr vom Hause liess sich nie blicken & scheint überhaupt keine aktive Rolle gespielt zu haben.

Zu Weymanns ging ich erst einige Tage nach Neujahr, was sie mir sehr übel nahmen. Bald nachher begann ich bei ihrem Sohne, der das französische Lyceum in

Berlin durchgemacht hatte, Unterricht in französischer Conversation & Aufsatz zu nehmen. Wir schlossen dabei eine intime Freundschaft, die jedoch nach einigen Monaten wieder erlosch, indem ein von mir aus Paris an W. gerichteter Brief ohne Antwort blieb.

Ein ebenso ephemeres Verhältniss knüpfte ich mit Dr. Anton Söeberg aus Drontheim in Norwegen an. Derselbe war mehrere Jahre älter als ich & hatte Familie & Praxis für längere Zeit verlassen, um sich namentlich bei Gräfe in der Augenheilkunde auszubilden, womit er eventuell als Privatdozent in Christiania auftreten wollte. An ein Seeklima gewöhnt, fand er den Winter in Berlin schrecklich kalt & brannte desshalb in seinem Zimmer den ganzen Tag eine Gasflamme.

Im März machte Nikolay mit einigen seiner Schüler & andern Herren, worunter die Zürcher Melchior Römer, Friedrich Schulthess & Karl Ulrich(-Gysi)[170], einen Ritt nach Tegel. Bei diesem Anlass lernten wir den Sand der norddeutschen Ebene kennen, auf dem übrigens die Pferde so angenehm & sicher gingen wie in den Sägespänen der Reitbahn. In einem Wirthshaus hatten wir zuerst Kaffee, dann Eier & belegtes Butterbrod, endlich Grog.

Vor meiner definitiven Abreise aus Berlin besuchte ich noch Leipzig, Wittenberg, Potsdam & Sanssouci, das Zellengefängniss zu Moabit & den Wintergarten des Locomotivbauers Borsig[171]. In einem Spital zu Leipzig sah ich, wenn ich nicht irre, zum ersten Mal das Fieberthermometer in Gebrauch.[172]

Reise nach Paris

Um Mitte April reisten Haffter & ich über Hamburg & Hannover nach Köln. In Hamburg sahen wir die ersten Meerschiffe & Matrosen, in Hannover erinnerten die Scharlachröcke der Hofkutscher an die englische Dynastie, & fast jede Gasse zeigte die Firmentafel irgend eines Hoflieferanten. Den Weg zwischen Hannover & Köln legten wir grösstentheils bei Nacht zurück.

Da der Kölner Dom noch ganz mit Gerüsten umstellt, also nur inwendig sichtbar war & die Strassen durchaus nicht nach *Eau de Cologne* sondern nach ganz andern Dingen rochen, so hielten wir uns da nur wenige Stunden auf & kamen noch am gleichen Abend nach Aachen. Hier machte uns die, in frischem Frühlingsgrün prangende Umgebung der Stadt einen überaus freundlichen Eindruck.

Weniger angenehm war die Fahrt nach Antwerpen, da die belgischen Wagen 3. Klasse keine Fenster, sondern nur eine grosse Oeffnung in der Seitenwand haben, die etwa dem 3. Theil ihrer Länge entspricht. In Antwerpen besuchten wir meine Vettern Max Meyer[173] & Savaz, welche uns übermässig luxuriös bewirtheten, dann auf ihr eignes Meerschiff & in den zoologischen Garten führten. Einige Monate später fallirten sie. Das französische Geld & der französische Typus der Militäruniformen erinnerten uns lebhaft an die liebe Heimat, deren gewohnte Anschauungen & Eindrücke wir schon ein ganzes Jahr lang entbehrt hatten.

Was den belgischen Städten, von denen wir noch Gent, Brügge, Ostende &

Brüssel in Augenschein nahmen, einen besondern Reiz verleiht, sind die in zierlichen spätgotischem Stile erbauten Kirchen, Rathhäuser & sonstigen monumentalen Gebäude. Eine ganz neue Erscheinung waren uns in mehrern Kirchen die hölzernen Skulpturen, die sich meist unter der Kanzel befanden & irgend eine biblische Scene darstellten. Die menschlichen Gestalten hatten dabei natürliche Grösse, waren aber nicht bemalt, sondern wie alles übrige nussbaumfarbig. Sie werden wol jetzt noch dort stehen.

In Ostende sah ich zum ersten Mal das Meer. Von den hohen Dünen herab empfand ich davon keinen sonderlichen Eindruck, es kam mir eher langweilig als grossartig vor, zumal der rauhe Wind bei trübem Abendhimmel höchst unangenehm war. Im Gasthof bekamen wir kein andres Bier als Porter, welches uns ebenfalls nicht mundete.

In Gent wurde an einem Freitag gar kein Fleisch servirt, dagegen zahlreiche Fischsorten, wovon ich nie Liebhaber gewesen bin.

Brüssel wird hinsichtlich seiner eleganten Neubauten & seines Strassenlebens nicht unpassend das kleine Paris genannt. Dass aber im *parc royal*, einem offnen, mit Bäumen besetzten Platze in Mitten der Stadt das Rauchen verboten ist, kam mir als eine fürstliche Marotte vor, die sich selbst Napoleon im Tuileriengarten nicht beigehen liess. Eine äusserst reichhaltige Sammlung von Natur- & Kunstprodukten der verschiedensten Länder & Völker besitzt Brüssel in seinem *Etablissement géographique*. Gemäldegallerien, natürlich meist aus der niederländischen Schule, sind in mehrern Städten Belgiens zu finden.

Von Brüssel reisten wir in einem Nachtzug nach Paris. Um Mitternacht wurde in Valenciennes die Douane passirt. Man betastete uns die Kleider am Leibe im Verdacht, es möchten Brüsseler Spitzen darin eingenäht sein. Die Koffer wurden erst in Paris visitirt, wo wir am frühen Morgen anlangten. Wir fuhren dann in einem Omnibus nach dem *Hôtel des étrangers, rue de Laharpe* & trafen da verschiedene Landsleute. Arthur Escher half mir ein Logis zu suchen, aber angesichts der nahe bevorstehenden *exposition universelle* waren die Mietpreise so gestiegen, dass ich mit einem sehr kleinen & schlecht eingerichteten Zimmer im 3. Stock des *Hôtel de l'étoile du Nord, Quai S. Michel* für 25 fr. monatlich vorlieb nehmen musste. Meine Aussicht durch das einzige Fenster ging nicht etwa auf den Quai & die Seine, sondern über ein schmales Gässchen in die Boutique eines armen Schneiders.

Wenige Tage nach meinem Einzug überraschte mich Morgens beim Aufstehen ein stattlicher Mann in guter bürgerlicher Kleidung mit dem Verlangen, meinen Pass zu sehen. Dann fragte er mich, ob ich nicht Flüchtling sei, ob meine Eltern noch leben &.s.w. & forderte mich endlich auf, bei der schweizerischen Gesandtschaft eine Aufenthaltsbewilligung einzuholen. Meine Freunde brachten diesen Zwischenfall mit einem Attentat auf den Kaiser in Verbindung, das tagszuvor ein gewisser Pienori verübt hatte. Im Weitern liess man mich ungeschoren.

Nachdem ich schon in Wien & Berlin den Hautkrankheiten meine besondere Aufmerksamkeit geschenkt hatte, wurde ich dazu noch mehr in Paris veranlasst, wo die Zahl & Grösse der Krankenanstalten ohnehin eine gewisse Einschränkung in deren Besuch gebot. Ich ging daher während langer Zeit regelmässig ins *Hôpital S. Louis*, wo die Kliniken von *Cazenare*[174], *Hardy*[175] & *Devergie* [176] ein überaus reiches Beobachtungsmaterial enthielten. Um aber später als Dermatologe *par excellence* auftreten zu können, hätte ich mich um eine Assistentenstelle bewerben müssen, & wie das in Paris anzufangen sei, namentlich für einen Ausländer, wusste ich nicht. Meine Schüchternheit hielt mich auch von genauern Nachfragen ab. Noch besser wäre es vielleicht gewesen, wenn ich in einer Privatanstalt wie z.B. bei Veiel[177] in Kannstatt mich hätte praktisch einüben können.

Eine Reise nach Amerika, mit freier Ueberfahrt als Schiffsarzt, hätte ohne Zweifel meinen geistigen Horizont erweitert & mich aus meiner Lethargie aufgerüttelt. Aber abgesehen von der Frage, was die lieben Eltern dazu sagen würden, hätte doch vorerst meine Seetüchtigkeit constatirt werden müssen. Ich lehnte also die für Manchen verlockende Offerte ab & ging weiter in die Kliniken, die Vorträge fleissig nachschreibend. Mein Mangel an Selbstvertrauen liess mich nur mit Besorgniss an die Zeit denken, wo ich die Früchte meiner langjährigen Arbeit in irgend einer Weise verwerthen sollte.

Maison Pfister

Etwa 6 Wochen nach meiner Ankunft in Paris bezog ich das vorher von meinem Freunde Ernst innegehabte Zimmer im Hause des Buchbinders Pfister, *rue de la Harpe, vis à vis de la Sorbonne.* Die Aussicht auf einen freien Platz vor letzterem Gebäude, die eiserne Bettstatt & der etwas grössere Raum waren Vorzüge genug gegen mein bisheriges Logis, zumal der Hausherr, ein geborner Schaffhauser, keine höhere Miethe dafür verlangte. Im Laden, der aus Mangel an einer andern Hausthüre immer passirt werden musste, sass Madame, eine ächte Pariserin, mit Vergoldung von Büchertiteln beschäftigt, & sehr zu Gesprächen aufgelegt, durch die meine Kenntnisse im Französischen vermehrt, wenn auch nicht verfeinert wurden. Ausser mir wohnte da noch der Optikus Theodor Ernst & ein Herr von Krogk, Kunstmaler aus Schleswig oder Holstein, der als Soldat & Offizier den Krieg gegen die Dänen mitgemacht hatte. Ich war also der einzige Arzt im Hause & wurde auch als solcher mehrfach in Anspruch genommen. Glücklicherweise kamen mir hier keine Todesfälle vor.

Kliniken

Von den zahlreichen ärztlichen Notabilitäten, die ich in Paris noch zu sehen bekam, kann ich keine Charakteristik geben. Einige bespricht Stromeyer[178] in seinen Erinnerungen[179], andre werden in dieser oder jener Zeitschrift ihre Lobredner & Kritiker gefunden haben. Ricord[180], der geheime Leibarzt des Prinzen Napoleon, kam zwar in einem eleganten Coupé zum *Hôpital du midi* gefahren & hatte als Zeichen seines Fleisses immer einige Zeitungen & ein Papiermesser bei sich. Man sagte aber, er sei ein Lump & seine Gläubiger hätten ihm nur anstandshalber das Coupé geliehen. Aus seinem ebenso leisen als schnellen Vortrag konnte ich nur einige schlechte Witze heraushören, verstand aber sonst soviel als nichts. Andrals[181] Vortrag wurde durch heftiges Stottern unangenehm; ich hörte ihn die Physiologie & Pathologie des Gefässystems besprechen. Von Guarsant[182] hiess es, er lasse ohne Noth die Tracheotomie durch seine Schüler machen, damit sie dieselbe (an lebenden Kindern) lernten. Valleix[183], der einzige Pariser Professor, der seine Schüler nach deutscher Manier am Krankenbette selbst verhörte & eindrillte, starb, kurz nachdem ich ihn gesehen hatte, an Diphtherie oder Croup, von einem seiner Kranken infizirt.

In den Krankensäälen pflegten die Professoren, auch Nichtchirurgen, eine weisse Schürze mit grosser Tasche zu tragen, aus der sie den Fremden zum Dank für deren Visitenkarte irgend eine Broschüre schenkten, mit der Aufschrift: *Hommage de l'auteur*. Eine davon, in Gross Quart, die ich aber nicht für immer aufbewahrt habe, trug den Titel: *Exposé des titres de M. Chassaignac*[184] und war ein Verzeichniss der schriftlichen Arbeiten, womit der Erfinder des *séton perforé* (Kautschukdrain) & des *Ecraseur linéaire* den Doktorgrad & eine Professur der Chirurgie in dem nach Pavillonsystem neu erbauten *Hôtel Lariboisière* errungen hatte. Bei den Vorträgen im Amphithéatre wurde der eintretende Professor wie ein berühmter Comödiant mit Händeklatschen empfangen, aber sämmtliche Zuhörer behielten den Hut auf dem Kopfe, weil er eben sonst nirgends Platz hatte.

Verein deutscher Aerzte

Dem "Verein deutscher Aerzte in Paris" kann jeder beitreten, der etwas von Medizin & deutscher Sprache versteht & den vorgeschriebenen Beitrag an die Kasse leistet. Selbst Schweden, Russen & Griechen haben gemerkt, dass man sich mit Hülfe dieser gemeinnützigen Gesellschaft einen Lohndiener & einen Ofen ersparen kann. Trotz des Wahlspruchs *nunquam otiosus*, der die Wand des Sitzungszimmers ziert, finden sich daselbst immer einige Mitglieder die einen anständigen Vorwand zum Bummeln mit grosser Zuvorkommenheit ergreifen, oder in der staubigen Bibliothek einen schlechtern Wärmeleiter suchen, als das eigne Zimmer mit Plättliboden & Kamin ihnen bietet.

Was den Verdacht erregt, länger als 2-3 Wochen in Paris bleiben zu wollen, wird bei nächster Gelegenheit mit dem Amte des Aktuars, Quästors oder Bibliothekars belastet. In letztgenannter Eigenschaft bemühte ich mich, die Kataloge in Ordnung zu bringen & zu ergänzen. Das Gesellschaftslokal befand sich damals *rue de l'école de médecine 24*, gerade über einem Fechtboden, & bestand aus zwei Zimmer, wovon das grössere den Sitzungen diente, das kleinere die Bibliothek enthielt. Beide hatten eine sehr beschränkte Aussicht auf einen engen Hof. In den an der Thüre angeschlagenen Statuten war auch dem Polizeipräfekten zu jeder Zeit freier Eintritt vorbehalten, wovon er jedoch meines Wissens nie Gebrauch machte. - Präsident & Vizepräsident des Vereins waren 2 in Paris bleibend niedergelassene deutsche Aerzte, Namens

Meding[185] & Martin, von denen der erstere später geisteskrank wurde. Aus seinen eigenen Aeusserungen zu schliessen, dürfte dieses Unglück auf einen Mangel an Selbstbeherrschung zurückzuführen sein.

Exposition universelle

Zu den sonstigen Merkwürdigkeiten von Paris kam im Jahr 1855 noch die internationale Industrie- & Kunstausstellung: *exposition universelle.* Da das anfänglich hierfür erstellte Gebäude in den *Champs Elysées* viel zu klein war, so errichtete man dahinter, längs dem Ufer der Seine, ein zweites sehr langgestrecktes, das mit dem erstern durch einen gedeckten Gang zusammenhing. Die in diesen eingeschaltete Rotonde enthielt einen Glasschrank mit den Kronjuwelen, denen man jedoch bei dem ausserordentlichen Gedränge nur einen flüchtigen Blick widmen konnte. Von dem übrigen Inhalt der Ausstellung kann ich natürlich keine Beschreibung mehr geben; es fiel mir auch wegen den ungeschickten baulichen Einrichtungen schwer, mich darin zurecht zu finden. Doch mögen einige Gegenstände, die mir aus besondern Gründen noch erinnerlich sind, hier genannt werden.

Die Nähmaschine, die sich jetzt einer so allgemeinen Verbreitung erfreut, sah ich dort zum ersten Mal & alles Volk drängte sich hinzu, um ein Muster von ihrer Arbeit zu erhaschen.

Ein Leuchtthurm, dessen drehbares Fenster aus einer Reihe kolossaler, spiralig gewundener Glasprismen gebildet war, zog durch seine stets wechselnden Lichteffekte die Aufmerksamkeit von den entferntsten Gegenständen ab.

Eine Einrichtung, durchgehenden Wagenpferden vom Bock aus augenblicklich das Geschirr abzunehmen & sie dadurch in Freiheit zu setzen, hat sich vermuthlich nicht bewährt. Man würde diese Massregel doch erst ergreifen, wenn das Fuhrwerk im schnellen Laufe wäre & dann würde dieses nicht sofort stillstehen, sondern höchstwahrscheinlich, aller Leitung beraubt, bis zum Strassenrand fortrollen & hier umstürzen.

Die Ausstellung lockte eine Menge Leute nach Paris, die sonst gar nicht, oder wenigstens auf eine andre Zeit als ich dahin gekommen wären.

Besuch aus Zürich

Um meine Person interessierten sich dabei die Herren Ott-Trümpler & dessen Sohn, Trümpler-Schulthess[186], Fäsi-Usteri[187] & Kubli-Besserer.

Mein Onkel Ott lud mich nebst seinem Schwager Trümpler zu einer Fahrt nach Versailles ein, wo ausser der, dem französischen Kriegsruhme dienenden Gemäldegallerie auch die Wasserkünste zu sehen waren. Nachher genossen wir im feinsten Restaurant des *Palais royal* zu Paris ein Diner, dessen innern Werth ich nicht zu beurtheilen verstand, das aber (ohne Champagner) gegen 30 fr. kostete. Darauf folgte selbstverständlich der schwarze Kaffee in der Rotonde.

Hier mag erwähnt werden, dass die sämmtlichen Kellner in Paris nicht von den

Wirthen belöhnt werden, sondern ihnen einen Tribut entrichten von den Trinkgeldern (1-3 Sous), die jeder Gast beim Bezahlen in eine am Buffet stehende Büchse wirft. "*Merci Monsieur*" ruft dann der Kellner aus der entlegensten Ecke des Zimmers.

Den spätern Abend brachten wir im *théatre des folies nouvelles* zu, wo *les pilules du diable* gespielt wurden, eine Posse mit allerlei dekorativen Spielereien, sogen. Zauberkünsten.

Als ich einige Tage später dem Onkel meinen Digestionsbesuch erstattete, gab er mir den Rath und die Mittel, um statt der bisherigen eisernen Uhrkette eine goldene anzuschaffen.

Auch die übrigen oben genannten Herren luden mich succesive zum Diner ein. Die Frau des Herrn Kubli (geborene Albertine Besserer von Birmensdorf K. Zürich) hatte 13 Jahre früher bei meinen Eltern gedient, war dann nebst ihrer Geschwister nach Mexiko übergesiedelt & daselbst eine reiche & vornehme Dame geworden. Nach dem Tode ihres Gatten hielt sie sich wieder in Europa auf, bekundete aber ihre etwas oberflächliche Bildung immer durch eine sehr schlechte deutsche Schriftsprache.

Ob ausser den Königen von Portugal & Italien & der Queen of England noch andre gekrönte Häupter die Ausstellung besuchten, ist mir nicht erinnerlich. Narürlich geschah ihr Einzug in die Stadt & allfällige Spazirfahrten nach *S. Cloud* &.s.w. immer mit grossem Gepränge & wer eine Ausgabe von 20-40 fr. für ein Fenster nicht verantworten durfte, musste stundenlang in der Volksmasse auf dem Trottoir eingekeilt auf den regelmässig verspäteten Festzug warten. Der eine oder andre mochte hinterher nur sich selbst gestehen, dass er eigentlich die Hauptsache *resp.* die Hauptpersonen nicht gesehen habe.

Deutsche Professoren

Viele deutsche Professoren benutzten die Herbstferien zum Besuch von Paris & fanden natürlich im Vereine deutscher Aerzte, dem sie ja früher selbst angehört hatten, die erwünschte Auskunft. Der hervorragenste unter diesen Fürsten der Wissenschaft, der zugleich auch in der Politik sich einen Namen gemacht hat, war Rudolf Virchow[188]. Wir liessen uns herbei, den Herren ein Diner zu geben, wobei jedoch der Champagner wegblieb, obwohl die Gläser dazu vorhanden waren. Ich erinnere mich dabei eines gewissen Dr. Lippert aus Hamburg, der sich mit auffallender Vertraulichkeit *resp.* sehr unbescheiden an die berühmten Professoren heranmachte. Die von ihm publizirten Schriften handelten hauptsächlich von der Prostitution in Hamburg. Er hat sich später in Nizza etablirt.

Bei Anlass der Eroberung von Sebastopol fand in der Kathedrale *Notre Dame* ein Te Deum & in den Theatern Gratisvorstellungen statt. Abends wurde die Stadt illuminirt.

Ausflug auf *Hâvre*

Von Paris aus besuchte ich auch meinen Freund Max Lindt, damals in Havre wohnhaft. Die Fahrt dahin dauerte 8 Stunden. Ich brachte dort den Sonntag zu; es regnete aber so anhaltend, dass weder Meer noch Land uns einen genussreichen Anblick boten. Dafür machte ich auf dem Rückweg in *Rouen* einen mehrstündigen Aufenthalt. Von *Mont catherine* hat man einen sehr schönen Ueberblick über die Stadt, dagegen erinnerte mich das erbärmliche Denkmal der Jungfrau von Orleans auf einem kleinen schmutzigen Platze, dass Undank der Welt Lohn ist.

Fechtunterricht

Da ich in Zürich niemals den Fechtboden besucht hatte, so bot mir der Aufenthalt in Paris voraussichtlich die letzte Gelegenheit, dieses Versäumniss nachzuholen. Ich that dies mehr im Hinblick auf die Anforderungen, welche die ärztliche Praxis an die Muskelkraft stellt, als in der Absicht "ritterlichen Unsinn" zu treiben. Meine Auffassung von Ehre & Pflicht hat später auf andern Gebieten Anerkennung gefunden. Mein Vater billigte es ausdrücklich, dass ich zum Reiten eine preussische, zum Fechten eine französische Schule wählte. Ob mein Lehrer mit oder ohne Grund sich selbst *premier professeur de l'escrime à Paris* nannte, habe ich nicht weiter untersucht. Unverschämt war er auch in seinen Rechnungen, aber durchaus höflich.

Weihnachtsfeier

Weihnachten feierte ich mit dem Verein deutscher Aerzte, nach deutscher Sitte. In Gemeinschaft mit meinem Freunde Paul Stör aus Regensburg kaufte ich den Christbaum, der auf einer Droschke ins Vereinslokal geschafft & sorgfältigst aufgeputzt wurde. Nur vergoldete Nüsse waren schlechterdings nirgends aufzutreiben. Jedes Vereinsmitglied sollte ein Geschenk im Werthe von mindestens 2 fr. liefern. Ob die nachherige Verlosung den Gebern & Empfängern gerecht wurde, ist mir nicht erinnerlich.

Nach Weihnachten kehrte die französische Armee aus dem Krimkrieg zurück & hielt ihren feierlichen Einzug in Paris, wobei jedem Regiment die Leichtverwundeten & Reconvaleszenten in Quartiertenue, versteht sich mit irgend einem sichtbaren Verbande, voranschritten.

Rückblick auf das Leben in Paris & Heimreise

Im Ganzen genommen konnte mir der Aufenthalt in Paris keine rechte Befriedigung gewähren. Was ich in den Kliniken hörte & sah, hätte ich wol ebenso gut aus Büchern lesen können, da ja die Kranken nur ausnahmsweise wirklich gezeigt wurden & bei Operationen das Gedränge zu gross war, um jedem Zuschauer einen Einblick zu gestatten. Meine Scheu vor der operativen Chirurgie, im Zusammenhang mit dem Gefühl ungenügender Muskelkraft mochte mich von der Theilname an Operationskursen abhalten, abgesehen von der Frage, ob die Reihenfolge der

Theilnehmer besser als in Wien innegehalten werde. Auch mit der Mikroskopie hatte ich mich zu wenig vertraut gemacht, um selbstständige Forschungen wahrnehmen zu können. Und doch war dies eine wesentliche Bedingung zum Ergreifen des Lehrfachs, dem ich mich nach der Ansicht meines Vaters eventuell widmen sollte & wofür ich die Dermatologie in Aussicht genommen hatte.

So besass ich dann weder zur ärztlichen Praxis noch zur akademischen Thätigkeit das nöthige Selbstvertrauen & fühlte doch sowohl das Bedürfniss als die Pflicht, endlich einmal aus dem Stadium des blossen Lernens herauszutreten & meine Kenntnisse in irgend welcher Weise zum Nutzen meiner Nebenmenschen zu verwerthen.

Die Gelegenheit dazu bot sich in ungeahnter Weise, & noch in Paris wurde gewissermassen mein ganzer weiterer Lebenslauf besiegelt.

Meine früher erwähnte Cousine, Frau Felicie Meyer-Finsler war intim befreundet mit der später als Schriftstellerin berühmt gewordenen Johanna Spyri[189] geb. Heusser, deren Bruder[190] als sehr angesehener Arzt in Richtersweil & Umgegend praktizirte. Derselbe suchte nun einen Assistenten, wovon ich durch Vermittlung der beiden Freundinnen Kenntniss erhielt. Auf die Bedingung mit einem Monatslohn von Fr. 30.- vorlieb nehmen zu müssen, trat ich ohne weiteres ein.

Ich verliess Paris am 30. Dezember Abends mit einem Schnellzug, kam Morgens um 8 Uhr nach Strassburg & auf den Mittag nach Basel, wo die heimische Sprache mir zwar sehr gemüthlich, aber äusserst langsam vorkam. Auch die kalte Postfahrt bis Baden kontrastirte sehr mit meinen bisherigen Reisegewohnheiten. Endlich brachte mich die sogenannte Spanisch Brötli Bahn Abends 8 Uhr in die liebe Vaterstadt, zu Eltern, Geschwistern, die ich in bestem Wohlsein antraf.

1856 - Richtersweil

In den ersten Tagen des Januar besuchte ich meine nächsten Verwandten & Freunde & stellte mich meinem künftigen Principal vor, der zur Untersuchung der Wehrpflichtigen in die Stadt gekommen war. Er bestellte mich auf den 11., so dass ich inzwischen noch meinen Bruder besuchen konnte, der seit einigen Monaten in Riffersweil als Pfarrer & Ehemann installirt war.

Dr. Heusser wohnte damals in Wädensweil, hatte aber eine sehr ausgedehnte Praxis & errichtete desshalb im Hause des Tuchhändlers Tobias Frei zu Richtersweil eine Filialapotheke, die nun von mir besorgt werden musste. Sie genügte keineswegs den gesetzlichen Vorschriften & enthielt nur eine kleine Zahl von Droguen, die ich aber nach Gutfinden vermehren durfte. Im gleichen Zimmer stand mein Bett & ebenso einfach war meines Philisters Tisch bestellt. Von Hause aus gar nicht verwöhnt, fand ich doch das täglich, auch am Sonntag wiederkehrende gesottene Rindfleisch mit entsprechender Suppe & Kartoffeln sehr langweilig & konnte nicht begreifen, dass der hierin so sparsame Hausherr die Verschönerung & Erweiterung seines Heimwesens mit einem gewissen Luxus betrieb. Er war aber Wittwer mit 3

Kindern & hatte noch 2 Lehrlinge, Adolf & Karl Halbeisen, nebst einer alten Magd im Hause. Unter solchen Umständen wollte er wieder heiraten & vorläufig der neuen Frau eine freundliche Wohnung einrichten.

Meine Praxis wurde inaugurirt durch eine aus dem Kanton Schwyz eingeschleppte Pockenepidemie, die mir viel zu thun gab & mich mit den dabei gebräuchlichen Polizeimassregeln bekannt machte. Absperrung & Impfung wurden mit grosser Energie betrieben. Daneben kamen Croup & Diphterie häufig vor. Obwohl Dr. Heusser ein tüchtiger Chirurg war, lernte ich von ihm nur das Zahnausziehen. Eine Herniotomie hatte er gerade am Tage vor meiner Ankunft gemacht, ich hatte also nur das Nachsehen d. h. ich musste den Patienten täglich verbinden. Bei der Operation eines Rachenpolypen, einer Urethralstriktur & einer Kreuzbeincaries besorgte ich theils die Narkose, theils den Handlangerdienst. Zu geburtshülflichen Operationen kam ich nie.

Im April, während Herr Frei seine Hochzeitsreise machte, fiel eines Abends der ältere Halbeisen, an dem ich vorher gelegentlich einen gewissen Grad von Cyanose & Dyspnoe nebst sehr frequentem Puls beobachtet hatte, plötzlich zu Boden & starb, bevor man ihn aufheben konnte. Die Sektion ergab krebsige Entartung des Herzens, wie sich Prof. Hermann Meyer, dem daselbe zugeschickt worden war, des bestimmtesten aussprach.

Nach Einzug der neuen Hausfrau wurde mir eine bisher ganz unbenützte Kammer neben der Apotheke als Schlafzimmer eingeräumt. Bald darauf verlegte aber Heusser seinen Wohnsitz wieder nach Richtersweil & nahm mich nun selbst in Kost & Logis, was in mancher Hinsicht dem bisherigen Verhältnisse vorzuziehen war.

Einzig auf meinen Geburtstag durfte ich nach Zürich gehen & musste mir am Pfingstfest die Erlaubniss zum Kirchenbesuch gleichsam als eine Gnade ausbitten. Die "Lieder einer Verborgenen" stammen von Heussers Mutter[191], der Sohn dagegen war ein frecher Spötter in religiösen Fragen & gab mir Louis Büchners "Kraft & Stoff"[192] zu lesen.

Ich war für unbestimmte Zeit, vorläufig "bis zum Sommer" engagirt & dachte bei der guten Gelegeheit zur Einübung der Praxis nie daran, meinen Platz zu verlassen. Als ich aber im Juni zu einem Militärkurs einrücken musste, entliess mich Heusser sofort ganz & zwar in einer Weise, als ob ihn meine Dienstleistungen wenig befriedigt hätten. Ich war mir keiner groben Fehler bewusst, hatte aber wol bisweilen versäumt, die Patienten, welche sich direkt an mich wandten, auf ihre Zahlungsfähigkeit zu prüfen oder nach der genauen Adresse zu fragen.

Dass Heusser meine Leistungsfähigkeit nicht gering schätzte, ergab sich aus dem Umstande, dass er mir von einer Niederlassung innerhalb seines Wirkungskreises abrieth, freilich mit der Motivierung, die bessern Kunden würden doch ihm bleiben. Auch erklärte er mir, das Aufsuchen einer anderweitigen Gehülfenstelle sei für mich ganz überflüssig.

Sanitätskurs

Am 20. Juni reiste ich zunächst heim, den folgenden Abend in Uniform mit der Nachtpost nach Luzern, wo unter Oberstlt. Wieland[193] ein Sanitätskurs mit etwa 20 Aerzten & einer Anzahl Krankenwärtern & Fratern stattfand. Wir erhielten eine Reiseentschädigung, die für die Strecke Zürich-Luzern auf 2 Tagmärsche berechnet war & ungefähr das Doppelte der ausgelegten Posttaxe ausmachte. Der Schulsold betrug Fr. 5.-, woraus aber Quartier & Verpflegung bestritten werden mussten. Ich logirte mit einigen Kameraden im Gasthof zum Engel, wo wir uns sehr billig einrichteten. Dass die Tochter des Wirthes, Namens Urseli, ein gefallener Engel war, kam nicht weiter in Betracht.

Der Dienst bestand im Anhören von Vorträgen über Militärwesen im allgemeinen & Gesundheitsdienst im besondern, im Rapportschreiben, Besichtigung von Feldapotheken & anderm Sanitätsmaterial, & praktischen Uebungen im Etabliren von Ambulancen, Anlegen von Verbänden & dgl. auf dem Exercierplatz, & bei einem halbtägigen Ausmarsch über Emmenbaume, Littau & Kriens mit der gleichzeitig anwesenden Infanterie & Artillerie. Den Sonntag, der in die Mitte des Kurses fiel, brachten mehrere Theilnehmer auf dem Rigi zu, während ich mit dem etwas überspannten Artilleriemajor Franz v. Erlach[194] zu meinem Vetter, Herrn Businger-Ott geladen war. Nachmittags machten wir theils zu Fuss, theils zu Schiff einen Ausflug über Küsnacht & Weggis.- Herr Businger, ein geborener Unterwaldner & pensionirter Offizier der französischen & päpstlichen schweizer Garde hatte bei Gelegenheit einer musikalischen Aufführung eine Cousine meiner Mutter, Anna Ott, kennen gelernt & geheiratet. Die ersten Jahre ihres Ehestandes verbrachten sie in Luzern & siedelten später für immer nach Zürich über. -

Den Schluss unsers Sanitätskurses bildete eine Prüfung & Inspektion durch den greisen Oberfeldarzt Flügel[195]. Am 5. Juli Abends reiste ich wieder nach Zürich.

Selbstständigkeit

Nun war es Zeit, dass ich für eine eigene & selbständige Stellung in der Welt sorgte. Ich hatte mich in die Landpraxis eingelebt & vernahm, wenn ich nicht irre durch Prof. Locher-Zwingli, dass in Wetzikon ein neuer Arzt begehrt werde, weil von den schon vorhandenen der eine ein Trinker war, der andre an Schwindsucht litt. Nun hatte aber der letztere schon einen Nachfolger bestellt in Dr. Rebsamen[196], einem sehr routinirten Praktiker, der bisher in Bauma wohnhaft, einen bequemeren Wirkungskreis suchte. Da er aber wegen Unkeuschheit in schlechtem Rufe stand & selbst gerichtlich bestraft worden war, so glaubte ich seine Konkurrenz nicht fürchten zu brauchen.

Ich präsentirte mich vorläufig auf den Namen meines Bruders hin, der 2 Jahre vorher Pfarrvikar in Wetzikon gewesen war, bei den dortigen Honoratioren, & trat mit einem alten Philister, dem gewesenen Gemeindeamann Weber[197], in Unterhandlung wegen Kost & Logis.

Neben den Vorbereitungen zu meinem Umzug besuchte ich noch Riffersweil, wo ich den ältesten Sohn meines Bruders aus der Taufe hob, & Brestenberg.

Während Dr. Rebsamen auf Mitte August nach Wetzikon übersiedelte, musste ich um dieselbe Zeit in die Kaserne einrücken, zum Wiederholungskurs eines Infanteriebataillons.

Ein ehemaliges Kornmagazin im Thalacker war zu Anfang des Jahrhunderts für die Unterbringung von Truppen eingerichtet worden & hatte im Laufe der Zeit die nothdürftigsten Umänderungen erfahren, mit Ausschluss aller & jeder Art von Luxus. Einzig die Offizierskantine war mit einer Gruppe alter Waffen geschmückt, alles übrige trug den Stempel höchster Einfachheit, wobei hölzerne Bettstellen & Unschlittkerzen auch in den Offizierszimmern etwas ganz selbstverständliches waren.

Desto mehr fielen die Uniformen ins Auge. Die Offiziere hatten für ihre ganze Ausrüstung selbst zu sorgen, dem Soldaten wurde sie vom Staate geliefert, aber ebenfalls gegen Bezahlung. Diese Einrichtung beruhte auf dem Grundsatz, dass es eine Ehre sei, für das Vaterland die Waffen zu tragen & dass der Mann die auf seine Kosten angeschafften Gegenstände desto sorgfältiger in gutem Stand zu halten suche. Mit der Frage, ob sein Diensteifer nie mit dieser Sorgfalt in Collision gerathe, hielt man sich nicht weiter auf. Bei ältern Offizieren waren freilich bisweilen Epauletten & Säbel in einem Zustande, als ob sie eben erst aus einem hitzigen Handgemenge hervorgegangen wären.

Der Kommandant des Bataillons Nr. 64, dem ich angehörte, Herr Friedrich Schulthess-Pestalozzi[198], hatte als Aidemajor den Sonderbundskrieg mitgemacht & war ein guter Reiter & im Dienste wohl bewundert. Weniger fest sass sein Major im Sattel, der nachmalige Regierungsrath Walder[199]. Am Bataillonsarzt Scheuchzer von Eglisau[200], Bruder des Nationalraths Sch.[201] in Bülach, lernte ich einen routinirten, wenn auch nicht fein gebildeten Landarzt kennen. Meine Funktionen bestanden wesentlich im Rapportschreiben & im Unterricht der Frater. So nannte man damals die Sanitätsoldaten, deren zu jeder Companie Einer gehörte. Sie trugen, abgesehen von einem kleinen Abzeichen am Kragen, ganz die Uniform der Combattanten & standen im Allgemeinen unter dem Befehl des Companiechefs, nur für den eigentlichen Sanitätsdienst konnten die Aerzte über sie verfügen. Zu diesem Zwecke bestand die Ausrüstung jedes Fraters in einer Bulge [Tasche] mit Verbandszeug & Rasiermesser, einer Wasserflasche & einem Brandkard [Tragbahre]. Gewöhnlich war das Rasiermesser & die dasselbe führende Hand von sehr mangelhafter Qualität, mit dem 8 Fuss langen Brandkard stiess man überall an & liess ihn auch gelegentlich am unrechten Orte stehen. Die besten Dienste leistete noch die Wasserflasche, namentlich wenn sie auf Ausmärschen, dank der Generosität einzelner Offiziere, mit Wein gefüllt wurde.

Wetzikon

Am 25. August zog ich in Wetzikon ein. Das Haus meines Philisters lag am östlichen Ende des Dorfes Ober Wetzikon & ich hatte 2 freundliche Zimmer an der Südseite. Ich richtete mich vorläufig so einfach als möglich ein & wurde durch den alten Bezirksarzt Moser, der meine Apotheke inspiziren musste, auf das noch fehlende aufmerksam gemacht.

Mein erster Krankheitsfall betraf eine Wöchnerin, die leider nach schwerer Krankheit mit Tod abging. Gleichwol erfreute ich mich bald eines sehr vielseitigen Zutrauens, obwol ich heute nicht mehr alles verantworten könnte, was ich damals gethan oder unterlassen habe.

Im Oktober trat ich der ärztlichen Bezirksgesellschaft als jüngstes Mitglied bei. Von den damaligen Collegen ist Werdmüller[202] in Uster, der sich gleich anfangs speziell für mich interessirte, enger mit mir befreundet worden & wir blieben noch in Verkehr, nachdem er Praxis & Wohnsitz verlassen hatte, ich aber aus später zu erwähnenden Gründen aus der inzwischen ganz umgestalteten Gesellschaft ausgetreten war. Der alphabetischen Kehrordnung zu folge musste ich schon 2 Monate nach meinem Eintritt in die Gesellschaft einen Vortrag halten. Ich referirte über einen selbstbehandelten Fall von *gangraena scroti spontanea*[203] mit glücklicher Heilung. Der hochmüthige Rebsamen behauptete, diese Krankheitsform komme sehr häufig vor, & nun sind mehr als 30 Jahre verflossen, ohne dass ich sie wieder beobachtet hätte.

Gegen Ende desselben Jahres schickte die Schweiz sich an, mit Preussen Krieg (Memorab. Tig., 1868, S. 56.) zu führen wegen des sogen. Neuenburgerhandels. Das vorläufige Aufgebot von 4 Divisionen erregte natürlich alle Gemüther im höchsten Grade. Ich erwartete täglich den Marschbefehl & obwohl weder meine Körperstärke noch chirurgische Fertigkeit den Anforderungen eines Feldzugs entsprochen hätten, so fühlte ich doch mehr jugendliche Begeisterung als Furcht. Indessen musste mein Bataillon nicht ausrücken & ich konnte ungestört meiner Praxis nachgehen.

1857

Obwohl ich mir erlaubte, schon nach den ersten 4 Monaten meine Rechnungen auszustellen & der eine & andre dieselben zu hoch fand, erfreute ich mich doch noch eines sehr grossen Zuspruchs, so dass ich öfters ein Pferd entlehnen musste & mich desshalb zum Ankauf eines solchen entschloss. Ein älteres Racenpferd von Herrn Greuter im Beckenhof musste ich schon nach einer Probe von wenigen Tagen zurückgeben, weil es hinkte. Ich kaufte dann von einem gewissen Wirz in Gossau eine Fuchsstute, die sich durch verschiedene Malicen unangenehm machte, so dass ich öfters in Lebensgefahr kam. Ich stellte das Thier im Hirschen ein, wo ich gewöhnlich zu Nacht ass & musste mir allerlei Chikanen von Seiten des Wirthes gefallen lassen, weil ich nicht ihn mit der Auswahl eines Pferdes für mich betraut hatte. Dessen ungeachtet behielt ich den Fuchs, der mir doch im ganzen gute Dienste leistete, zumal während einer bedeutenden Scharlachepidemie, in der ich sehr gute Resultate erzielte & bis weit an den Bachtel hinauf berühmt wurde. Der Undank kam erst hinterher, ganz besonders aus der Gemeinde Hinwil.

In diesem Sommer musste ich meine schöne Praxis 3 Wochen lang wegen Militärdienst im Stiche lassen. Ich wurde zuerst in eine Infanterierekrutenschule kommandiert, wo ich allein den Sanitätsdienst zu besorgen hatte. Der Waffenchef tadelte meine zu grosse Nachsicht gegen die sich krankmeldenden & befahl mir ein strengeres Verfahren. Bald nachher erkrankte ein Soldat bei Anlass eines Ausmarsches nach Thalweil, & starb während des Transportes zum Spital. Darüber machten einige Zeitungen Lärm, ich konnte mich aber gehörig rechtfertigen. Nach Ablauf der Schule hatte ich 4 Tage frei & benützte sie zu Spazirritten nach Riffersweil & zu Pfr. Burkhard nach Herrliberg; hernach musste ich noch dem Wiederholungskurs des Bataillons beiwohnen.

Es geschah zu jener Zeit öfter, dass ärmere Leute die Taufpathen für ihre Kinder aus der wohlhabenden & angesehenen Klasse der Bevölkerung wählten, mit der Hauptabsicht, reiche Geschenke zu bekommen & vielleicht mit dem Nebenzweck, den Gewählten zu angenehmen Bekanntschaften zu verhelfen. Uebrigens gab es auch unter den Fabrikbesitzern & andern Herrschaften solche, die in wenig taktvoller Weise ihre Töchter an den Mann zu bringen suchten.

Ein gewisser Schulthess, von Stäfa gebürtig hatte neben 2 verheiratheten Töchtern noch 4 ledige & einen einzigen Sohn. Man merkte es den Eltern an, dass sie als arme Arbeiter ihren Lebenslauf begannen, allmälig aber ein bedeutendes Vermögen erworben hatten, sodass sie nun eine grosse Baumwollspinnerei betreiben konnten. Dabei bestrebten sie sich, auch feinere Manieren anzunehmen. Ich hatte in dem Hause viel Berufsgeschäfte, & der Sohn, ein Kavallerist, machte sich ein Vergnügen daraus, mir einigen Reitunterricht zu ertheilen. Ob seine zweitjüngste Schwester ein wenig nach mir schmachtete, mag dahin gestellt bleiben. Der junge Mann ist von seinen Eltern nicht körperlich aber moralisch verhätschelt worden & hat sich etwa 20 Jahre später in einem österreichischen Gefängnisse, wo er wegen Betrug oder etwas ähnlichem in Untersuchung stand, entleibt.

Um so besser war es für mich, dass ich auch in dem kleinen Familienkreise der Wittwe Frey-Guyer[204] als Arzt angestellt wurde & beispielsweise ihrer Tochter Emma[205] einen Stockzahn ausziehen musste. Dieselbe hatte in dem Töchterninstitut Brandt zu Genf eine Base von mir, Maria Meyer[206] im Sonnenbühl, kennengelernt & lud sie im Herbst 1857 zu einem Landaufenthalt in Wetzikon ein. Da sagte mir die älteste Tochter des Herrn Schulthess, ich könnte meiner Base das Vergnügen einer Spazirfahrt erweisen. Das that ich ohne weiteres & auch Fräulein Emma Frey liess sich zur Theilnahme bewegen. Wir fuhren also mit meinem Fuchs an einem schönen Septembertag ins Gyrenbad am Bachtel & bestiegen diesen Berg zu Fuss. Fräulein Frey benahm sich dabei durchaus nicht schüchtern & erhielt in Folge dessen, wenige Tage später einen Schreibebrief von mir, nebst einigen Zeilen meines Vaters an die Mutter Frey.

Wie die Anfrage ging auch die Antwort über Zürich & enthielt die Einladung, mich am Sonntag den 4. Oktober persönlich vorzustellen.

Dies geschah Abends um 5 Uhr, natürlich mit Vorwissen meiner Philisterin, die doch allfälligen Patienten sagen musste, wo ich etwa zu finden wäre. Die Verlobung fand in üblicher Weise statt & von da an brachte ich jeden Abend anstatt im Wirthshaus, bei meiner Braut zu, wo ich auch Sonntags zu Mittag speiste. Emma war eine vorzügliche Klavierspielerin & wollte auch mich musikalisch machen, musste jedoch die Mängel meiner Singstimme mit dem Mantel bräutlicher Liebe zudecken. Gleichwol sind mir die damals eingeübten Melodien zeitlebens im Gedächtniss geblieben.

Daneben fand ich wieder Gelegenheit zu Reitstunden bei einem hergereisten Abenteurer aus Baiern oder Würtemberg, Namens Kainz. Derselbe hatte die Maxime, zuerst das Traversiren zu lehren; dadurch bekomme man des Pferd am besten in seine Gewalt & könne namentlich widerspenstige Thiere überall durchzwingen. Leider begann mein Fuchs nach kurzer Zeit zu hinken, wesshalb ich das Reiten einstweilen unterlassen musste.

1858

Im Februar starben in der gleichen Stunde mein Hausherr Weber & mein College Friedrich. Von des letztern Wittwe kaufte ich dann die ganze Apotheke sammt Arzneien & Instrumenten, sowie seine Schlitten. Meine eigne Apotheke war bis dahin noch etwas unvollständig, wenn auch den staatlichen Anforderungen entsprechend.

Ungefähr in dieselbe Zeit fiel meine erste Zangenentbindung. Ich hatte vorher immer eine gewisse Scheu vor dieser & andern anstrengenden Operationen empfunden & mir nicht die nötige Muskelkraft dafür zugetraut. Im vorliegenden Falle liess sich aber ein weiteres Zaudern durchaus nicht rechtfertigen, da die Blase schon vor 24 Stunden gesprungen war. Ich nahm also alle Kraft zusammen & der Erfolg entsprach meinen Wünschen.

Für unsre Hochzeit wurde der Monat Mai in Aussicht genommen. Da jedoch auf den 20., als Vermählungstag meiner Eltern, mein Bruder anderweitig in Anspruch genommen war, so entschlossen wir uns für den 18.

Damals war es in Zürich Sitte, am zweitnächsten Sonntag vor der Hochzeit, während die Ehe in der Kirche verkündet wurde, eine Lustpartie für jene Verwandten & Freunde zu veranstalten, die man nicht zur Hochzeit lud. Während die Kosten der letztern den Eltern des Bräutigams zufielen, sorgte die Familie der Braut für den Verkündungsonntag. Der unsrige wurde in Bubikon gefeiert, wohin man von allen Seiten mit der Eisenbahn gelangte. Das trübe Wetter gestattete nach dem Diner nur einen kurzen Spazirgang zum Ritterhaus, die übrige Zeit wurde vertanzt.

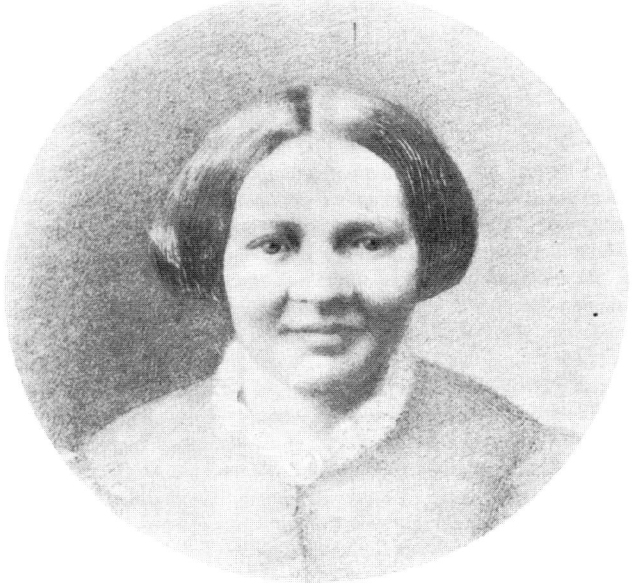

Abb. 15: Emma Meyer-Frey (1837-1864).
(PA Meyer-Abplanalp)

Schöneres Wetter begleitete unsre Hochzeit. 9 Wagen brachten die Gäste aus Wetzikon, Bauma & Zürich nach Fehraltdorf, wo zunächst die Morgensuppe eingenommen & dann durch meinen Bruder die Copulation vollzogen wurde. Ausser den beidseitigen Eltern & Geschwistern bestand die Gesellschaft hauptsächlich aus Onkeln & Tanten, Freunden & Freundinnen nebst den theils verwandten, theils befreundeten Pfarrern von Wetzikon, Pfäffikon & Fehraltdorf. Von meinen Collegen hatte ich Erismann & Ernst[207] geladen. Das Diner fand im wilden Mann zu Winterthur statt. Bei Einbruch der Nacht kehrten alle nach Hause zurück. Emma hatte, meiner Praxis zu liebe, auf das Vergnügen einer Hochzeitsreise verzichtet. Ein Verstoss gegen allgemeine herrschende Gebräuche ist immer unklug, & meine Rücksichtslosigkeit im vorliegenden Falle konnte kaum mit Berufspflichten entschuldigt werden. Letztere haben mich später oft von diesem oder jenem Vergnügen abgehalten, zuletzt war es aber eine gewisse Gleichgültigkeit, die allfällig aufgetauchte Reisepläne wieder einschlafen liess. Die massgebenden Gründe einer Handlung oder Unterlassung gelangen ja oft im Augenblick ihres Geschehens kaum zu Bewusstsein, geschweige denn nach Ablauf von Jahrzehnden.

Wir bezogen eine Mietwohnung in Kemten. Meine Schwiegermutter & Schwägerin lebten im gleichen Hause aber mit besondrer Haushaltung.

Im Sommer desselben Jahres hatte mein Bataillon seinen Wiederholungskurs in Küsnacht. Am 3. Tage erlaubte mir der Kommandant, mit meiner Frau, die sich in Zürich aufhielt, eine Spazirfahrt nach Riffersweil zu machen. Bald nachher fand im Gasthof zur Sonne ein Offiziersball statt; während desselben fiel ein im Seminarturnschopf schlafender Soldat zum Fenster hinaus & erlitt einen doppelten Schenkelbruch. Seinen Transport in den Kantonsspital bald nach Mitternacht, begleitete ich zu Pferde natürlich in langsamen Schritt & mit Schlafsucht kämpfend & kehrte dann gerade zur Tagwache wieder nach Küsnacht zurück.

Anderweitiger Ereignisse aus diesem Jahre entsinne ich mich nicht mehr. Soweit meine umfangreiche Praxis es zuliess, besuchte ich mit meiner Frau öfter die Verwandten in Neuthal & Bauma, Pfäffikon, Stäfa, & die Freundinnen Breitinger in Fehraltdorf. Ebenso oft bekamen wir auch Gäste aus denselben Orten.

1859

Im Frühling musste ich mein Pferd wegen stärkerer Neigung zum Hinken verkaufen, & behalf mich nun einstweilen ohne solches. Bei der eventuellen Grenzbesetzung, die der Krieg in Oberitalien mir in Aussicht stellte, hätte ich als Unterarzt Kosten & Risiken eines Pferdes selbst tragen müssen. Glücklicher Weise & zur grossen Beruhigung meiner Frau beschränkte sich mein Militärdienst auf einen 7tägigen Wiederholungskurs, wozu auf der Wollishofer Allmend ein Zeltlager errichtet war.

Die Offizierszelte boten Raum für 2-3 Mann, deren jeder zu dem mächtigen Strohlager noch 3 Wolldecken erhielt. Unsre Koffer verwahrten wir im Innern des Zeltes, während Feldapotheke & Verbandkiste sich vor demselben befanden, gelegentlich als Operationsstuhl dienend. Ein heftiges Gewitter am zweitletzten Tage durchnäste den Inhalt der beiden Kisten, wofür uns jedoch keine Verantwortlichkeit traf. Eher hätte der Bataillonsarzt Diener von Fischenthal für seine höchst unanständigen Reden & seine Trunksucht Strafe verdient.

Im September kaufte ich ein neues Pferd, das während der Grenzbesetzung von einem Brigadeadjudanten geritten worden war, aber etwas grobe Knochen, schweren Trab & grosse Neigung zum Durchgehen hatte. Ich behielt es länger als 6 Jahre.

Am 7. November wurde mein häusliches Glück durch die Geburt einer Tochter[208] gekrönt.

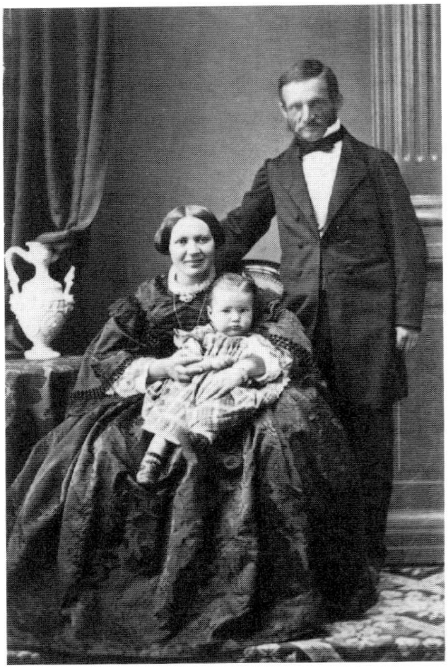

Abb.16: Wilhelm Meyer-Frey mit Gattin Emma und Tochter Mathilde.
(PA Meyer-Abplanalp)

1860

Obwohl ich schon hin & wieder den Wechsel der Volksgunst erfahren hatte, beschäftigte mich der Gedanke, ein eignes Haus entweder zu bauen oder gelegentlich anzukaufen, da die bisherige Wohnung bei allfälligem Anwachsen der Familie nicht mehr genügt hätte. Bevor jedoch ein bestimmter Entschluss heranreifte, öffnete sich mir ohne eignes Zuthun der Weg zur zweiten Hälfte meines Lebens, zu demjenigen Wirkungskreise, dem ich meine besten Kräfte widmen sollte & wo mein Familienglück den grössten Wandlungen entgegen ging.

Im Mai feierte die ärztliche Kantonalgesellschaft das Jubiläum ihres 50 jährigen Bestandes, womit eine Ovation für den von seiner akademischen Wirksamkeit zurücktretenden Prof. Locher-Zwingli verbunden wurde.

Bei diesem Anlass gab Dr. ZurEich[209] in Dübendorf meinem Freunde Werdmüller seine Absicht kund, wegen Gesundheitsrücksichten Haus & Praxis an einen rüstigeren Collegen abzutreten. Werdmüller ermunterte mich, die Sache in Erwägung zu ziehen, da der kleine Landsitz sehr gut gelegen & eingerichtet, auch nicht weit von Zürich entfernt sei.

Inzwischen musste ich, zum Oberlieutenant befördert, mit Raketenbatterien N.

28 (Zürich) & 30 (Aargau) unter dem Kommando des damaligen Majors Emil Rothpletz[210] (später Oberstdivisionär & Prof. der Kriegswissenschaften am schweizerischen Polytechnikum) einen Wiederholungskurs in Zürich mitmachen.

Dabei erfuhr meine Ungeschicklichkeit im Reiten eine herbe Kritik selbst von Seiten meines Hauptmanns, Felix Ernst von Zollikon, der doch selbst einmal vor meinen Augen mitten auf der Wollishofer Allmend vom Pferde stürzte & dafür reichen Spott von seinen Kameraden einerntete. Er genoss überhaupt wenig Ansehen. Ich weiss aus sicherer Quelle, dass man ihm nie die Führung einer Kanonenbatterie anvertraut hätte. Den Raketenbatterien wurde kein grosser Werth beigelegt, sie blieben auch nur bis zum Jahre 1866 in Gebrauch. Ihr einziger Vorzug bestand in der grossen Beweglichkeit, da derselbe Caisson das Geschütz & die Munition führte. In der Feuerlinie angelangt, sprang die Mannschaft vom Wagen ab, pflanzte das Raketengestell, einem Messtisch ähnlich, in kurzer Distanz vor den Trainpferden auf - eventuell auch in Sumpfboden oder an irgend einen andern für Fuhrwerk unzugänlichen Punkte - legte die Rakete auf & feuerte sie ab. Die Treffsicherheit war sehr gering & vom Winde abhängig, dagegen wurde der Schaden, den die einschlagende Kugel anrichtete, durch das Zersplittern der Blechhülse & des 2 m. langen Stabes vermehrt. Bisweilen erlitt auch die Bedienungsmannschaft etwelche Quetschungen oder Brandwunden.

Vor & nach dem Wiederholungskurs verwendete ich einige Tage zu Ausflügen nach Riffersweil & Brestenberg in Begleitung meiner Frau.

Als ich dann am Pfingstmontag unter anhaltendem Regen wieder nach Kemten ritt, betrat ich in Dübendorf zum ersten Male das Haus[211], das meine zweite Heimat werden sollte.

Bald nachher fingen meine Unterhandlungen mit Dr. ZurEich an. Obwohl wir beide gewünscht hatten, dass die Sache möglichst lange unter uns bleibe, wurde sie doch bald ruchbar, sowol in Dübendorf als in Wetzikon. Die Folge davon war an beiden Orten der Verlust vieler Kunden, so dass ich froh sein musste, meinen neuen Wirkungskreis zu Anfang des Winters antreten zu können.

Der Kaufpreis betrug Fr. 25'000, eine Summe, die sich durch die feine Lage & solide Bauart des Hauses & der Scheune, sowie durch den schönen Garten & Baumgarten rechtferigen liess. Von den notwendigen Reperaturen & deren Kosten konnte ich mir noch keine Vorstellung machen. Ueber die Rentabilität der Praxis äusserte sich Dr. ZurEich sehr vorsichtig.

Gern hätte ich vor dem Umzug noch meiner Frau das Vergnügen gemacht, die versäumte Hochzeitsreise nachzuholen, wovon uns aber der Umstand abhielt, dass auf den Anfang des nächsten Jahres eine weitere Vergrösserung unsrer Familie in Aussicht stand.

Während meines 4jährigen Aufenthalts in der Gemeinde Wetzikon hatte ich schon mancherlei Undank erfahren & war dadurch mit einem Misstrauen erfüllt worden, das vielleicht hie & da zu weit ging. Ich hatte noch keine Ahnung, wie sehr der Krankenstand überhaupt im Laufe der Zeit wechseln kann & mochte mir vielleicht auch meine eignen Mängel nicht eingestehen. Wie es in Dübendorf mit der Konkurrenz kommen würde & ob die grössere Nähe von Zürich & Besitz eines eignen Hauses mir lauter Vortheile brächten, blieb vorläufig noch eine offene Frage.

Um ja meine Praxis sofort in ihrem vollen Umfange antreten zu können, wartete ich die, sonst dem Vorläufer zufallende Hausreinigung nicht ab, sondern hielt für meine Person den Einzug, bevor Dr. ZurEich abgereist war, am 6. November.

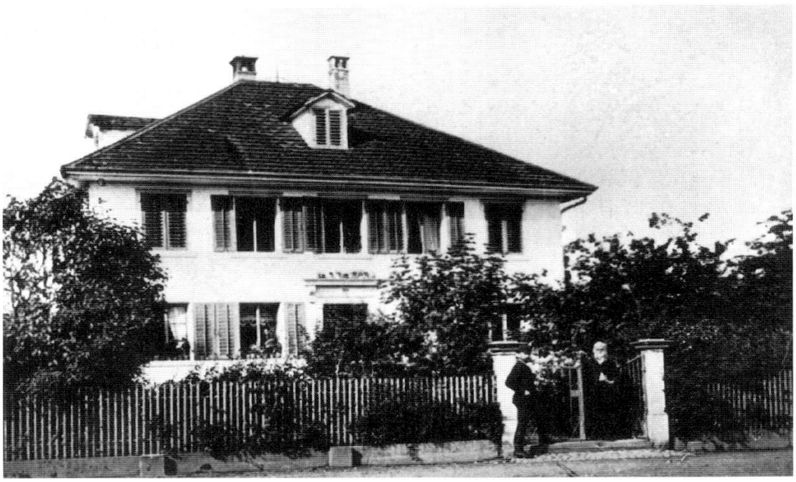

Abb. 17: Das Doktorhaus in Dübendorf, Schulhausstrasse (1893).
(PA Meyer-Abplanalp)

Meiner Frau fielen die Unbequemlichkeiten des Wohnungswechsels besonders schwer, doch genoss sie beim Auspacken & Einrichten die kräftige Beihülfe meiner damals noch ledigen Schwester Cäcilie.

Bald nachher wurden verschiedene Handwerker bestellt, um das Innere des Hauses zu reparieren & zu verschönern. Das Anstreichen aller Zimmer war die theuerste & uns am meisten belästigende Arbeit. In der Westecke des Hauses über der Speisekammer befand sich ein Raum, wo früher nur alte Möbel & Schuhe aufbewahrt wurden. Die Wände waren bloss geweisst, ein blindes Fenster grob vermauert. Die Wand & Decke des Abtritts bildeten eine vorragende Ecke in der halben Höhe dieser Kammer. Auf dieser Ecke liess ich nun einen Schrank von gleicher Höhe & Breite anbringen, denselben wie das übrige Zimmer tapezieren, auch das Blindfester mit einem Wandschrank zudecken & einen neuen Boden einlegen.

Ich wusste noch nicht, dass man solche Arbeiten in Akkord geben muss, um sich vor Ueberforderung zu sichern. Die betreffenden Handwerker hingegen liessen sich sagen, ich sei ein reicher Herr & so bezahlte ich an Zimmermeister Wegmann & Maler Pfister bedeutende Summen, die in wenigen Jahren von ihnen verlumpt wurden. So konnte ich dann weder aus meinem Sparhafen, noch aus den Erträgnissen der Praxis den Kaufpreis meines neuen Heimwesens erlegen; derselbe wurde mir daher von meinem Vater vorgeschossen & ich wäre zeitlebens dessen Schuldner geblieben, wenn er mir nicht jährlich einen Theil der Summe nachgelassen hätte. In der That hörte die Verzinsung meiner Schuld erst wenige Monate vor meines Vaters Tode auf.

Meine Praxis war anfänglich auch in Dübendorf eine sehr ausgedehnte, wozu die billigen Taxen wesentlich mitwirken mochten; dennoch wurde bei weitem nicht alles bezahlt & eine gewisse Schüchternheit sowie mangelnde Kenntnisse der Rechtstrieb- & Kantonsgesetze mochten mich noch manchen Verlust erleiden lassen, den ich mit grösserer Energie hätte abwenden können.

Dr. ZurEich hatte in der letzten Zeit sein Pferd durch Rudolf Staub im Oberdorf besorgen lassen. Derselbe trat nun seinem eignen Wunsche gemäss bei mir in Dienst, fing aber bald einen kleinen Spezereihandel an & je mehr er diesen ausdehnte, desto weniger gewann dabei mein Pferd. Dass Staub in der That das Zeug zu einem Handelsmann hatte, ergab sich in der Folge aus dem raschen Aufblühen seines Geschäftes, das jedenfalls viel rentabler wurde als das meinige.

Ich konnte annehmen, dass Dr. ZurEich mich seinen Kunden empfohlen habe & dass diese es vorläufig mit mir probieren würden. Namentlich rechnete ich auf das Zutrauen derjenigen, die der grössern Nähe wegen eher zu mir als zu einem andern kommen konnten. Unter dieser Voraussetzung wären mir die Gemeinden Dübendorf & Wangen als ständige Domäne zugefallen.

Gelang es mir, in diesem Kreise mehr Lob als Tadel zu ernten, so konnte die geschwätzige Fama meinen Namen bald auch anderwärts zur Geltung bringen. In Wangen hatte mir ZurEich die Wirthschaft des Friedensrichter Pfister zum Absteigquartier empfohlen & ich stellte eine Zeit lang regelmässig mein Pferd dasselbst ein, aber schliesslich gewann der Wirth trotz meiner Mässigkeit mehr dabei als ich. Wichtiger war für mich die damals Schulthess'sche, später Appenzellersche[212] Seidenzwirnerei (Statuten der Arbeitsanstalten für Mädchen in Wangen und Tagelswangen.), eine Anstalt zur "Erziehung von Mädchen durch das Mittel der Arbeit auf industriellem Gebiete & eines christlich religiösen Familienlebens". - Die meisten der hier aufgenommen Kinder hatten ihre ersten Lebensjahre unter misslichen Umständen zugebracht, auf viele hatte nun die Anstaltserziehung einen sehr guten Einfluss[213]. Der Gesundheitsdienst ging von Dr. ZurEich an mich über mit der Bestimmung, dass ich die Anstalt wöchentlich mindestens 1-2 Mal zu besuchen hätte für die runde Summe von Fr. 100 jährlich. Die aus meiner Apotheke zu liefernden Medikamente sollte ich nach der Armentaxe verrechnen.

Wie ich hier ausschliesslich angestellt war, so kam im Neugut[214], wo die Wohnung des Besitzers & die Fabrik zu Wallisellen gehörten, die Arbeiterwohnungen aber im Gemeindsbanne Dübendorf lagen, die Krankenkasse einzig dem Collegen

Schlatter[215] zu gute. Da jedoch die dortigen Arbeiter familienweise lebten & soweit selbstständig waren, so wandten sich diejenigen, denen Schlatter nicht gefiel, gleichwol an mich. Bei dem guten Verdienste konnten sie mich wol bezahlen, aber manche unter ihnen gaben das Geld lieber für Leckerbissen & Getränke, die jungen Weiber auch für schönes Gewand & Putzsachen aus.

Leider hatte Dr. ZurEich theils wegen Kränklichkeit & zunehmendem Alter, theils wegen seiner Jagdliebhaberei, die ihn die ärztlichen Pflichten bisweilen vergessen liess, einen Theil seiner Kunden an den jüngern, sehr gewandten & namentlich zungenfertigen Bernhard Schlatter in Wallisellen verloren, der auch mir bedeutende Konkurrenz machte, ohne mich von seiner wissenschaftlichen oder technischen Superiorität überzeugen zu können.

1861

Am 30. Januar wurde mein Sohn Wilhelm[216] geboren. In der ersten Hälfte dieses Jahres begründete ich in meinem neuen Wirkungskreise meinen Ruf als Geburtshelfer. Wehenschwäche, mässige Beckenstenose & Querlage waren die häufigsten Indikationen zum Operiren & ermöglichten auch einen guten Erfolg. Absolute Undurchgängigkeit des Beckens & in Folge davon Perforation oder Kaiserschnitt sind mir nie vorgekommen[217].

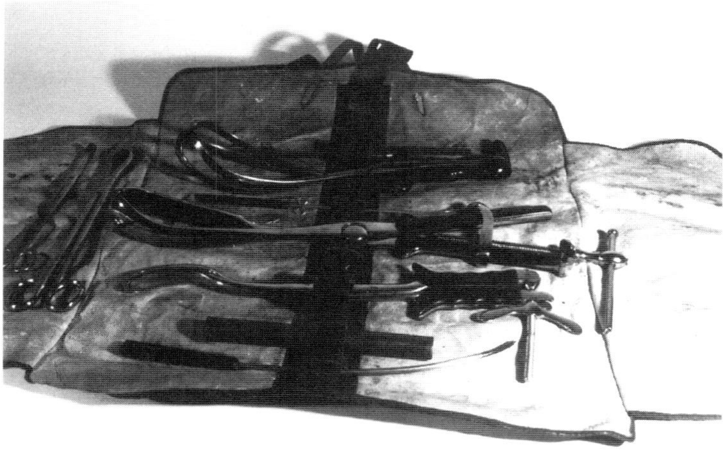

Abb. 18: Geburtshilfliches Etui (19. Jahrhundert), mit Cephalotryptor nach Scanzoni, Knochenzange nach Seiffert, Geburtszangen, Cranioclast, Perforatorium, Cephalotomschere nach Dubois etc. (Medizinhistorische Sammlung der Universität Zürich)

Weniger glücklich war ich in einer verhältnissmässig viel einfacheren Sache. Ich behandelte in der Anstalt Wangen einen Typhusfall, ohne die nöthigen prophylaktischen Massregeln gegen die weitere Verbreitung der Krankheit zu treffen & es erfolgte dann richtig eine bedeutende Hausepidemie[218]. Schon damals waren die Aerzte gesetzlich verpflichtet, vom Auftreten epidemisch kontagiöser Krankheiten dem Bezirksarzt Anzeige zu machen, doch pflegte dies mehr summarisch zu geschehen, indem man noch keine Zählblättchen kannte. Ich hatte diese Anzeigepflicht vergessen oder sonst verabsäumt & die Medizinaldirektion (Regierungsrath Dr. .Zehnder sen.) erfuhr die Sache vom Kantonsspital aus, wohin eine Anzahl meiner Kranken evakuirt waren. Als Antwort auf meinen Spezialrapport, welcher verschiedene Mängel in den sanitarischen Einrichtungen der Anstalt zu meiner Entschuldigung hervorhob, musste ich eine allerhöchste Missfallensbezeugung einstecken & mir bis zum Ablauf der Epidemie die spezielle Aufsicht des Bezirksarztes gefallen lassen. Vielleicht hatte ich es der gütigen Fürsprache des zur Consultation beigezogenen Dr. Rahn-Escher[219] zu verdanken, dass Hr. Appenzeller mich nicht sofort aus seinem Dienste entliess. Ob derselbe meine Bemühungen, seine Zufriedenheit wieder zu gewinnen, beachtet hat, konnte ich nie in Erfahrung bringen. Es kam mir bisweilen vor, als ob ich ihm Achtung einflösste, zu einem freundschaftlichen Verhältniss kamen wir nie.

1862

Als wichtigstes Familienereigniss ist aus diesem Jahre die Verlobung & Heirat meiner jüngsten Schwester mit dem Buchhändler Friedrich Schulthess zu verzeichnen. Die Hochzeit fand im Herbste statt, als die Braut noch nicht 19 Jahre alt war.

Im Sommer desselben Jahres lernte ich die Gräfin Melanie Sobanska geb. Kruska kennen. Ihr Gemahl, dem jedoch der Grafentitel bestritten worden ist, hatte im J. 1831 den polnischen Insurrektionskrieg gegen Russland mitgemacht & sich der Gefangenschaft durch Flucht in die gastfreundliche Schweiz entzogen. Er erwarb dann das Schloss Kyburg & hielt daselbst, wie mir die Gräfin selbst erzählte seinen Einzug in einer mit 2 Ochsen bespannten Kutsche - die Pferde waren unterwegs scheu oder krank geworden - begleitet von dem damals berühmten Landjägerhauptmann Fehr[220].

Die in Dübendorf wohnende Frau H. war als junges Mädchen im Dienste der Gräfin gestanden & wurde auch später aus sehr triftigen Gründen von ihr unterstützt. Sie erzählte nun ihrer Exzellenz, dass ich ein ganz ausgezeichneter Arzt sei & bestimmte Hochdieselbe zu einer Consultation wegen ihrer dermaligen Köchin.

Es war dies eine junge Schwäbin mit beginnender Lungenschwindsucht, die in dem windigen Kyburg natürlich jeder ordentlicher Therapie unzugänglich war. Ich besuchte sie dort einige Male & überzeugte mich nebenbei, dass die Polen allerdings zu Krieg & Abenteuern besser taugen als zu bürgerlicher Ordnung & solidem Lebenswandel. Man erzählte sich von dem alten Sobansky, (den ich nicht mehr gekannt habe) er sei ein gewaltiger Spieler gewesen & habe nebenbei sämmtliche Wirthshausrechnungen mit Gold bezahlt, ohne sich herausgeben zu lassen. Immerhin scheint die Wittwe noch sehr reich gewesen zu sein, denn ihre Generosität wurde fortwährend von schmarozenden Landsleuten in Anspruch genommen & ihre ganze Hauseinrichtung, soweit sie zu meiner Kenntniss gelangte, zeigte auch nicht die Spur jener Ordnung & Sparsamkeit wie sie anderwärts schon aus moralischen Gründen als Regel gilt. Dass die edle Gräfin ihren Gemahl nach dem Tode noch in verschiedenen Kleidungen & Stellungen photographieren liess mag noch angehen, ob aber, wie die Sage ging, seine einbalsamirte Leiche einstweilen & noch jahrelang neben dem Speisezimmer aufbewahrt wurde, um dereinst in polnischer Erde eine endgültige Ruhestätte zu finden, kann ich nicht verbürgen. So lange das Schloss Kyburg im Besitz der Gräfin Sobanska blieb, gab es wenigstens keinen polnischen Staat mehr.

Im September des J. 1862 hatte ich mit einer Zürcher & einer Aargauer Raketenbatterie unter Oberst Schädler den 14tägigen Wiederholungskurs in Aarau zu bestehen. Die Reise dahin & zurück erfolgte in einem Extrazug mit der Eisenbahn. Ueber die Verladung des Kriegsmaterials & namentlich der Pferde entstand zwischen zwei Offizieren auf dem Bahnhof Zürich *coram publico* ein so heftiger Streit, dass sie zwar nicht zur Waffe griffen, aber beide nach der Rückkehr aus dem Kurse mit Arrest bestraft wurden. Der höherstehende verzichtete auf eine Herausforderung "da das Duell in unsrer Armee nicht gebräuchlich sei". In der Mitte des Kurses, am eidgen Bettag erhielt ich die Erlaubniss zu einem Spazirritt nach dem 4 Stunden entfernten Brestenberg, wo ich den später so berühmten Dichter Scheffel traf. Einige Tage nachher machten die beiden Batterien einen Ausmarsch über Entfelden, Kölliken, Safenwyl & Rothacker auf eine bewaldete Höhe, von wo aus das sogen. Sälischlösschen beschossen wurde. Den steilen & schlechten Weg nach Aarburg hinunter wurden die Caissons nur von den Stangenpferden gezogen & durch hinten gehende Kanoniere mit Stricken gehemmt, alle übrigen Pferde leer geführt. In Aarburg hatte unser Kommissär ein Mittagessen bestellt, worauf der Rückmarsch über Olten, von einigen Schiessübungen unterbrochen, grösstentheils in Trab zurückgelegt wurde. Der Traininstruktor, Major Reinert[221] von Solothurn hatte offenbar die Aufgabe, den Traindienst im Gebirge zu üben, wozu die Raketenbatterien wol vorzugsweise so lang geeignet waren, als man noch keine eigentliche Gebirgsartillerie organisiert hatte. - Am Ende des Kurses inspizirte uns Oberst Hammer[222], der spätere Bundesrath (wo heit ihr eui *guêtres* [Gamaschen]?). Die Rückreise nach Zürich erfolgte wieder mit einem Extrazug der Eisenbahn.

Während dieses Kurses war meine Praxis daheim durch Joh. Ulrich Kürsteiner[223] cand. med. von Bühler K. Appenzell besorgt worden. Dieser stille & schüchterne Jüngling zeichnete sich weniger durch praktische Gewandtheit als durch soliden Lebenswandel & grosse Gelehrsamkeit aus. Er hatte sich früher der Philologie gewidmet & sehr umfangreiche Sprachkenntnisse erworben. Dann bewog ihn aber zum Studium der Medizin der Wunsch, in der Nähe seiner verwittweten Mutter einen Wirkungskreis zu finden. Wir blieben seitdem immer in brieflichen Verkehr & K. nahm mich später zum Gevatter.

1863

Gleichsam als eine Mahnung, dass unser häusliches Glück nicht immer so bleiben könne, erkrankte meine Gattin um Mitte Februar an Typhus, der ich ihr aus einem andern Hause zugetragen zu haben glaubte. Doch erholte sie sich bald wieder. - Im April verlobte sich meine Schwester Cäcilie mit Moritz von Wyss[224], der von seiner ersten Frau Anna Rahn sel. 2 Kinder von 9 & 4 Jahren hatte. Ein Wittwer mit Kindern! Gegen die Antecedentien des Freiers liess sich weiter nichts einwenden & ich fand es genügend, wenn nur eine meiner Schwestern, nämlich die älteste, zur alten Jungfer heranreifte.

Die Hauptsache bleibt doch immer das Pflichtgefühl & die Nächstenliebe, für welch letztere ja in jedem Stande genug Objekte zu finden sind. Die Gründe für & gegen eine zweite Ehe müssen in jedem einzelnen Fall erwogen werden. Sind Kinder da, so ist deren Wohlergehen in erster Linie zu beherzigen. Die Hochzeit meiner Schwester fand im September des gleichen Jahres statt, Copulation in der Kirche Zollikon, Bankett in Küsnacht.

Hier mag noch mit kurzen Worten der Wochengesellschaft Erwähnung geschehen, deren Anfang & Ende den Bildungsgrad der damaligen Tonangeber in Dübendorf illustriert. Wenn ich mich recht erinnere, so wurde schon im ersten Winter meines Aufenthalts daselbst eine Wochengesellschaft gegründet, deren Mitglieder theils Vorträge halten, theils denselben zuhören sollten. Niemand war gebunden, man traute den Befähigten soviel guten Willen zu, dass jederzeit für vernünftige Unterhaltung gesorgt wäre; es sollte alles "liberal" eingerichtet sein. (10 Jahre später würde man gesagt haben: demokratisch). Der erste Präsident war der damalige Gemeinderathspräsident Kaspar Schumacher[225], ein äusserst leichtsinniger Mensch, der zwar von schönen Phrasen überfloss & sein Vaterland gern "der grossen Schwesterrepublik jenseits des Oceans" (wo bekanntlich auch nicht alles sauber ist) an die Seite stellte, sich aber um Ehre & guten Namen seiner Familie & Heimatsgemeinde nicht im mindesten bekümmerte. Aktuar der Gesellschaft wurde zunächst der Pfarrvikar Hermann Weber[226], der nicht nur schreiben konnte, sondern auch wollte, & überhaupt eine grosse Thätigkeit entwickelte, die ihm dann auch nach der Abdankung des alten Dekans Hug[227] zur Pfarrwahl verhalf. Von sich aus zum Lehrerberuf geneigt, war er nur auf den Wunsch seiner Mutter in den geistigen Stand getreten, hat aber meinen Ansprüchen in dieser Hinsicht nie ganz genügt, doch verplauderten & verrauchten wir manche Abendstunde miteinander - faute de mieux. Zu der Wochengesellschaft gehörten natürlich auch die Schullehrer als Träger der "Volksbildung". Einer derselben, Konrad Pfister, die personifizirte Falschheit & Intrigue, auch von etwas diabolischem Aussehen, hielt einen Vortrag über den berühmten Zürcher Juristen Dr. Keller[228], der die letzten Jahre seines Lebens in Berlin, in preussischem Staatsdienste zubrachte. Pfister vergötterte diesen Keller förmlich & erklärte alle ungünstigen Urtheile über dessen Moralität als eine Verleumdung politischer Gegner. Ich merkte nicht, ob diese Worte speziell an mich als vermeintlichen Aristokraten adressirt waren, aber es bewogen mich mit der Zeit noch andre Gründe, dem Vortragenden sowol als seinem Sohne, der leider später Gemeindeamann wurde, soviel als möglich aus dem Wege zu gehen. Als Lehrer der untersten Klassen war übrigens P. ganz recht, nur hatte er eine sehr barsche Weise im Umgang mit seinen kleinen Schülern. Sein älterer Bruder, mein nächster Nachbar, war Lehrer der obern Klassen & zugleich Gemeindrathschreiber. Im letztern Amte leistete er bedeutend mehr als im erstern, was besonders deutlich hervortreten musste, als im Laufe der Jahrzehnde die Bevölkerung bedeutend zunahm, so dass es geradezu unmöglich wurde, die befriedigende Lösung beider Aufgaben von einem einzigen Mann zu erwarten. Die jeweiligen Gemeindepräsidenten behandelte er als seine ehemaligen Schüler & benützte ihren Namen & seine grössern Sachkenntniss, um überall seinen eignen Willen durchzusetzen. Das geschah schon zu einer Zeit, wo Bismark einfacher Freiherr von Schönhausen war.

Die Wochengesellschaft bestand etwa 3 Jahre. Als sie aber die Errichtung einer Gewerbeschule in Angriff nahm, scheiterte dieses an sich schöne Projekt an der Unverträglichkeit der Lehrer, & damit ging auch die allzu heterogene Gesellschaft ihrer Auflösung entgegen.

Reichlichen Ersatz dafür fand ich an meinen Zürcher Sonntagskameraden, die nun, allseitig zu ehrsamen Philistern herangereift, in den eignen Wohnungen zusammenkamen & auch mich regelmässig einluden. Ich nahm dazu regelmässig das eigene Fuhrwerk mit & langte dann um Mitternacht wieder wohlbehalten zu Hause an, den Gefahren der Finsterniss & rauhen Witterung mit ritterlichem Muthe trotzend, ob der Pflicht oder des Gewinnes wegen, weiss ich nicht mehr.

1864

Dieses Jahr bildet wieder einen Wendepunkt in meiner Lebensgeschichte. Meine Frau sah ihrer dritten Niederkunft entgegen & war mit allerlei Beschwerden geplagt, sprach aber ihre Todesahnung nicht offen aus. Im Anfang des Jahres gab mir jemand die Biographie einer Königin von Portugal zu lesen, die nicht lange vorher, noch sehr jung gestorben war. Die ergreifenden Schilderung ihrer Jugendzeit, ihres ehelichen Glückes & ihres Todes machte einen tiefen Eindruck auf mich, der ich sonst nicht für Königinnen schwärme. Um dieselbe Zeit gab der Tod der Frau Pfarrer Kägi[229] in Maur viel zu reden. Am 16. Februar wurde mein Sohn Ernst[230] geboren. Wenige Tage vorher war eine junge Frau im Dorfe an einem heftigen Fieber nach der Niederkunft gestorben, die Hebamme besorgte daselbst die Wäsche & kam nachher zu uns. Ich hatte früher nie eine Epidemie von Kindbettfieber erlebt. Das Unglück wollte noch, dass wir die bestellte Wärterin nicht rechtzeitig bekommen konnten & deshalb die Hebamme in der ersten Zeit deren Dienst versehen musste. Uebrigens erkrankte meine Frau erst 14 Tage nach der Niederkunft & um dieselbe Zeit einige andre Frauen, die die gleiche Hebamme hatten & zum Theil von mir entbunden wurden. Mein Freund Dr. Friedrich Ernst, den ich zu Rathe zog, machte mich mit dem Ausspruch: *prognotis dubia* auf die Gefahr aufmerksam & besuchte die Kranke täglich. Nach vielfachen Schwankungen in deren Befinden erklärte sie selbst am drittletzten Tage ihres Lebens, dass sie an kein Aufkommen mehr denke, liess sich geistliche Lieder vorlesen & äusserte ihre Wünsche betreffend einem Grabstein. Am 19. März Morgens begann die Agonie & dauerte bis Abends 9 Uhr[231].

Die Beerdigung fand am 24. März unter zahlreichem Geleite von nah & fern statt. Gleichzeitig wurde mein Sohn Ernst, damals 5 Wochen alt, getauft. Auf dem Rückweg aus der Kirche kam der Pathe desselben, Oberstlt. Adolf Bürkli auf mich zu & ermahnte mich, den Muth nicht sinken zu lassen, sondern in dieser "Heimsuchung" meine Seelenstärke zu bewahren. In ähnlichem Sinne schrieb mir Dr. Erismann aus Brestenberg, & der Zuspruch dieser beiden Freunde hat mir so wohl gethan, dass ich seither in zahlreichen Fällen die gleiche Auffassung mit gleichem Erfolg bei andern Leidtragenden geltend gemacht habe. An die ländliche Sitte, ein Leidmahl zu geben, hielt ich mich nicht, nur meine Eltern assen bei mir zu Mittag.

Meine Schwiegermutter, die schon seit der Niederkunft meiner sel. Frau mein Haus besorgt hatte, blieb nun bei mir & wir liessen noch ihre Stieftochter Rosalie kommen, die sonst ganz allein in Kemten geblieben wäre.

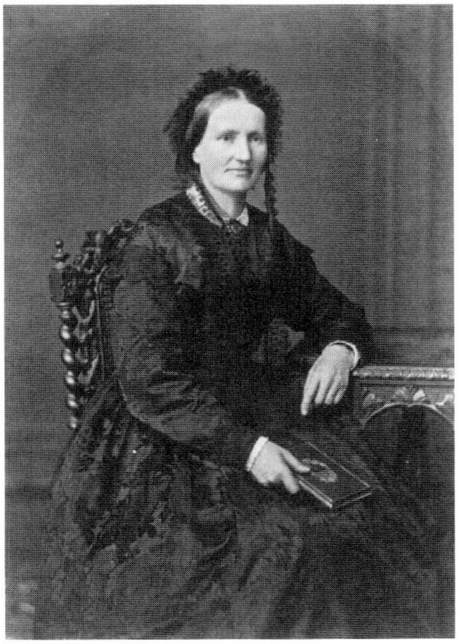

Abb. 19: Sophie Frey-Guyer (1813-1887), Schwiegermutter von Wilhelm Meyer. (PA Meyer-Abplanalp)

5 Wochen nach dem Tode meiner Frau musste ich zum Militärdienst einrücken. Herr Oberst Bürkli, der damalige Waffenchef der Artillerie, hatte mir schon beim Kirchgang erklärt, dass es nicht in seiner Befugniss stehe, mich von dem Kurse zu dispensiren. Natürlich ging ich während desselben weniger als sonst mit den Kameraden ins Wirthshaus, sondern brachte vorzugsweise bei meinen Verwandten oder im Hause befreundeter Familien den Abend zu. Mein Stellvertreter in der Praxis war dies Mal Adolf Erismann[232], Sohn, aus Brestenberg, der einige Jahre später in Folge einer Reise nach Algier, ein chronisches Hirnleiden bekam, dem er erst nach langem Siechtum erlegen ist.

Bald nach meiner Rückkehr aus dem vorerwähnten Wiederholungskurs musste der bisherige Hausvater der Anstalt Wangen, Kaspar Hürlimann, wegen Ehebruch entlassen werden & erhielt einen Nachfolger in Adam Brütsch[233] aus Bättenhard K. Schaffhausen, der auf 1. Mai seine dornenvolle Stelle antrat. Im Juli wurde derselbe mit dem ersten Kind erfreut, wobei ich mich als Geburtshelfer bewährte, woraus mit der Zeit ein langjähriges freundschaftliches Verhältniss hervorging.

1865

Da ich in diesem Jahre keinen Militärdienst zu leisten hatte & die Trauer um meine Gattin mich oft sehr deprimirte, unternahm ich im Sommer eine Erholungsreise in die Ostschweiz.

Obstalden

Ich besuchte, fast immer von schönem Wetter begünstigt, meinen Freund Kürsteiner in Gais, die Familie Wintsch-Breitinger in Thüringen, Vorarlberg, die Pathin meines Sohnes Wilhelm, Fräulein Weydmann in St. Gallen & meine Mutter in Obstalden, wo sie das behagliche Stillleben so anziehend fand, dass dieser liebliche Ort ihr später noch lange Jahre zur Sommerfrische diente. Unter ihrem veredelnden Einfluss wurde aus dem einfachen Wirthshaus zum Hirschen nach & nach ein komfortabler, doch nie luxuriöser Gasthof, wo man sich von der Etikette des Stadtlebens lossagen & in aller Behaglichkeit Natur kneipen konnte.

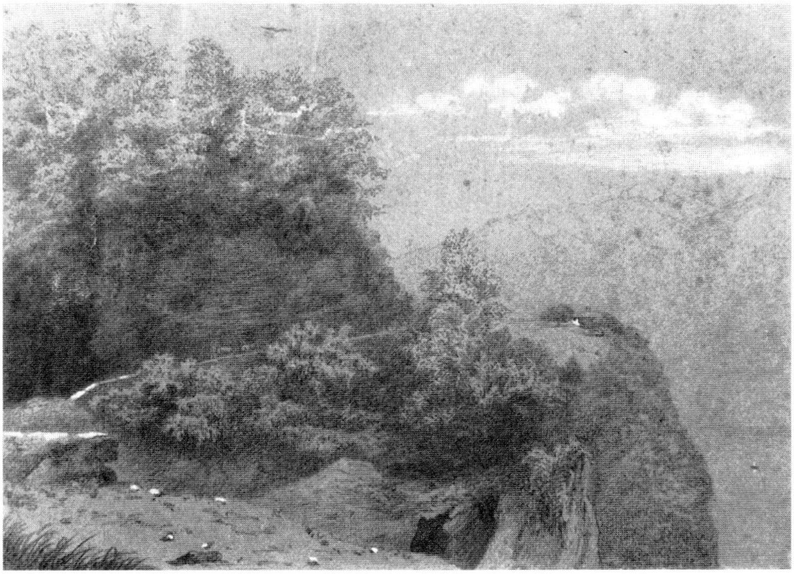

Abb. 20: Blick von Obstalden auf den Walensee, Zeichnung von Nanny Meyer (1871). (PA Meyer-Abplanalp)

Während meiner Abwesenheit besorgte mir der fein gebildete & sehr muntere stud. med. Karl Weiss aus Bergzabern die Praxis.

Etwa 2 Monate später erkrankte ein Weinhändler Pfister aus Bubikon, in Dübendorf wohnhaft, an Hüftgelenksentzündung. Ich behandelte ihn nach damaligen Gebrauche mit Exutorien, worauf ein pyämischer Prozess mit nachfolgenden Entzündungen an mehrern lebenswichtigen Organen folgte[234]. Der Mann kam in die äusserste Gefahr, so dass man in der Nacht den Pfarrer holte, um ihn auf den Tod vorzubereiten. Nach vielen Wochen erfolgte zur allgemeinen Freude & Verwunderung die völlige Genesung. Der Mann war durch seine Leutseligkeit sehr beliebt, fing aber bald nachher an zu wirthen, übernahm später den Gasthof zum Hecht & wurde Gemeindrath, Kantonsrath & Sekundarschulpfleger, aber auch Säufer. Nachdem ihm dann wegen mangelhafter Ordnung die Leitung der Gemeindefinanzen abgenommen worden war, stürzte er sich im Jahr 1886 Nachts zum Fenster hinaus & erlitt dabei den Tod. Ich habe öfter erfahren, dass schwere Krankheiten & andres Unglück den Menschen nicht immer besser machen & es bisweilen Schade ist um die ärztliche Bemühungen, auch wenn sie bezahlt werden. Pfister war eine von den Persönlichkeiten, die man lieben, aber nicht achten kann.

1866

Im März verkaufte ich meinen Gaul, der mir mehr als 6 Jahre lang treu gedient hatte, wegen Steifigkeit & Trägheit. Zum Reiten taugte er gar nicht mehr, & das war mir damals wegen des Militärdienstes keineswegs gleichgültig. Ich wollte nämlich dabei ein eignes Pferd reiten, nicht nur um es schon vorher zu kennen, sondern auch um vom Staate die Fütterungsvergütung & das Mietgeld zu beziehen.

Um dieselbe Zeit kaufte der Müller Bär in Dübendorf eine Fuchsstute aus Süddeutschland, die aber an sein Fuhrwerk etwas zu leicht schien, wesshalb er auf meine Anfrage, ob sie ihm feil sei, antwortete: es ist mir alles feil, ausgenommen die Frau.

Gegen Ende April nahm man schon eine Grenzbesetzung wegen des Krieges in Italien in Aussicht & ich wollte auch desshalb mich wieder beritten machen. Ich mietete einstweilen den erwähnten Fuchs, der noch wenig Dressur, aber einen angenehmen Gang hatte, & ritt ihn täglich.

Typhus

Eines Abends zu Anfang Mai, nachdem ich in fast ununterbrochnem Trab von Uster heimgeritten war, hatte ich einen sehr eingenommenen Kopf & konnte Nachts wenig schlafen. Am andern Tage fühlte ich mich äusserst abgeschlagen, machte noch einen Gang im Dorf herum & wollte Nachmittags in der Chaise fahren. Aber auch das war unmöglich, denn ich erkrankte an Typhus[235]. Die Diagnose hatte ich bald fertig & meine Prognose entsprach der kolossalen Prostration der Geistes- & Leibeskräfte. Ich glaubte mich dem Tode nahe, nahm aber den Abschied von dieser Welt nur insofern schwer, als ich an meine Kinder dachte & die kurze Zeit, in der ich mich bis dahin hatte nützlich machen können. Meine Behandlung übernahm Otto Werdmüller in Uster, doch wurde auch Friedrich Ernst konsultiert, hauptsächlich weil ich ihn vor meinem eventuellen Tode noch einmal zu sehen wünschte.

Der Kandidat August Käppeli[236] aus Knutwyl K. Luzern, später Arzt in Sursee, wurde zur Besorgung meiner Praxis berufen, that aber auch an meiner Person sein möglichstes. Er trug mich aus meinem kleinen Schlafzimmer über der Apotheke in die nach Süden liegende sogen. Visitenstube, wo ich 2 Betten dicht nebeneinander hatte, um ohne fremde Beihülfe mit denselben abwechseln zu können. Eine Eisblase auf dem Kopf bewahrte mich vor eigentlichen Delirien, auch bekam ich auf Käppelis Rath 2 oder 3 Mal täglich 0.1 Chinin[237] in einer dürren Zwetschge.

In der dritten Woche begann die Rekonvaleszenz. Als ich wieder auf einige Stunden das Zimmer verlassen & selbst in den Garten gehen konnte, begehrten einige Patienten mich selbst zu sprechen, obwohl Käppeli im Ganzen sehr beliebt war. Um mich nun ungestört der Erholung widmen zu können, reiste ich in der sechsten Woche nach Obstalden wohin meine Schwester Nanny mich begleitete. Ich hätte noch nicht zu Fuss von meinem Hause bis zur Bahnstation gehen können, & da der Schnellzug daselbst nicht anhielt, fuhr ich in einer Droschke nach Wallisellen.

Schon auf dieser Strecke fühlte ich mich neu belebt, gleichsam erst der Typhusluft entronnen, & konnte mich in der Eisenbahn gut mit andern Reisenden unterhalten. Während ich zu Hause noch kaum den selben Tag ausser Bett zugebracht hatte, ging ich nach meiner Ankunft in Obstalden erst etwa um 9 Uhr zur Ruhe.

Ich begann dann eine Milchkur, welche in Verbindung mit guter Küche & Veltlinerwein mich schon nach 3 Tagen befähigte, eine ganze Stunde weit zu gehen. Da der einzige Sopha im Hause das Zimmer eines schottischen Majors & Kunstmalers zierte, so liess ich mir zu bequemer Siesta eine zweite Bettstelle mit blosser Matratze geben. Eine Badeinrichtung fehlte noch, doch genügte es meinem Bedürfniss, dass einige Tansen Wasser in eine Art von Trog gegossen wurden, wo ich mich wenigstens nass machen konnte.

Eine Zeit lang waren meine Schwester & ich die einzigen Kurgäste. Bald folgte aber meine Mutter & die Gemahlin des frühern Staatschreibers Hottinger von Zürich, eine nahe Verwandte des Grafen Waldersee, der später im preussischen Generalstab eine hervorragende Rolle spielte[238]. Frau "von" Hottinger war nicht eine schöne, aber liebenswürdige & sehr feine Dame, mit der ich mich sehr gut unterhielt. Nur konnte sie nicht begreifen, dass ich mich gegen die täglich einlaufenden Siegesnachrichten der Preussen kalt, ja sogar missmuthig zeigte. Als würdiger Sohn meines Vaters sympathisirte ich mehr mit den Oesterreichern, die eben die angegriffenen waren. Auch die Gouvernante der Hottingerschen Kinder, eine Hannoveranerin, beklagte natürlich im Stillen die Niederlage ihrer Landsleute. Wir ahnten noch nicht, dass jener Feldzug eine nützliche Vorübung war für den Krieg gegen Frankreich im Jahr 1870, wo ich entschieden für die Deutschen Partei nahm.

Der schottische Major gehörte nicht zu unsrer Tischgesellschaft. Einmal konsultirte er mich wegen seines Bedienten & gab mir nachher den *Scotchman*, eine von Grobheiten strotzende Zeitung zu lesen.

Nach 4 Wochen war ich des Müssiggangs müde, machte noch einen Abstecher nach Luzern, wo die Schwester meiner Mutter ihren Sommeraufenthalt hatte & besuchte in Riffersweil meinen Bruder. Dann kehrte ich neu gestärkt & fröhlich in mein Berufsleben zurück.

Pferdehandel

Den Fuchs des Herrn Bär kaufte ich nicht, erstens weil der Eigenthümer mir keinen Preis machen wollte, & zweitens weil ein Sachverständiger behauptete, die Hinterbeine des Thieres seien nicht mehr gut (der Hinterwagen ist verhaglet). Auf den Rath desselben Sachverständigen (Artilleriehauptmann Nüscheler) kaufte ich dann vom Bereiter Kuenzer in Zürich eine schöne, dunkelbraune, norddeutsche Stute, die sehr gut zugeritten & eingefahren, aber eben so sehr zum Beissen & Schlagen geneigt (wildrüssig [unbändig, trotzig]) war. Glücklicherweise hatte mein damaliger Knecht im Traindienst gelernt, sich über solche Schwierigkeiten hinwegzusetzen.

Nachdem ich das Pferd ein Jahr lang theils zum Reiten, theils zum Fahren gebraucht hatte, zerschlug es mir einmal plötzlich den ganzen Vordertheil der Chaise & wurde auch beim Reiten widerspenstig, so dass ich es beinahe umsonst weggab. Ich hatte dabei mit einem Thierarzte arge Verdriesslichkeiten, die mich bewogen, mehr als 2 Jahre lang gar kein Pferd mehr zu halten.

1867

Ausser dem eben beschriebenen Missgeschick mit dem Pferde zähle ich zu den Hauptereignissen dieses Jahres die Behandlung einer schweren Schusswunde & mehrere Cholerafälle.

Schusswunde

Hechtwirth Pfister hatte bei einer Uebung eines Schiessvereins sein Gewehr, da es nicht losgehen wollte, zu Boden gestellt & die linke Hand über die Mündung gelegt. Sofort entlud sich nun der Schuss & durchbohrte die Mittelhand dergestalt, dass der 3. & 4. Metacarpusknochen zersplittert wurden. Die stehengeblieben Fragmente derselben trieben die Haut des Handrücken auseinander & ragten mit spitzigen Zacken aus der grossen Wunde heraus. In der Ungewissheit, wie viele Knochensplitter in der zerfetzten Muskulatur verborgen sein mochten, & da die übrigen Mittelhandknochen sowie auch Handwurzel & sämmtliche Finger unversehrt waren, legte ich keinen Verband an, sondern richtete das Langenbeck'sche permanente Wasserbad[239] her. Erst nach Ausstossung der mortifizirten Weichtheile & zahlreicher Knochensplitter wurde die Hand verbunden & damit dem Patienten das Aufstehen ermöglicht. Die Heilung erfolgte ohne bleibenden Nachtheil, nur eine Retraktion des 3. & 4. Fingers zeigte den erlittenen Substanzverlust in den Knochen der Mittelhand an. -

Cholera

Von der in Zürich herrschenden Choleraepidemie[240] wurden im September einige Fälle nach Dübendorf verschleppt. Als ich den ersten Besuch in einem Hause machte, wo schon jemand gestorben war, hatte ich das Gefühl, mein Leben für das Gemeinwohl aufs Spiel zu setzen. Dazu kam noch eine gewisse Aufregung in Folge der vielen Geschäfte, die mich an jenem Tage an mehrere entfernte Orte riefen. Ich ging dann in die Plenarsitzung des Gemeindraths, um für Krankenwärter in das schwer heimgesuchte Haus zu sorgen. Man entschloss sich, die Jungfrau Anna Fenner, die einige Zeit im Spital gedient hatte, zu diesem Zwecke anzuwerben. Dieselbe widmete sich der gefahrvollen Aufgabe mit musterhaftem Eifer, was ich ihr auch etwa 10 Jahre später bei Anlass einer Hebammenwahl schriftlich bezeugte; sie wurde darauf hin mit grosser Mehrheit zur Hebamme gewählt. Ausser dieser Anna Fenner war einzig noch der Gemeindrathsweibel Kaspar Binder, ein etwas roher, aber unerschrockner & anstelliger Mann zu gebrauchen. Er packte die erstarrten Choleraleichen, so gut es ging, in die Särge & zog sie auf einem Handwagen nach dem Kirchhof, wo sie in aller Stille & Eile verscharrt wurden. Wenn er für seine Bemühungen nicht die verdiente Anerkennung von Seite des Gemeindrathes fand, so konnte er sich darüber mit mir trösten.

1868

Dieses & das folgende Jahr machten an meine Gesundheit & Kraft insoweit besondere Ansprüche , als ich in Ermangelung eines Pferdes meine Geschäfte zu Fuss besorgen musste.

Wiederholungskurs in Frauenfeld

Im Sommer hatte ich einen Wiederholungskurs der Batterie 28, die inzwischen die Raketenwagen an Kanonen vertauscht hatte, in Frauenfeld zu besuchen. Ich wählte mir selbst aus den vorhandenen Mietspferden einen ältern, etwas schweren Gaul, der in Dübendorf zu Hause & von mir schon zum Fahren gebraucht worden war. Ohne ihn vorher geritten zu haben, bestieg ich ihn unmittelbar vor dem Abmarsch von Zürich zum ersten Mal. Er war im Schritt sehr träg, im Trab besser & ganz gleichmässig, wesshalb ich ihn trotz seiner Schwere nicht ungern ritt. Schon in Baltensweil & dann wieder in Winterthur wurde halt gemacht, was uns an letzterm Orte einen Verweis vom Waffenkommandanten Oberstlt. Hertenstein (später Bundesrath)[241] zuzog.

In Frauenfeld gegen 4 Uhr Abends angelangt, konnte ich vor Ermüdung kaum mehr stehen. Die ganze Brigade, bestehend aus einer Aargauer & 2 Zürcherbatterien, wurde nun kommandirt von Oberst Walo von Greyerz[242], dessen gleichnamiger Sohn bei der Aargauer Batterie als Lieutnant stand. Am 2. Tage war ich froh, ausruhen zu dürfen, & machte dann am 3., einem Sonntage, einen Recognoscirungsritt nach Aadorf, Wengi & Münchweilen mit, der mich & den Gaul in die gehörige Harmonie brachte. Den Abendtrunk bot uns Stabshauptmann Sulzer, der auch zur Gesellschaft gehörte, im Garten seines schönen Landgutes zu Aadorf.

Am Schluss der 1. Woche unternahm die Brigade bei sehr schönem & frischem Wetter einen Ausmarsch nach Bischoffszell. In Wyl war Mittasgsrast, die Offiziere speisten in einem Wirthshaus, nur Coteletten & Salat; nachher nahmen wir an einem andern Orte den schwarzen Kaffee. Während des Essens vernahm der Oberst, dass ich auf dem Marsche einem andern Offizier Kirschwasser (aus meiner Feldflasche) gegeben habe. Darauf sagte er: ein Arzt der die Kolonne verlässt, bekommt 24 Stunden Arrest. Ich entgegnete ihm, was die Disciplin betreffe, so lasse ich mir nachfragen. Er: Sie haben wol eine Frau zu Hause, die Sie an Gehorsam gewöhnt? Ich: Meine Frau ist vor einigen Jahren gestorben. Er: Ja so, dann thut es mir leid.

Als Untergebener durfte ich natürlich nicht weiter des Maul brauchen, aber diese Unterredung hat für immer einen Stachel in mir zurückgelassen.

Um 12 Uhr marschierten wir von Wyl ab, langten nach 4 Uhr in Bischoffszell an & bezogen daselbst ein Biwuak in der Wiese am rechten Thurufer.

Durch den langen Ritt an dem heissen Tage war ich ermüdet & aufgeregt zugleich. Die Offiziere bekamen wie die Soldaten den sogenannten Spatz nebst eidgenössischem Schoppen. Der Brigadestab setzte sich an den Tisch der Aargauer Offiziere; darin sahen die Zürcher Hauptleute eine Missachtung, wofür sie sich beim Oberst rächen wollten. Es war nun für alle Offiziere noch ein Nachtessen in einem Wirthshause der Stadt angesagt. Ich hatte mit dem kräftigen Spatz den Bedürfnissen meines Magens völlig genügt, hörte auch, dass die andern nicht mitmachen wollten & trug noch einen Groll gegen den Oberst im Herzen.

Als ich nun trotz alledem auf dem Wege zur Stadt war, kam mir mein Hauptmann entgegen, drehte mich an den Schultern um & sagte: Wir bleiben unten im Lager & unsre Trompeter müssen uns aufspielen. Da ich auch gegen diesen nähern Vorgesetzten Verpflichtungen hatte & diese mit meinen persönlichen Wünschen im Einklang waren, so liess ich mich zum Ungehorsam gegen den Oberst verleiten. Die Strafe dafür bestand einfach darin, dass ich an beiden Orten, im Lager & in der Stadt meinen Antheil an den Kosten tragen musste. Uebrigens schien der Oberst sein an mir begangenes Unrecht einzusehen, denn als ich am Morgen zufällig an der Stelle vorbei ging, wo er noch auf Stroh gebettet lag, grüsste er mich freundlich, bevor ich ihn gesehen hatte.

Um 5 Uhr wurde Tagwache geblasen, dann eine kräftige Suppe genossen & um 6 Uhr aufgesessen.

Der Rückweg ging wiederum bei grosser Hitze über Sulgen & Bürglen nach Weinfelden, wo ein kurzer Halt gemacht wurde. Gegen 3 Uhr langten wir in Frauenfeld an. Beim Rapport führte die Erörterung wegen der Geschichte des gestrigen Abends zu einem heftigen Streit zwischen dem Oberst & den Hauptleuten, die sich bis zum Ende des Kurses nicht versöhnen konnten.

Auf den Entlassungstag befahl der Oberst, die Zürcher Batterien sollten um 5 1/4 Uhr des Morgens aufbrechen. Er selbst & die Aargauer Batterien benützten zur Heimreise die Eisenbahn. Aus Nachlässigkeit oder Bosheit erfolgte unser Abmarsch erst gegen 6 Uhr & schon in Winterthur machten wir den Haupthalt. Dann liessen in Töss die beiden Hauptleute die ganze Brigade auf der Strasse stehen & gingen selbander ins Bierhaus. Endlich wurde in Baltensweil um Mittag nochmals eingekehrt, so dass wir erst um 4 Uhr, mit Staub & Schweiss bedeckt, Zürich erreichten. Mit guter Marschordnung hätten wir schon um 12 Uhr daselbst anlangen & noch am gleichen Tage entlassen werden können.

Dies war mein letzter Dienst bei der Artillerie, die sich die beste Waffengattung der schweizerischen Armee nennen lässt. Der eine jener ordnungswidrigen Hauptleute wurde später kantonaler Militärdirektor & sogar Regierungspräsident.

Ich hatte für die Zeit meiner Abwesenheit Herrn Xaver Füssler von Arth zur Besorgung meiner Praxis engagirt. Da aber derselbe seine Stelle in Kloten nicht sofort verlassen konnte, so musste er eine Zeit lang die Geschäfte an beiden Orten besorgen, was durch die Eisenbahn & den geringen Krankenstand ermöglicht wurde. Erst auf die zweite Woche kam Füssler in mein Haus zu wohnen, so dass ich nach der Rückkehr von Frauenfeld noch eine kleine Reise machen konnte.

Ich besuchte zuerst Dr. Erismann in Brestenberg & ging von da mit Post & Eisenbahn über Luzern nach Zug. In der Wasserheilanstalt Schönbrunn[243] verbrachte ich am folgenden Tage einige Stunden mit meinem Schwager v. Wyss & kehrte Abends wieder nach Hause zurück.

Um dieselbe Zeit vertauschte mein Bruder sein ländliches Pfarramt mit dem Sekretariat des Erziehungs- & Kirchenrathes & siedelte nach der Vaterstadt über.

1869

Wenn ich ehrgeizig gewesen wäre, so hätte dieses Jahr mich im Ganzen vielleicht mehr befriedigt als manches andre.

Im Frühling wurde ich, freilich nur mit Rücksicht auf Dienstalter, zum Bataillonsarzt befördert. Ich hatte mich nach dieser Stelle so wenig gesehnt als meine Vorgänger, die den ebenso einfachen wie selbstständigen Dienst bei der Spezialwaffe vorzogen.

Nach Reglement sollte ein Bataillonsarzt über 2 Unterärzte & 6 Frater gebieten. Das Battailon hatte nämlich 6 Companien, deren jeder ein Mann zugetheilt war, von dem man einige Fähigkeit im Rasieren, Haarschneiden & Krankenpflege forderte.

In administrativer Hinsicht gehörte der Frater vollständig seiner Companie an, trug auch die Uniform derselben, & nur wenn die Aerzte einen Handlanger brauchten, stellte er sich zu ihrer Verfügung. Dadurch entstanden öfter Competenzconflikte zwischen den Aerzten & den Companieoffizieren, namentlich so lange die Aerzte nur Offiziers<u>rang</u>, nicht aber <u>Grad</u> besassen. Die tüchtigsten, wenn auch nicht immer fügsamsten Frater waren meist solche Leute, die auch in ihrer bürgerlichen Stellung niedere Chirurgie trieben. Man konnte zufrieden sein, wenn bei jedem Bataillon Ein solcher sich fand. Die übrigen widmeten sich dem Sanitätsdienst mehr aus negativen Gründen, etwa weil ihre geistigen oder körperlichen Kräfte sie nicht zu Combattanten qualifizirten, oder weil sie einer religiösen Sekte angehörten, die ihnen das Waffentragen verbot.

Als ich zum Battailon Nr. 3 Auszug (Kommandant Hermann Kunz von Oetweil) eingetheilt wurde, besass derselbe als einzigen Unterarzt den Dr. Bernhard Giesler, ausgezeichnet durch Geschicklichkeit & Diensteifer. Derselbe hatte im Jahre 1866 im böhmischen Krieg Lazarettdienste verrichtet, wesshalb ich in schwierigen Fällen mich besser auf ihn verlassen konnte als er auf mich.

Für den ersten Wiederholungskurs, den ich mit dem Battailon machte, hatte ich wegen Mangel eines eignen Pferdes ein solches aus der kantonalen Reitanstalt gemiethet.

Nun wusste mir der Aidemajor dasselbe abzuschwatzen, so dass nur eine ungarische Schimmelstute mit dem schönen Namen Bathiany übrig blieb, welche so störrisch & feuerscheu war, dass kein andrer sie brauchen konnte. Immerhin wahrte ich meine Gesundheit & Ehre in soweit, als ich mich nicht abwerfen liess.

Reise ins Welschland

Nach Beendigung des Kurses besuchte ich, zum ersten Mal in meinem Leben, die französische Schweiz. Ich brachte die erste Nacht in Bern zu, die zweite in Vevey, wo ich im Omnibus von Chexbres aus bei starkem Regen anlangte. Am folgenden Vormittag sah ich mir die Stadt & Umgebung an, wobei mir auf dem Gemüsemarkt die vielen Esel, an den Gärten die hohen Mauern auffielen, die oben in einen schmalen Grat auslaufend, mit zahllosen Scherben von Weinflaschen gespickt waren, um das Uebersteigen zu verhindern.

Nachmittags trübte sich das Wetter, sodass ich auf der langen Dampfschifffahrt nach Genf weder die Sonne noch den Montblanc zu sehen bekam. Die Stadt Genf erinnerte mich mit ihrem Strassengewühl stark an Paris; ich verbrachte aber keinen ganzen Tag daselbst, indem eine permanente Gesellschaft mir mangelte, sondern fuhr Abends noch nach Lausanne. Die französischen Eisenbahnwagen mit den langen Sitzen, wo man nur ausnahmsweise einen Eckplatz bekommt & sehr wenig Aussicht geniesst, behagten mir gar nicht, & die Notwendigkeit für den Kondukteur, sich während der Fahrt an der Aussenseite des Wagens zu bewegen, erscheint mir geradezu als Brutalität.

Nachdem ich im *Hôtel Gibbon* zu Lausanne übernachtet & einige Stunden die Stadt durchbummelt hatte, besuchte ich Madame Kubli, von der bei Anlass meines Pariser Aufenthalts schon die Rede war. Sie empfing mich mit grosser Freundlichkeit, zeigte mir nochmal die Merkwürdigkeiten der Stadt & bereitete mir so den angenehmsten Tag der ganzen Reise. Von Lausanne kehrte ich ohne weiteren Aufenthalt heim. Meine Praxis war inzwischen durch Albrecht Latter von Ober Aegeri besorgt worden. Ich war zufrieden mit ihm, da ich ihn noch nicht näher kannte.

Ernennung zum Bezirksarztadjunkt

Im Herbst dieses Jahres starb Bezirksarzt Diener[244] in Esslingen & wurde durch seinen bisherigen Adjunkten, Otto Werdmüller ersetzt. Auf Ausschreibung der Adjunktenstelle hatte sich einzig Albert Werdmüller[245], ebenfalls in Uster, gemeldet. Dessen ungeachtet wurde ich, ohne Zweifel auf Antrag des neuen Bezirksarztes, durch den Sekretär der Medizinaldirektion (Dr. Hirzel-Schinz[246]) mündlich zur Mitbewerbung aufgefordert, "weil man lieber eine *persona grata* hätte & nicht beide amtlichen Aerzte am gleichen Orte wohnen sollten".

So schmeichelhaft das erstere Argument für mich war & mit aller Rücksicht auf mein freundliches Verhältniss zum ältern Werdmüller konnte ich mich doch zu einer Bewerbung nicht entschliessen. Meine Schüchternheit überwog leicht meinen Ehrgeiz. Namentlich graute mir vor den Schwurgerichtsverhandlungen, wo ich etwa als Experte aufzutreten & mich mit den Advokaten herumzuzanken hatte. Oeffentliches Auftreten war mir überhaupt zuwider.

1870

Nachdem ich 2 Jahre lang meinen Geschäften zu Fuss nachgegangen war, zog ich mir im Februar, wo neben vielen andern Krankheiten noch eine Scharlachepidemie auftrat & sehr viel Schnee das Fortkommen erschwerte, eine Bronchitis (Brustentzündung) zu. Ich musste 8 Tage lang das Bett hüten & noch eine weitere Woche zu Hause bleiben, was mich bewog, wieder nach einem Pferde auszuschauen.

Pferdehandel

Mein Assistent im vorigen Jahre, Latter, hatte mir ein solches empfohlen, das im Besitze seines Bruders war. Anstatt nun der Rechtlichkeit dieses Mannes an unparteiischer Stelle nachzufragen, wozu ich Gelegenheit gehabt hätte, reiste ich mit dem Mediziner Latter an einem höchst unfreundlichen Tage nach Zug, wo mir das Pferd vorgeführt wurde. Schon die Umständlichkeit, mit der dies geschah, hätte in mir Verdacht wecken sollen, aber ich merkte z.B. den Kniff nicht, dass man während des Einspannens einen Vorderhuf des Pferdes aufhob, um es am Auschlagen mit den Hinterbeinen zu hindern. Der Handel wurde abgemacht, wenige Tage später stand das Tier in meinem Stalle; sobald aber der Verkäufer mit dem Gelde fort war, geberdete es sich wie rasend & brachte bei den wenigen Probefahrten mich & andre in die höchste Lebensgefahr. Nach 2 Wochen schon gab ich es fast umsonst an einen Unbekannten ab. Mein Vater wollte mir über meinen Leichtsinn Vorwürfe machen, gestand aber ein, er hätte an meiner Stelle ebenso gehandelt; auch wollte ich nicht allein den Gegenstand des Verdrusses schleunigst los werden, sondern namentlich die Verantwortlichkeit für Gesundheit & Leben meiner Mitmenschen von mir abwälzen.

Um diese Zeit las ich plötzlich in der Zeitung die Anzeige von meiner Wahl zum Bezirksarztadjunkten. Ein gleichzeitiges Gratulationsschreiben Werdmüllers beantwortete ich mit dem Wunsche, möglichst lange nur sein Gehülfe, nicht aber sein Stellvertreter oder gar Nachfolger zu sein. Auf materielle Vortheile musste man bei der Adjunktenstelle verzichten. Die einzelnen Verrichtungen wie Impfen, gerichtliche Sektionen, Polizeimassregeln bei Epidemien & dgl. wurden allerdings bezahlt, aber eine fixe Besoldung hatte man nicht, riskirte dagegen, abgesehen von sonstigem Verdruss bei unparteiischer Pflichterfüllung seine besten Kunden zu verlieren.

Einmal gewählt, musste ich natürlich den Posten antreten. Meine Funktionen beschränkten sich im ersten Jahre auf die ordentliche Kinderimpfung in der nördlichen Hälfte des Bezirks.

Bei Ausbruch des deutsch-französischen Krieges im Juli ordnete der schweizerische Bundesrath sofort die Besetzung der Grenze mit circa 40000 Mann an & stellte die übrigen Truppen des Auszugs auf Piket. Dazu gehörte auch ich. Schon einige Zeit vorher hatte ich mir das Pferd des Collegen Albert Werdmüller angesehen, das zwar von kleinem Wuchse, aber sehr gesund & ausserordentlich gutmüthig war. In Folge zu scharfen Gebrauches hatte es etwas steife Hinterbeine, was mich aber nicht abhielt, es zu kaufen & für den Militärdienst einschätzen zu lassen.

Kriegsbereitschaft

Der Kaufpreis wurde mir gedeckt durch die Entschädigung, die ich vom Staat für 3 Monate Kriegsbereitschaft erhielt. Da der Krieg im untern Elsass begonnen & sich dann rasch ins Innere von Frankreich verzogen hatte, so konnte unser Grenzcordon schon im September bedeutend reduzirt werden, & wegen der grossen Kosten, die uns aus der Piketstellung der Pferde erwuchsen, hob man dieselbe auf Mitte Oktober auf.

Als vom Kriegsschauplatze sehr betrübende Nachrichten über Mangel an ärztlichem Personal eintrafen, erliess der Oberkommandant der schweizerischen Armee, General Herzog[247], einen Aufruf an die schweizerischen Aerzte, sich zur Hülfeleistung bei einer der kriegführenden Parteien zu engagieren, immerhin mit der Verpflichtung für die militärisch eingetheilten, auf allfälligen Befehl sofort ins Vaterland zurückzukehren. Eine grosse Zahl meiner Collegen ging nun nach Frankreich ab. Bei der deutschen Armee fanden dieselben feste Anstellung auf bestimmte Zeit & die Direktion eines Lazareths unter der Bedingung, dass sie alle Operationen selbst ausführten. Diejenigen hingegen, die sich bei den französischen Behörden meldeten, wurden aufgefordert, ihre militärische Kleidung & Ausrüstung abzulegen & sich einer freiwilligen Ambulance anzuschliessen. Ob Jemand auf dieses Ansinnen einging, habe ich nicht in Erfahrung gebracht. Was mein eignes Verhalten betrifft, so liess ich mich von dem freiwilligen Sanitätsdienst durch meinen Vater abmahnen in Rücksicht auf meine Privatpraxis & namentlich meine häuslichen Verhältnisse. Mein Militärdienst in diesem Jahre beschränkte sich daher auf den Wiederholungskurs meines Bataillons, woran ich 4 Tage lang Theil zu nehmen hatte. Im Oktober erfolgte meine Versetzung zur Landwehr. Ich war hiezu altershalber berechtigt & hatte mich vorschriftsgemäss im Januar dafür gemeldet. "Nachdem Du die Pflichten gegen den Staat erfüllt hast, kommen diejenigen gegen die Familie zur Geltung", hatte mir selbst der diensteifrige Offizier Adolf Bürkli gesagt.

Auch war für meine Leistungen im Reiten & in der operativen Chirurgie ein würdiger Nachfolger nicht schwer zu finden.

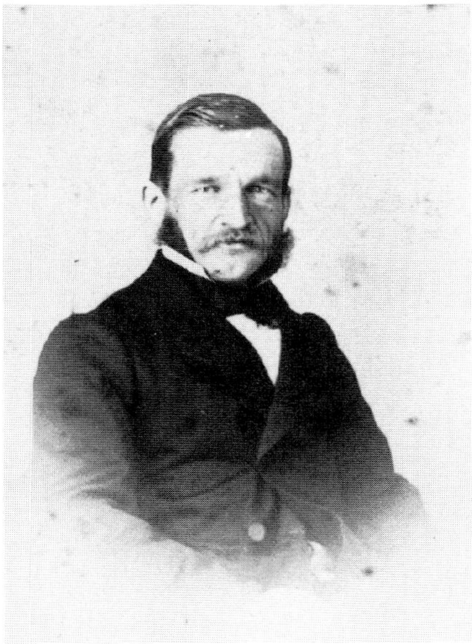

Abb. 21: Wilhelm Meyer, im Alter von ca. 40 Jahren.
(PA Meyer-Abplanalp)

1871 - Internierung der französischen Truppen

Der Uebertritt der Bourbakischen Armee auf Schweizerboden zu Anfang Februars hatte auch für mich einen aktiven Antheil an den grossen Zeitereignissen zur Folge.

Mehr als 1000 Mann der zu internirenden Truppen wurden von Zürich aus zunächst nach Uster dirigirt, wo sie an einem Samstag Abend anlangten. Am folgenden Morgen sandte mir der dortige Kantonnementsarzt Albert Werdmüller durch einen Expressen im Auftrag des Platzkommandos die Aufforderung, unverzüglich nach Uster zu kommen zur sanitarischen Untersuchung der eingerückten Franzosen. Ich warf mich schleunigst in Uniform & fuhr im Schlitten an meinen Bestimmungsort. Ein neu erbautes aber noch nicht zum Betrieb eingerichtetes Fabrikgebäude am Eingang des Dorfes diente als vorläufiges Aufnahms- & Untersuchungslokal. Von weitem schon machten sich die rothen Hosen der angekommenen Fremdlinge bemerkbar, die von einem zahlreichen Publikum begafft & von einer Companie zürcherischer Infanterie bewacht wurden.

Es waren noch einige andre Aerzte aus Uster und Umgebung anwesend & wir liessen nun die zu Untersuchenden Mann für Mann zwischen uns durch defiliren.

Da sie noch kein bestimmtes Quartier hatten, so trugen alle ihre Tornister sammt angehängten Decken, Stiefeln, Brot & andern Dingen mit sich & waren mit den verschiedensten Leibbinden, Unterjacken & dgl. so dick bekleidet, dass sie unserm Befehl: *Ouvrez la poitrine, montrez vos mains*, nur mit Mühe nachkommen konnten.

Es handelte sich zunächst um Ausscheidung der contagiös Kranken & man wird begreifen, dass unsre Empfänglichkeit für Ansteckungsstoffe aller Art, *inclus.* Ungeziefer auf eine harte Probe gestellt wurde. Doch kam auch hier die angebliche Immunität der Aerzte zur Geltung, denn nachdem wir alle den bezüglichen Gefahren entronnen waren, verbreitete sich in den nächsten Wochen unter der Bevölkerung von Uster, die in sehr verdienstlicher Weise sich der kranken Soldaten annahm, eine bedeutende Pockenepidemie.- Im Kanton Waadt, wo das *empressement pour les pauvres Bourbakiens* besonders gross war, soll das Ungeziefer derselben in die feinsten Häuser verschleppt worden sein.-

Etwa 10 Tage nach dem beschriebenen "Tag von Uster" ging in Dübendorf das Gerücht, es werden auch hier Franzosen einquartirt. Bald sah ich bei dem nahen Sekundarschulhause Stroh zuführen & Schulbänke herausnehmen. Ich erkundigte mich bei dem Vizepräsidenten des Gemeindrathes, Adlerwirth Pfister - der Präsident Arnold Bantli[248] war im Militärdienst abwesend - & erhielt den Bescheid: "Heute Abend kommen 300 Franzosen & 30 Mann Wache nebst einem Offizier, der bei ihnen einquartirt wird". Obgleich ich die Einquartirung des Wachpersonals in Privathäuser selbst vom militärischen Standpunkt nicht begreifen konnte, so traf ich doch die nöthigen Anstalten & suchte meine Schwiegermutter durch Trost zu beruhigen, dass der Krieg noch viel Schlimmeres bringen könnte. Nachmittags machte ich die gewohnte Rundfahrt bei meinen Patienten & fand dann richtig auf dem Heimweg schon vor dem Bethaus des Jünglingsvereins eine Gruppe französischer Soldaten, eine andre bei der Sekundarschule. In ersterem Gebäude wurden 50, im letztern 100 & in der Kirche 150 Mann untergebracht. Die Kirchenstühle hatte man alle im Chor auf einander geschichtet & neben den Taufstein einen alten Eisenofen gestellt, dessen langes Rohr durch ein Fenster des östlichen Schiffes hinausging. Der Boden in sämmtlichen Unterkunftslokalen wurde dick mit Stroh belegt.

Am 2. Tag schon wurde mir durch die Ortspolizei ein Mann der Internirten krank gemeldet. Als Wärter empfahl sich ein Steinkohlenarbeiter aus *S. Etienne*, Namens *Flachier Francisque* mit dem Beifügen, dass er schon in Besancon Spitaldienst geleistet & die Pocken überstanden habe. Bei der Ankunft im obgedachten Lazareth, das vorläufig mit einem Strohsack möbliert war, machte sich *Flachier* sofort an die Reinigung seines Patienten & zeigte auch im Verlauf viel Gewandtheit, war aber daneben etwas liederlich & unsauber.

Auf Betreiben des Hrn. Pfarrer Webers wurde bei Schulpfleger Attinger zur Rosenburg, Armenpfleger Denzler an der Glatt & im Hecht mit Standen [Zuber] & andern grossen Gefässen für sämmtliche Internierte ein warmes Bad improvisirt. Der Gemeindrath musste mir noch mehrere Strohsäcke & andre Spitalutensilien liefern, & Herr Lehrer Hotz im Gfenn stellte aus seinem Privatbesitz 2 vollständig ausgerüstete Betten sammt Bettstellen zu meiner Verfügung.

Die Verpflegung der Internirten geschah in Form des Ordinäre, wozu für die Kirchenbewohner die Waschküche des Pfarrhauses, für die übrigen diejenige des Zuckerbäckers Gossweiler im Städtli in Anspruch genommen wurde. Als Gemüse oder Gewürz suchten sich die Internirten nach Aufthauen des Bodens in allen Wiesen nach Löwenzahnwurzeln. Ausserdem wurde aus Privathäusern grosse Mengen Suppe, Kaffee & Kartoffeln gratis geliefert. Die mit Geld versehenen Unteroffiziere hatten jeden Abend ein regelrechtes Diner im Rosenbaum bei der Bahnstation.

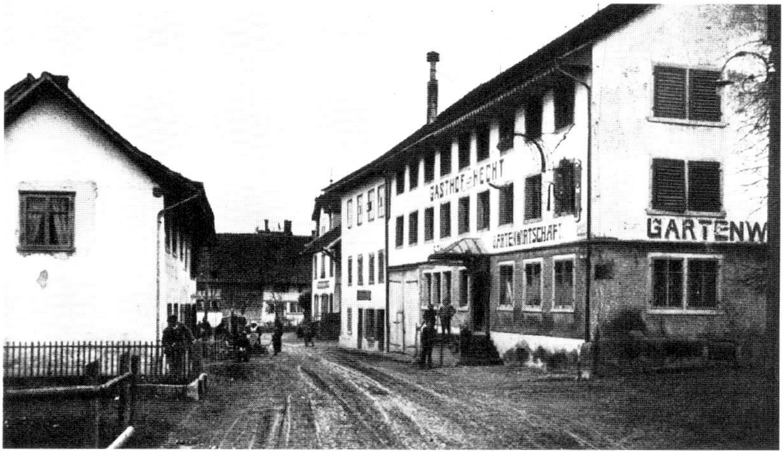

Abb. 22: Gasthaus zum Hecht, Dübendorf.
(PA Trachsler)

Die sämmtliche Wachmannschaft fand Kost & Logis im Hecht. Lieutenant Fehr war ein Instruktor von ungewöhnlicher Höflichkeit, aber des französischen gänzlich unkundig; sein Nachfolger Wunderli besass mehr Sprachkenntnisse, hingegen keine Spur von Pflichtgefühl.

Im Kellerraum des neuen Schulhauses befand sich das Arrestlokal, ein Schulzimmer wurde in Ermangelung der Kirche für den sonntäglichen Gottesdienst der Gemeinde benutzt. Die Internirten der grossen Mehrzahl nach Katholiken, hatten keine religiöse Versammlungen, wurden aber hin & wieder von Geistlichen (*aumôniers*) besucht, denen sie grosse Ehrfurcht bewiesen.

Als Lazareth diente das, dem Zuckerbäcker Gossweiler gehörige, damals leer stehende Haus in der Leepünt neben der jetzigen Sennhütte.

Auf bezügliche Anfrage erhielt ich von Dr. Weinmann in Winterthur, der die Oberleitung für den Gesundheitsdienst im Kanton Zürich hatte, den Auftrag, das

Cantonnement Dübendorf zu besorgen, wofür im Laufe der Zeit ein Taggeld von Fr. 10.- dekretirt wurde. Die abgegebenen Arzneien musste ich unter genauer Spezifikation extra verrechnen. Das Rapportwesen war ziemlich einfach & praktisch eingerichtet. Schwere, besonders kontagiöse Fälle mussten nach Zürich evakuirt werden, wo eine grössere Zahl von Lazarethen *ad hoc* eingerichtet war.

Während der 4 Wochen, durch welche das Cantonnement zu Dübendorf fortbestand, behandelte ich etwa 70 Mann der Internirten & einige von der Wachmannschaft. Obgleich ziemlich schwere Entzündungen der Atmungs- & Verdauungsorgane vorkamen, ereignete sich doch kein Todesfall. Erst nachträglich erfuhr ich, dass ein Typhuskranker, den ich nach Zürich evakuiert hatte, in dem Militärspital auf der Wollishofer Allmend gestorben sei.

Ueber die Zeit des sogenannten Tonhallekrawalls[249] (Hess, R., Memorandum über die Vorgänge vom 9.-12. März 1871 in Zürich.)verharrte ich auf meinem Posten, zumal da die amtliche Impfung der Kinder & der militärpflichtigen Mannschaft sowie meine Privatpraxis mich vollauf beschäftigten.

Pockenepidemie

Um dieselbe Zeit war, unabhängig von der französischen Internirung, in Egg eine Pockenepidemie ausgebrochen, die sich wie diejenige von Uster weiter verbreitete, so dass vielleicht der grösste Theil des Kantons von der Seuche befallen wurde. Der Bezirksarzt Werdmüller holte sich bei diesem Anlass einen sehr hartnäckigen Brustkatarrh, so dass mir, allerdings erst nach Aufhebung des Kantonnements Dübendorf, die Seuchenpolizei der grossen Gemeinde Uster ganz zufiel. Auch in Dübendorf, Fällanden, Schwerzenbach & Wangen brachten die Pocken mir viel Arbeit & viel Verdruss.

Militärdienst

Die letzten 10 Tage des April musste ich dann zur Abwechslung dem Miltärdienst widmen. Das Landwehrbataillon Nr. 1 (Konrad Bürkli[250]) bildete jetzt die Garnison, die seit dem Tonhallekrawall zur Sicherheit der Stadt Zürich & besonders der Regierung für nöthig befunden wurde. Der Kommandant hatte bestimmte Instruktionen für den Fall von Ruhestörungen, doch genügte zu deren Verhütung ein verschärfter Wachdienst. - Wenige Wochen nach unsrer Entlassung wurde die Kaserne in Brand gesteckt durch einen Knecht, der aus der hohen Versicherung seiner Fuhrhabe Gewinn zu ziehen hoffte.

Während meines letzten Militärkurses hatte ein gewisser Ulrich aus Küsnacht K. Schwyz, meine Praxis in so unordentlicher Weise besorgt, dass ich nachher keinen Assistenten mehr anzustellen wagte, bis mein Sohn Ernst sich einigermassen dazu eignete.

Die Geschäftslast & noch mehr der mit den amtlichen Verrichtungen zusammenhängende Verdruss, zu dem die materielle Entschädigung in keinem annehmbaren

Verhältniss stand, bewogen mich noch im gleichen Frühling zum Rücktritt von meiner Stelle als Bezirksarztadjunkt, was freilich meinem Vorgesetzten durchaus nicht einleuchten wollte & auch meinem Vater als Uebereilung vorkam.

Pirminsberg

Im Laufe des Sommers traf ich einmal im Bahnhof Zürich meinen ehemaligen Studiengenossen, Dr. August Zinn[251] aus Kaiserslautern, damals Direktor der S.gallischen Irrenanstalt S. Pirminsberg. Derselbe lud mich aufs dringendste zu einem Besuche seiner Anstalt ein.

Ich verband damit einen Ausflug nach Obstalden, wo meine Mutter wieder ihre Sommerfrische genoss. Abends in Ragaz angelangt, wurde ich von meinem Freunde am Bahnhof empfangen & obwohl das Wetter schön & die Entfernung gering war, in einer Droschke zum Quellenhof geführt, wo mir Zinn alte Einrichtungen zeigte & dabei von Jedermann mit grosser Ehrerbietung begrüsst wurde. Er stellte mich diesem & jenem vor, als ob auch ich ein grosser Herr wäre.

Der Architekt Simon[252] "Besitzer & Generaldirektor der Kuranstalt Ragaz-Pfäffers", ein Mann von kleinen Wuchse & grosser Energie, war damals der Angelpunkt des dortigen Weltverkehrs.

Als Zinn & ich uns von der eleganten Gesellschaft & rauschenden Musik etwas entfernt hatten & auf einer Gartenbank niedergelassen hatten, erzeigte sich eine grosse Uebereinstimmung in unsern Lebensansichten: Liebe zum ärztlichen Beruf & Bedauern, theils wegen eigner Unvollkommenheit, theils wegen äusserer Hindernisse nicht genug leisten zu können. Beim Nachtessen in dem ebenso geräumigen als prachtvollen Speisesaale des Quellenhofs hatten wir nebst Herrn Simon den Bundesrath Näf[253] & Architekt Kunkler[254] zu Tischgenossen. Als wir auf Religion & Dogmatik zu reden kamen, meinte Herr Simon, es könnte & sollte jeder Hausvater der Seelsorger seiner Familie sein. Meine Ansicht ging dahin, dass man Religion & Geistlichkeit nicht entbehren könne, dass aber die dogmatischen Fragen ebensowenig für das grössere Publikum diskutirbar seien, als die rein wissenschaftlichen Themata auf dem Gebiete der Medizin. College Zinn stimmte mir darin vollkommen bei.

In später Nachtstunde fuhren Zinn & ich nach Pirminsberg hinauf, wo er mir, erst beim Aussteigen, mein Quartier im Wirthshaus zur Taube anwies, weil seine Wohnung von andern Gästen besetzt sei. Am andern Morgen, aber erst nach Beendigung seiner Frühvisite holte er mich ab. Die Anstalt war, wie er mir erzählte, durch Umbau der alten Klosterräume nach seinem Plane eingerichtet worden. Die Gruppierung der Kranken richtet sich nicht nach ihren ökonomischen Verhältnissen, sondern nach ihrem Bildungsgrad & theilweise nach ihrer Krankheitsform. Das *no restraint system*[255] wird so konsequent durchgeführt, dass z. B. eine Zwangsjacke gar nicht vorhanden ist. Kleider & Schuhe sind bei Tobsüchtigen in einer Weise geschlossen, dass der Kranke sie nicht aufmachen kann; & dieser wird nur, wenn ein

Anfall von Tobsucht eintritt, von einem oder 2 Wärtern in die allseitig gepolsterte Tobzelle geführt, sobald er sich aber beruhigt hat, wieder in relative Freiheit gesetzt.

Im Festsaale zeigte mir Zinn an der Decke 3 Medaillons mit allegorischen Darstellungen der staatlichen, kirchlichen & ärztlichen Autorität, letztere bedeutend grösser als die beiden andern. Uebrigens sprach er sich über sein Verhältniss zu den Anstaltsgeistlichen beider Confessionen sehr befriedigt aus.

Beim Mittagessen stellte mir Zinn noch seine Familie vor, dann ging ich nach Ragaz hinunter & langte Abends wieder in Dübendorf an.

S. Pirminsberg war die erste Irrenanstalt, von der ich genauere Einsicht nahm; ich konnte daher keine Vergleiche anstellen, behielt aber im ganzen einen günstigen Eindruck davon.

1872 - Schulverhältnisse & Krankheiten der Kinder

Ein Jahr froher Hoffnungen & schwerer Sorgen. Meine Tochter Mathilde war schon längst von meinen Eltern eingeladen worden, zum Besuch der städtischen Sekundarschule bei ihnen Wohnung zu nehmen. So gern ich noch länger meine Kinder im eignen Haus behalten hätte, zögerte ich doch keinen Augenblick mit der Zusage, da der Sekundarlehrer in Dübendorf weder in Leistungen noch im Charakter meine Ansprüche befriedigte & ich auch in gesellschaftlicher Hinsicht eine andre Umgebung für das heranwachsende Mädchen wünschte. Dasselbe entwickelte sich dann auch unter der Leitung der Grossmama & Tante Nanny zu unser aller Freude. Kaum hatte Mathilde einige Wochen in Zürich zugebracht, als ihr Bruder Wilhelm, für sein Alter ungewöhnlich gross & schlank, an Typhoidfieber erkrankte & einige Wochen lang das Bett hüten musste. Zur völligen Erholung diente ihm dann ein Aufenthalt in Obstalden bei der Grossmutter Meyer. Während desselben wurde der jüngste, Ernst, von Hüftgelenkentzündung befallen. Seine sonst vortreffliche Gesundheit liess übrigens eine günstige Prognose zu. Ich fixirte die kranke Extremität durch eine Blechschiene mit Zeckengürtel, die von einem Spengler im Dorf angefertigt & mit Watte ausgepolstert, ihren Zwecke vollkommen entsprach. Die Vorderseite des Gelenks lag dabei frei, was zur Anwendung resorptionsfördernder Medikamente & zur fortwährender Controlle der Schmerzhaftigkeit vom grössten Nutzen war. Die Heilung erfolgte in 2 Monaten & wurde noch durch eine 8tägige Badekur in Mönchaltdorf[256] sicher gestellt. Im Herbst bekam wieder Wilhelm eine heftige Brustfellentzündung.

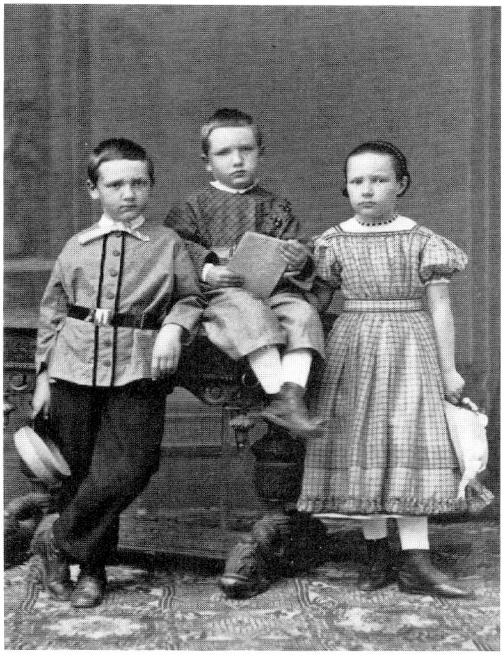

Abb. 23: Die Kinder (v. l.) Wilhelm, Ernst und Mathilde Meyer.
(PA Meyer-Abplanalp)

Pfarrer Wirz[257]

Um dieselbe Zeit, wo Ernst erkrankte, zog ein neuer Pfarrer in Dübendorf ein. Zu Anfang des Jahres hatte Pfarrer Weber seinen Rücktritt angezeigt. Manche Verdriesslichkeiten mit den Lehrern, der immer mehr sich zur Tagesfrage gestaltende Dogmenstreit innerhalb der evangelischen Landeskirche, die dieser Kirche ungünstige politische Strömung & die ungleiche Beurtheilung des Projektes, in Dübendorf einen neuen Kirchthurm & ein neues Geläute zu erstellen, hatten diesen Entschluss zur Reife gebracht.

Die erweiterte Kirchenpflege, deren Aktuar ich war, sollte einen neuen Pfarrer suchen. Nach Ablehnung anderweitiger Anfragen schlug ich den Pfarrer von Wildberg, Wirz, vor, von dem ich zwar weiter nichts wusste, als dass er der orthodoxen Richtung angehörte & der Schwiegersohn des sehr ehrwürdigen, mir seit vielen Jahren bekannten Dekan Breitinger[258] in Fehraltdorf war. Wirz wurde gewählt & traf sowohl beim Einzug in die Gemeinde als bei der Installation eine festlich freudige Stimmung des Volkes an. Als ich ihn zum ersten Male predigen hörte (über den Text: Eins ist noth) fiel mir der Contrast seiner starken Stimme & seines lebhaften Vortrags zu dem zurückhaltenden Tone des gewöhnlichen Gesprächs sehr auf, auch merkte ich bald, dass ich in gesellschaftlicher Beziehung nichts gewonnen hatte. Wollte ich im Pfarrhaus einen Besuch machen, so kam ich ungelegen; die Conversation wollte nie recht ziehen & drehte sich nur um Schulfragen & Kranke. Bezüglich der erstern äusserte sich Wirz meist bitter oder sarkastisch, den letztern fragte er nach, um ihr Vertrauen von mir auf sich selbst & seine homöopatische Kunst abzulenken. Ich komme später noch darauf zurück.

Eidgenössisches Schützenfest

Das eidgenössische Schützenfest das Jahres 1872 fand in Aussersihl statt & stellte sozusagen das gesammte Zürcher Volk auf den Kopf. Auf den Eisenbahnen dienten offene Güterwagen zum Personentransport & selbst alte Weiber aus dem Kellenland sollen auf bekränzten Leiterwagen nach der Hauptstadt gefahren sein, um die Herrlichkeit eines eidgenössischen Festschwindels mit anzusehen. Wer nicht hinging, galt für einen Sonderling, Menschenfeind oder Geizhals. Während Ernst im Bett lag, besuchte ich mit seinen Geschwistern den Festplatz, wo wir uns in einer Nachmittagsstunde wenigstens frei bewegen konnten & weder von vaterländischen Maulhelden noch von Taschendieben etwas zu leiden hatten. Die Dekoration des Festplatzes war in einzelnen Theilen hübsch, der Hauptsache nach kläglich.

1873 - 1875

Nachdem Wilhelm im März 1873 noch ein katarrhalisches Fieber[259] durchgemacht & sich in Brestenberg soweit als möglich davon erholt hatte, bezog er das Gymnasium in Zürich & kam zu meinem Bruder in Kost & Logis, so dass dem fröhlichen Ernst die Aufgabe allein zufiel, das Leben in meinem Hause zu erheitern. In den Ferien ging es dann wieder desto lauter zu, da wir nebst den eignen Kinder noch diejenigen meiner Geschwister, soweit sie Platz fanden, beherbergten.

Im Sommer 1873 machten wir einen eintägigen Ausflug nach Kappel im Toggenburg zu der mir befreundeten Familie Homberger, die früher in Dübendorf gelebt hatte.

1874 besuchten wir in Basel die Familie Herzog-Scheitlin, wo Wilhelm mehrere Tage blieb.

1875 ging ich mit den Söhnen nach Ragaz & Pfäffers, nachdem wir eine Nacht in Obstalden zugebracht hatten.

Mein gewöhnliches Sonntagsvergnügen war im Sommer der Besuch meines l. Vaters, der zu Fuss, womöglich auf grossen Umwegen, auf das Mittagessen zu mir kam & Abends mit der Eisenbahn oder wieder zu Fuss heimkehrte.

1876 - 1878 - Krankheit meines Vaters

Im Februar 1876 erkrankte mein Vater an *pleuritis*, wozu sich in der Folge Lungenschrumpfungen & Emphysem gesellte[260], doch konnte er im Sommer noch hie & da ausgehen, aber seine Kräfte waren für immer gebrochen.

Ernst geht ans Gymnasium

Zu Ostern ging auch Ernst ans Gymnasium ab & erhielt Kost & Wohnung bei meinem Schwager von Wyss. Mathilde kehrte für einige Monate ins Vaterhaus zurück, während welcher Zeit ich Erkundigungen über Mädchenpensionate in der französischen Schweiz einzog. Der ebenso ausführliche als empfehlende Bericht der Familie Biedermann-Guyer in Winterthur, welche schon seit längerer Zeit ihre ältste Tochter in Aigle untergebracht hatte, bestimmte mich, ihrem Beispiel zu folgen.

Madame Martin, Aigle

Madame Anaïs Martin aus Lyon war in Klöstern erzogen worden & hatte erst im 17. Lebensjahr von Protestanten eine Bibel zu sehen bekommen. Das Studium derselben legte ihr die Irrtümer des katholischen Kirchenregiments so klar vor Augen, dass sie unter schweren Kämpfen mit ihrer Familie & dem Klerus sich zum Uebertritt in die evangelische Kirche entschloss (*Convertion d'une dame catholique. Lausanne, Bridel.*). Sie heiratete dann einen reformirten Geistlichen, der eine Zeit lang französischer Pfarrer in St. Gallen war, & später ein Töchterinstitut in Aigle gründete. Nach seinem Tode führte es die Wittwe mit ihrer Tochter weiter. Letztere verheiratete sich nach Mailand zu Anfang des Jahres 1876.

Am 1. September Morgens 6 Uhr trat ich mit Mathilde die Reise nach Aigle an. In Lausanne hielten wir Mittagsrast & besuchten Fanny v. Wyss. Gegen 6 Uhr Abends in Aigle angelangt, präsentirten wir uns eine Stunde später der Frau, in die ich so grosses Vertrauen setzte. In der That machte mir dieselbe einen sehr guten Eindruck. Ich überzeugte mich, dass sie ihre Aufgabe gründlich kenne & mit Gaben des Geistes & Gemüths gleich gut ausgestattet sei. Durch die Traditionen meiner Väter war ich sonst weder für das französische Volk noch für die Pensionen im Welschland günstig gestimmt.

Die erfrischenden Eindrücke, die am andern Morgen der herrliche Anblick der *Dent du Midi*, die malerische Umgebung von Aigle & das muntere Wesen der Martha Biedermann auf mich machten, erleichterten mir den Abschied. Nach 9stündiger Eisenbahnfahrt langte ich ohne besondere Ermüdung, wieder in Dübendorf an. Hier begann nun ein sehr stilles Leben in meinem Hause, das nur zur Ferienzeit der Söhne & ihrer Vettern einige Abwechslung erfuhr.

Ablebendes Vaters

Im Oktober holte mich eines Abends mein Neffe Fritz Meyer[261] in einer Droschke nach Zürich, weil mein Vater auf der Treppe des Museums, wo er die Zeitungen zu lesen pflegte, gefallen war & eine Contusion am Kopf erlitten hatte. Es war dies sein letzter Ausgang. Zwar erholte er sich von dem Unfalle wieder so weit, dass er nach etwa 14 Tagen in meiner Begleitung den Garten betreten & sich an Sonnenschein & frischer Luft erquicken konnte. Bald darauf wurde aber die

Witterung zu unfreundlich & selbst das Auf- & Absteigen der 2 langen Treppen zwischen Wohnung & Arbeitszimmer wurde dem geistig immer noch frischen Greise zu mühsam. Er verliess endlich die Stube, in der er 30 Jahre lang seine literarischen Liebhabereien gepflegt hatte, für immer & richtete sich mit einem Theil seiner Bibliothek im obern Stocke des Hauses ein.

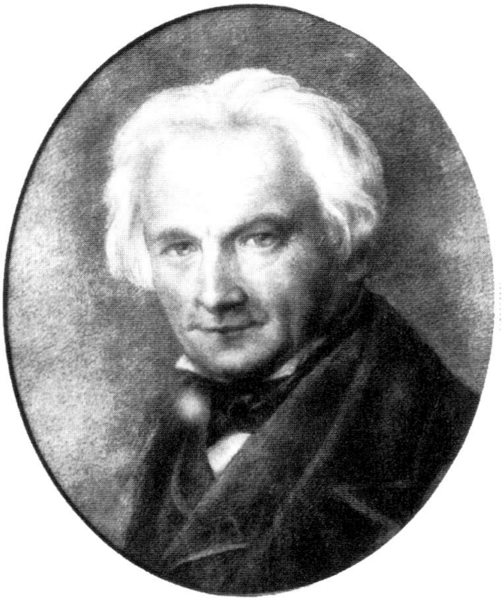

Abb. 24: Wilhelm Meyer-Ott (1797-1877).
(Privatbesitz Zürich)

Die Sorge um den lieben Vater & die Sehnsucht nach der abwesenden Tochter, von der übrigens immer sehr gute Berichte eingingen, bedrückten mein Gemüthe im hohen Grade. Im Dezember griff die Ungunst der Witterung auch meine körperliche Gesundheit an & ich musste 8 Tage lang, meist an Zahnschmerzen leidend, zu Hause bleiben.

Am Weihnachtsfeste fehlte in Dübendorf die liebe Mathilde, in Zürich, wo Schwager Moritz uns empfing, der theure Vater. Man brachte ihm die Geschenke zum Abendessen, er äusserte Freude darüber, zugleich aber den Wunsch, das neue Jahr nicht mehr antreten zu müssen. Obwohl Brustbeklemmung, Schwäche & andre Beschwerden stetig zunahmen, erschöpften sich die letzten Kräfte erst in der Nacht vom 5.-6. März 1877. Da meine Mutter & Geschwister, besonders die seelenstarke Schwester Nanny schon seit längerer Zeit die Nachtwache besorgt hatten, blieb ich nun, am Abend des 5. ans Krankenbett gerufen, der einzige Zuschauer der letzten Leidensstunden. Im schwersten Todeskampfe erinnerte sich der edle Mann noch dankend der schönen Tage, die er in meinem Hause zugebracht habe.

Am Morgen kehrte ich nach Dübendorf zurück, während mein Bruder für Todesanzeigen & Beerdigung sorgte. Obwohl mein Vater in Geldsachen äusserst pünktlich gewesen war, hinterliess er kein Testament. Uebrigens gehörte der grösste Theil des Vermögens, über welches meine Eltern verfügten, der Mutter. Diese setzte nun dem väterlichen Antheil eine beträchtliche Summe zu, wodurch jeder von uns in eine unabhängige Lage kam. Das Formelle an dieser Ausrichtung besorgte mein Bruder als nunmehriger Sachverwalter der Familie, mit Hülfe des rechtskundigen Schwagers v. Wyss. So lange Mathilde noch in Aigle blieb, konnte ich über die Neugestaltung meiner Finanzen nicht recht ins Klare kommen, begehrte aber auch nicht, auf einem andern Fusse als bisher zu leben.

Einige Abwechslung in mein häusliches Stillleben brachte mir im Mai die älteste Tochter des Herrn Brütsch in Wangen, die nun mehr die Sekundarschule in Dübendorf besuchte & desshalb das Mittagessen in meinem Hause genoss. Ihre sämmtlichen Geschwister folgten in den nächsten Jahren, so dass wir zeitweise der 2 bis 3 gleichzeitig am Tisch hatten. Am Kostgeld durfte ich allerdings keinen Gewinn suchen, aber die Kinder hielten sich musterhaft & wenn sie dabei an Ordnung & gefällige Umgangsformen gewöhnt wurden, so darf ich mir schmeicheln, ihren künftigen Lebensweg etwas erebnet zu haben. Uebrigens bezeugten mir auch ihre Eltern von Zeit zu Zeit durch ein Geschenk an Fleisch oder andern Esswaren, dass sie meine Gefälligkeit zu schätzen wussten.

Gesundheitskommission

Zu Anfang des Jahres 1877 hatte das Zürcher Volk ein Gesetz betreffend öffentliche Gesundheitspflege angenommen, wodurch die früher nie dagewesenen örtlichen Gesundheitskommisionen geschaffen wurden. In kleinern Gemeinden übernahm der Gemeindrath die Funktion derselben, in grössern wurde eine besondere Behörde gewählt, deren Präsident jedoch vom Gemeindrath aus seiner Mitte zu wählen war.

Die Gemeinde Dübendorf entschied sich für eine besondre Commission, die sofort mit offnem Mehr vom Volk erwählt wurde. Nebst den Herren Bezirksrichter Bantli, Lehrer Hauser & meiner Wenigkeit fiel die Wahl noch auf den Gemeindammann Heinrich Pfister, der von seinem, wenn auch weniger groben Gesinnungsgenossen, Hechtwirth Pfister vorgeschlagen wurde. Das Präsidium erhielt der Gemeinderathspräsident Jakob Weber[262], ein Landwirth, der wenigstens so ehrlich war, seine Schwäche auf dem bürokratischen Gebiet einzugestehen.

Die Commission machte in ihrer ersten Sitzung mich zum Vizepräsidenten, den Gemeindammann zum Aktuar. Wäre derselbe etwas vernünftiger & bescheidener gewesen, so hätte er sich die Wahl in diese Commission überhaupt verboten mit

Hinweis auf seine sonstigen Amtsgeschäfte, denen er ohnehin nicht recht gewachsen war. Aber er suchte & fand ein neues Feld für seine Intriguen, & was ihm auch an Sachkenntniss fehlte, das ersetzte er durch Grobheit & schlechte Witze. So verleidete mir derselbe den Versuch öffentliche Vorträge über Gesundheitspflege zu halten, im ersten Mal durch läppische Kritik, im zweiten durch demonstratives Verlassen des Zimmer während meines Vortrages.

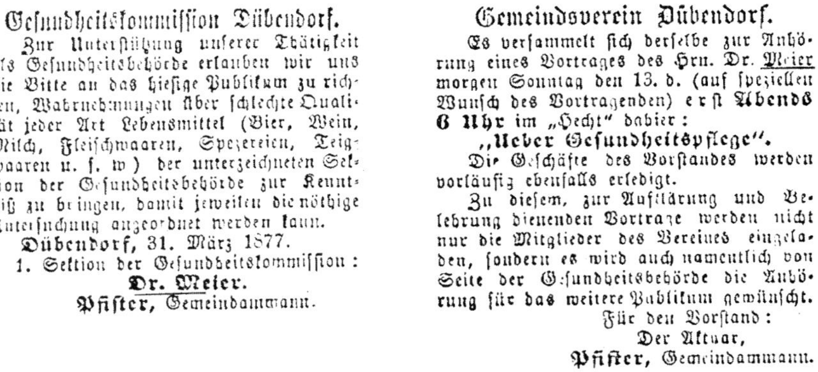

Gesundheitskommission Dübendorf.

Zur Unterstützung unserer Thätigkeit als Gesundheitsbehörde erlauben wir uns die Bitte an das hiesige Publikum zu richten, Wahrnehmungen über schlechte Qualität jeder Art Lebensmittel (Bier, Wein, Milch, Fleischwaaren, Spezereien, Teigwaaren u. s. w) der unterzeichneten Sektion der Gesundheitsbehörde zur Kenntniß zu bringen, damit jeweilen die nöthige Untersuchung angeordnet werden kann.

Dübendorf, 31. März 1877.

1. Sektion der Gesundheitskommission:

Dr. Meier.

Pfister, Gemeindammann.

Gemeindsverein Dübendorf.

Es versammelt sich derselbe zur Anhörung eines Vortrages des Hrn. Dr. Meier morgen Sonntag den 13. d. (auf speziellen Wunsch des Vortragenden) erst **Abends 6 Uhr** im „Hecht" dabier:

„Ueber Gesundheitspflege".

Die Geschäfte des Vorstandes werden vorläufig ebenfalls erledigt.

Zu diesem, zur Aufklärung und Belehrung dienenden Vortrage werden nicht nur die Mitglieder des Vereines eingeladen, sondern es wird auch namentlich von Seite der Gesundheitsbehörde die Anhörung für das weitere Publikum gewünscht.

Für den Vorstand:

Der Aktuar,

Pfister, Gemeindammann.

Abb. 25: Bekanntmachungen der Gesundheitskommission von Dübendorf (1877).
(Heimatbuch Dübendorf, 1977)

Die Leistungen der Gesundheitskommission Dübendorf waren in den ersten 2 Jahren bald wegen Nichterscheinens einzelner Mitglieder, bald wegen versäumter Arbeit gleich Null.

Zu Ende August 1877 holte ich meine Tochter aus Aigle zurück. Ob der dortige Aufenthalt ihr mehr war als ein angenehmes Uebergangsstadium aus dem Alter des Backfisches in das der Jungfrau, mag dahingestellt bleiben. Ihren natürlichen Frohsinn hatte sie glücklicherweise beibehalten & erheiterte von nun an mein Haus im Sommer durch Heranziehen liebenswürdiger Freundinnen, im Winter durch gemeinsame, theils französische, theils deutsche Lektüre, wozu ich freilich den Stoff nicht immer nach ihrem Geschmacke auswählte.

Bruch mit Pfr. Wirz

Gegen Ende des J. 1877 führte das ungemüthliche, nur äusserlich anständige Verhältniss zwischen Pfarrer Wirz & mir zum offenen Bruch. Schon lange war mir zugetragen worden, der Pfarrer pflege bei Krankenbesuchen meine Massregeln zu kritisiren & sich selbst als homöopathischer Arzt anzubieten. Der Bezirksarzt fand zwar, das sei nicht in Ordnung, wollte aber erst nach objektiver Feststellung der

Thatsachen einschreiten. Als ich nun zu der oben erwähnten Zeit eine Frau Z. durch mehrere Wochen an Melancholie behandelt hatte, gestand mir dieselbe einmal, dass sie nicht mehr meine Verordnungen gebraucht, sondern vom Herrn Pfarrer kleine Körnchen erhalten & eingenommen habe. Ich erkannte dieselben sofort als homöopathische Pillen & machte dem Bezirksarzt Anzeige. Derselbe verlangte, dass ich schriftliches Zeugniss von den Betheiligten, oder aber die Pillen selbst, die übrigens in irgend einer alten Schachtel ohne Signatur aufbewahrt waren, beibringe. Im Hause der Patienten wollte Niemand der Ankläger des Herrn Pfarrers sein & ich wurde ersucht, mich an diesen selbst zu wenden.

Das that ich dann in der Weise, dass ich ihm eine schriftliche Erklärung, er habe zu wiederholten Malen & neulich bei der Frau Z. homöopathische Praxis betrieben, abforderte & dem Bezirksarzt zusandte.

Obwohl ich von direktem Schaden, den die Homöopathie[263] schon angerichtet hätte, keine zuverlässige Kenntniss besass, so liess ich mich in diesem Falle durch folgende Erwägungen leiten:

1) Das zu Kraft bestehende Medizinalgesetz des Kantons Zürich gestattete die Ausübung der ärztlichen Praxis nur denjenigen Personen, die in einer Staatsprüfung sich über die nöthigen Kenntnisse ausgewiesen haben.

2) Die praktische Medizin kann nicht als Spielerei oder Nebenbeschäftigung betrieben werden, da die ganze Zeit & Kraft eines Mannes kaum hinreicht, einige Sicherheit darin zu gewinnen.

3) Die Homöopathie ist ein Truggebilde, weil sie nicht auf Anatomie & Physiologie, den einzigen wissenschaftlichen Grundlagen der Medizin beruht.

4) Wenn auch eine homöopathische Behandlung an sich unwirksam & darum nicht direkt schädlich ist, so verschuldet sie doch in vielen Fällen eine unheilvolle Versäumniss, indem die günstige Frist zu rationellem Eingreifen unbenützt verloren geht.

5) Wer dem Volke den Glauben beizubringen sucht, dass der homöopathische Dilettantismus dem Wirken eines geschulten, erfahrenen & gewissenhaften Arztes gleichwerthig oder gar vorzuziehen sei, greift die Ehre des ärztlichen Standes an.

Das alles konnte & musste Pfr. Wirz, der im übrigen eine vielseitige Bildung besass, wissen, & unter dieser Voraussetzung war ich wol berechtigt, sein Verfahren als eine Chikane gegen mich aufzufassen.

Diesen Verdacht wies er zwar mit Entrüstung zurück, benahm sich aber bei unsrer Unterredung so leidenschaftlich, dass ich annehmen musste, er mache auf meine Achtung keine weitern Ansprüche.

Da ich um dieses Umstandes willen die langjährige Freundschaft mit der Familie Breitinger nicht hätte aufgeben wollen, besuchte ich, freilich erst einige Monate später, den im Pfarrhaus Dübendorf wohnenden Herrn Dekan Breitinger wieder, vernahm jedoch bald nachher, dass er an Wassersucht leide & von einem homöopathischen Arzte in Zürich behandelt werde. Von nun an brach ich den Verkahr ab, der ehrwürdige Greis starb dann etwa 11 Monate später nach meiner

Auseinandersetzung mit seinem Schwiegersohne. Auf erhaltene Anzeige nahm ich zwar an dem in Fehraltdorf stattfindenden Leichenbegräbniss nicht theil, richtete aber ein kurzes Beileidschreiben an den Sohn, Prof. B.[264] in Zürich.

Ins gleiche Jahr 1878 fielen keine aussergewöhnlichen, mich speziell berührende Ereignisse. Nur schien es mir, als ob die fortwährenden Chikanen des Gemeindammanns betr. Gesundheitspolizei, dann der schnöde Undank mancher Patienten & überhaupt all die kleinen Nörgeleien, die das tägliche Leben mir von Seiten meiner Mitmenschen im offiziellen & Privatverkehr brachte, mein Gemüth mehr affizirten als sonst. Ich lebte mich in den Gedanken hinein, dass ich nicht mehr nur auf Gewinn, sondern selbst auf blosse Entschädigung für meine Berufsarbeit verzichten & dieselbe eben bloss als eine Lebensaufgabe betreiben müsse, die zu entbehren mir freilich schwerer gefallen wäre als alle übrigen Widerwärtigkeiten.

1879 - 1883

Ein langer, schneereicher Winter & rauher, nasser Frühling brachten mir Arbeit genug, um meine deprimirte Gemüthsstimmung wieder zu heben; auch blieb meine leibliche Gesundheit ungestört. Doch schaute ich im Februar nicht eben mit grosser Genugthuung auf das seit Erlangung des Doktorgrades verflossene Vierteljahrhundert zurück. Es ist eben gar schwer, seinen eignen Werth richtig zu ermessen & das Urheil andrer gehörig zu würdigen. Uebermässige Bescheidenheit schmälert das Selbstbewusstsein, die Grundlage der Thatkraft, während Eitelkeit & Ehrgeiz bisweilen grosses zu Stande bringen, aber gegen Enttäuschung & Undank äusserst empfindlich sind. Und wo ist die Grenze zwischen Pflichttreue & Gewinnsucht, zwischen Gutmüthigkeit & Charakterschwäche?

Im Juli 1879 besuchte ich meinen Freund Kürsteiner in Gais. Bald nachher machten meine Söhne ihre Ferienreise eben dahin, wurden aber leider durch ungünstiges Wetter von grössern Unternehmungen abgehalten.

Für meine persönlichen Beziehungen war dieses Jahr in sofern noch von Bedeutung, als Gemeindammann H. Pfister nach dem Tode seines ältesten Sohnes, dessen Behandlung er mir natürlich nicht erleichtert hatte, der Schwindsucht anheimfiel & starb. Sein Nachfolger als Gemeindammann & als Mitglied der Gesundheitskommission wurde durch Ueberstimmung eines andern Vorschlags von meiner Seite Jakob Pfister in der Birchlen. Dieser hatte sich früher als Schulverwalter in hohem Grade kompromittirt, so dass ich in seine Gewissenhaftigkeit wenig Vertrauen setzte. Und in der That, als zu Anfang des Jahres 1882 bei der Milchkontrolle sein Vater wegen Fälschung gebüsst werden sollte, benahm sich der Sohn so, dass ich nach Ablauf der zweiten Amtsdauer im Sommer 1883 eine Wiederwahl in die Gesundheitskommission defintiv ablehnte.

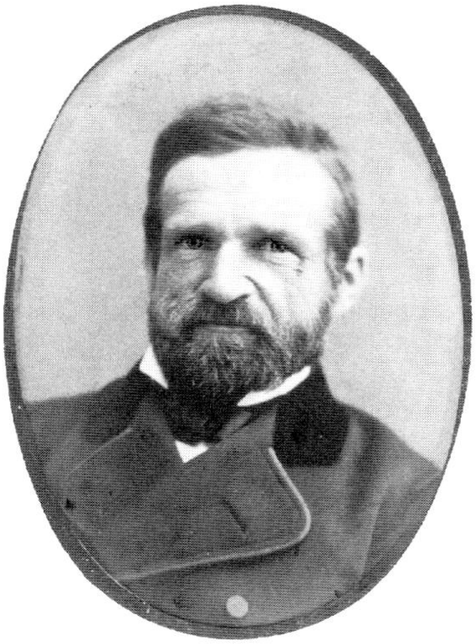

Abb. 26: Wilhelm Meyer, im Alter von ca. 50 Jahren.
(PA Meyer-Abplanalp)

Wilhelms Universitätsstudien

Im Herbst 1879 wurde mein Sohn Wilhelm nach glänzend bestandener Maturitätsprüfung an der philosophischen Fakultät 1. Sektion der Zürcher Hochschule immatrikulirt. Schon am untern Gymnasium waren seine Neigungen & Anlagen zur Philologie in eminenter Weise zu Tage getreten, & als er zur Einsicht gelangte, dass der Einzelne nicht das Gesammtgebiet einer Wissenschaft umfassen könne, concentrirte er seine Arbeit hauptsächlich auf Sprachvergleichung & romanische Sprachforschung.

Nach 4 Semestern genügte ihm die heimatliche Lehranstalt nicht mehr, er verbrachte dann weitere 3 Semester in Berlin & promovirte im Frühling 1883 zu Zürich *summa cum laude*.

Ernsts Krankheit & Uebergang an die Hochschule

Unterdessen waren mit seinem Bruder Ernst noch grössere Veränderungen vorgegangen. Bald nach Wilhelms Abreise erkrankte jener, noch als Schüler der 2. Klasse des obern Gymnasiums an entzündlichen Erscheinungen im Gebiet des Rückenmarks. Die lange Dauer & wiederholte Rückfälle seines Leidens, sowie eine Erholungskur in Mammern hielten ihn vom weitern Schulbesuch ab, doch bestand er im Herbst 1882 das Maturitätsexamen & ging dann an die Universität über. Er hatte sich von freien Stücken zum Studium der Medizin entschlossen & die ganze hatte sich von freien Stücken zum Studium der Medizin entschlossen & die ganze Verantwortung dafür auf sich genommen. Die propädeutischen Fächer waren damals an der neuen Genfer Universität weit besser vertreten als in Zürich, allein neben andern Gründen bestimmte mich die Sorge um die Gesundheit des lebensfrohen Studenten denselben einstweilen in der Vaterstadt zu belassen. Ich hoffte davon auch für mich auf etwelchen wissenschaftlichen Gewinn.

Aerztliche Bezirksgesellschaft

Ein solcher musste mir doppelt wünschenswerth erscheinen, da die ärztliche Bezirksgesellschaft, der ich fast 25 Jahre angehört hatte, nachgerade meinem Geschmacke nicht mehr entsprach. So lange noch keine oder nur wenige Eisenbahnen vorhanden waren, kamen die Landärzte zu Fuss oder mit dem eignen Pferde an den Versammlungsort, konnten sich also mit der Zeit des Kommens & Gehens theils nach den Statuten, theils nach persönlichen Interessen richten. Durch die Vermehrung der Eisenbahnen aber & noch aus andern Gründen kam die Romantik von Ross & Wagen bei vielen ausser Gebrauch. Ein gleichzeitiges Zusammentreffen aus verschiedenen Richtungen verhinderte der Fahrplan der Eisenbahn; die einen waren zu früh auf dem Platze, andre mussten länger bleiben als ihnen lieb war. Für die eigentliche Sitzung war damit nichts gewonnen, hingegen wurde das partielle Beisammensein vor oder nach derselben mit Jassen oder Kegeln, auch wol mit übermässigem Kneipen & Zotenreissen ausgefüllt, je nach dem Geschmacke des Präsidenten.

Neben dieser Herabsetzung der Standes<u>würde</u> kamen die Standes<u>interessen</u> in einer Weise zur Sprache, der ich ebenfalls nicht zustimmen konnte. Man berieth eine neue Taxordnung im Sinne allgemeiner Erhöhung unsrer Forderungen, & wollte alle Mitglieder zur Handhabung des durch die Gesellschaft festgesetzten Tarifs verpflichten.

Mit solch schablonenmässigem Verfahren war aber meines Erachtens weder uns Aerzten noch dem Publikum gedient, da ja der wirkliche Werth unsrer Leistungen in den einzelnen Fällen ebenso grossen Schwankungen unterliegt wie die ökonomischen Verhältnisse der Kranken. Die Freiheit in der Rechnungsstellung befähigt uns weit mehr zur Rücksichtnahme auf bedürftige Patienten & überhaupt zu einer idealern Auffassung unsers Berufes. Auch lehrt die Erfahrung, dass eine minutiöse

Spezifikation, wie sie z. B. für die Armenarztrechnungen im Kanton Zürich vorgeschrieben ist, uns die widerlichsten Zänkereien mit gewissen Armenbehörden nicht erspart.

Aerztliche Rechnungsstellung

Die Grundsätze, an die ich mich im Laufe der Zeit gewöhnt habe, sind die folgenden:

1) Man beginne mit einer möglichst niedrigen Einheitstaxe für Arzneien, Besu-

che & Operationen, & erhöhe dieselbe allmälig bis sich Klagen darüber hören lassen.

2) Man stelle alle Rechnungen in möglichst runden Summen aus, bei kleinen Beträgen in ganzen Franken, bei grössern auf 5-10 Fr. nach oben oder unten abgerundet, je nach den Verhältnissen & der muthmasslichen Erkenntlichkeit des Schuldners. Dadurch wird die Buchführung wesentlich vereinfacht & Reklamationen am leichtesten vermieden. Wo solche dennoch stattfinden, muss man sie mit möglichster Gemüthsruhe widerlegen & dem Reklamanten zu verstehen geben, dass unsre Existenz nicht von seiner Persönlichkeit allein abhange.

3) Man versende die Rechnungen jährlich & warte mit dem Rechtstrieb in der Regel nicht länger als 2 Jahre. Kleine Posten können bei gutem Willen meistens abgezahlt werden; lässt man sie aber zu einer grossen Summe sich anhäufen, so gibt es einen leeren Pfandschein.

4) Dass man seine Forderungen nicht zu hoch stellt, dafür sorgen die Konkurrenten & das Publikum. Verlangt man aber zu wenig & leistet dabei doch etwas tüchtiges, so wird die Geschäftslast unerträglich, & an die Stelle wissenschaftlicher Gründlichkeit & technischer Sorgfalt tritt die blosse Routine, das Blendwerk des Charlatanismus.

5) Bei grössern Beträgen muss man sich meist mit successiven Abzahlungen begnügen & oft den Beweis des guten Willens höher anschlagen als die That.

Es gibt freilich keine Grundsätze, mit denen man es allen Leuten recht machen kann, & die Volksgunst wechselt wie das Wetter. Ueber die Frage, warum eine ärztliche Praxis im Laufe der Zeiten bald grössern, bald kleinern Umfang annimmt, liessen sich Bücher schreiben. Die mitspielenden Faktoren sind theils subjektiver Art, theils müssen sie in der Zahl & der Quantiät der Konkurrenten, in den socialen & ökonomischen Verhältnissen der Kundsame, in den Einflüssen der Witterung &.s.w. gesucht werden.

Abgang des letzten Pferdes

Im Sommer 1882 waren meine Geschäfte zwar nicht in der Zahl, wol aber dem Raume noch so beschränkt, dass mein Pferd nur wenig dafür in Anspruch genommen wurde. Für einen strengern Gebrauch taugte es freilich im Alter von 19 Jahren auch nicht mehr. Allerlei Schwierigkeiten mit seinem Unterhalt, wobei das Geld nicht einzig in Frage kam, bestimmten mich daher im Herbst des genannten Jahres, das treue Thier zum Schlachten weg zu geben & einstweilen durch kein andres zu ersetzen.

Landesausstellung

Das Hauptereigniss für weiteste Kreise war im Sommer 1883 die schweizerische Landesausstellung in Zürich. Dieselbe liess an Grossartigkeit der äussern Ausstattung sowol als des Inhalts nach Massgabe ihres Ursprunges & Zweckes nichts zu wünschen übrig. Alle Erzeugnisse vaterländischer Kunst & Wissenschaft aus Vergangenheit & Gegenwart waren da vertreten, um theils die Neugierde des schaulustigen Publikums, theils den Nachahmungstrieb strebsamer Geister zu befriedigen. Besonders sollte die Leistungsfähigkeit schweizerischen Gewerbefleisses dem In- & Ausland recht deutlich vor Augen treten. Ueber die Zweckmässigkeit einzelner Einrichtungen & den Werth mancher Ausstellungsgegenstände, namentlich aus dem Gebiete der schönen Künste, wurden verschiedene Meinungen laut. Aber wer irgend die Mittel dazu aufbringen konnte, besuchte die Ausstellung so oft als möglich, weil man immer wieder etwas neues entdeckte oder am schon Gesehenen wieder neuen Reiz fand. Mich sprachen vornehmlich die geographischen & naturwissenschaftlichen Objekte an, die ja die Eigenart unsers Vaterlandes ganz besonders zum Ausdruck bringen.

Mit zahllosen öffentlichen Concerten, Illuminationen &.s.w. die den ganzen Sommer zu einer ununterbrochenen Festlichkeit gestalteten, war ich weniger einverstanden, da sie doch für viele eine unüberwindliche Versuchung zu unverantwortlichem Zeit- & Geldaufwand mit sich brachten. Aus ähnlichen Gründen missfiel mir die dem Schluss der Ausstellung folgende Lotterie.

Hochschuljubiläum

Das 50jährige Jubiläum der Zürcher Universität wurde nicht am 29. April als eigentlichem Stiftungstage gefeiert, sondern zu Anfang des Monats August, theils der Ferien wegen, theils auch um den auswärtigen Gästen den gleichzeitigen Besuch der Landesausstellung zu ermöglichen. Das Fest dauerte 2 Tage, doch nahm ich nur an der Dampfschifffahrt & am Bankett theil, wobei sich allerdings viel Gelegenheit zur Erneuerung alter & zur Anknüpfung neuer Bekanntschaften bot. Beim Fackelzug figurirte mein Sohn Ernst als berittener Bannerträger der medizinischen Fakulät.

Pfarrer Wirz †

Im Oktober wurde ich von meinem langjährigen Widersacher, Pfr. Wirz, durch dessen Tod befreit.

Mathilde verlobt

Das für meine Familie wichtigste Ereigniss des Jahres 1883 war die Verlobung meiner lieben Tochter mit Ernst Walder[265], Gymnasiallehrer & Rektor in Frauenfeld. Die seit 3 Jahren im Stillen genährte Neigung fand damit ihren öffentlichen Ausdruck. Mir war der Bewerber persönlich ganz unbekannt, & bevor ich ihm die Antwort meiner Tochter überbrachte, konnte ich nur sehr oberflächliche Informationen über ihn & seine Familienverhältnisse einholen. Glücklicherweise lauteten dieselben durchaus günstig & wurden später von den verschiedensten Seiten bestätigt. Uebrigens stand mir gar kein Einspracherecht zu & ich tröstete mich meiner Mutter gegenüber mit der Aeusserung: "Lieber ein Gelehrter als ein Bankier." Im Gefühl der Vaterpflicht verzichtete ich nun auf die Erheiterung, die mir & meinem Hause bisher zu Theil geworden war, & ertheilte dem jungen Paar meinen Segen.

1884

Die wiederholten Besuche des Bräutigams & die im Februar erfolgte Rückkehr meines Sohnes Wilhelm aus Italien brachten manche Abwechslung in mein häusliches Stillleben. Der Abschied von der lieben Tochter fiel mir allerdings schwer, doch konnte ich ihrem Hochzeitsfeste am 16. April mit Freude beiwohnen. Die allgemeine Heiterkeit erlitt keinen Abbruch durch die vernünftige Beschränkung der Tafelgenüsse. Zu grosser Beruhigung diente mir die sichere Aussicht, meine Lieben zu jeder Zeit besuchen zu können & von ihnen besucht zu werden. In der That vergingen während ihres Aufenthaltes in Frauenfeld selten mehr als 6 Wochen, ohne dass wir uns sahen.

Wegzug der Familie Brütsch

Aus Gründen, deren Erörterung mir nicht zusteht, wurde die Familie Brütsch nach 20jährigem Dienste aus der Anstalt Wangen entlassen. War auch das freundlichste Verhältniss, das sich im Laufe der Zeiten zwischen uns entwickelt hatte, durch die divergenten Ansichten über Pfr. Wirz etwas erkaltet, so achteten wir uns gegenseitig & ich habe mich später noch überzeugen können, welche Anhänglichkeit die Wittwe & die so zu sagen unter meinen Augen gebornen & aufgewachsenen Kinder des bald nachher verstorbenen Hausvaters mir bewahrt haben.

1885

Dieses Jahr brachte mir verschiedene Mahnungen, dass ich das mittlere Lebensalter überschritten habe & schon 2 Generationen vorangegangen sei.

Heinrich Landolt †

Im Januar starb mein Jugendfreund Heinrich Landolt, alt Stadtrath. Schon längere Zeit krank, hatte er im Dezember noch einmal die Sonntagskameraden bei sich versammelt & erlag dann wenige Wochen später einem Nierenleiden.

Paul Meyers[266] Hochzeit

Um dieselbe Zeit wohnte ich der Hochzeitsfeier meines Neffen Paul Meyer bei. Als Gymnasiallehrer in Bern hatte er sich eine dortige Bürgerin zur Lebensgefährtin gewählt. Mit Rücksicht auf die beiderseitigen Familien fand die Trauung in Aarburg statt & zwar im Gasthof zur Krone, da bei dem rauhen Winterwetter die Kirche für einige Theilnehmer zu weit entfernt gewesen wäre. Wie bei der Hochzeit meiner

Tochter wurde auch hier der höhere Luxus vermieden. Gleichwol unterhielt man sich sehr gut & die Feststimmung half leicht über den Unterschied der Umgangsformen zwischen "Athen & Sparta" weg.

Emma Walder[267] geboren

Am 29. Januar wurde in Frauenfeld meine erste Enkelin geboren. Die junge Mutter erholte sich rasch, so dass nach 4 Wochen im Beisein sämmtlicher Geschwister aus Zürich, Schönenberg & Aarau die Taufe gefeiert werden konnte.

Reisen der Söhne

Im März ging mein Sohn Wilhelm behufs literarischer Forschungen nach Venedig, Ernst rückte in dei Infantrierekrutenschule zu Bellinzona ein, erkrankte jedoch nach kurzer Zeit & kam zu Ostern wieder heim. Auch die Familie Walder mit dem kaum 10 Wochen alten Töchterchen, das vorsichtshalber noch vorher geimpft worden war, brachte die Frühlingsferien in meinem Hause zu. Am Sechseläuten präsentirte ich der Zunft zur Schmide meine Söhne sammt dem Tochtermann. Es war wol das einzige Mal, dass wir so selbviert anrückten.

Diethelm Meyer[268] in Dynhard

Im Mai wurde mein Neffe Diethelm Meyer als Pfarrer in Dynhard installirt. Ich erfreute mich dabei an dem frischen Auftreten, womit sich der junge Geistliche seiner Gemeinde empfahl & ihr die nöthigen Mahnungen ertheilte.

Im Sommer brachte ich 2 Tage in Gais zu & besuchte bei diesem Anlass auch die Familie Brütsch in S. Fiden.

Der Winter wurde für mich ausserordentlich einsam. Wilhelm brachte ihn in Paris zu, Ernst in München & Mathilde noch in Frauenfeld, wo ich sie freilich einige Male besuchte. Auch ging ich oft in die Sonntagsgesellschaft, die nun nach Landolts Tode durch die schwere Erkrankung Horners aufs neue reduzirt wurde.

Zeitschriften

Meinem Beürfniss nach geistiger Weiterbildung, die mich in Abwesenheit der Kinder am besten befriedigen konnte, suchte ich theils durch monographische Bearbeitung einzelner medizinischer Themata, theils durch Lektüre von Zeitschriften zu entsprechen. Seit meinem Austritt aus der ärztlichen Bezirksgesellschaft hatte ich nur die Blätter der Gesundheitspflege, das Correspondenzblatt für Schweizer Aerzte & die Sammlung klinischer Vorträge von Volkmann abonnirt. Als mir nun einige Nummern des "Fortschritt" & der *Semaine médicale* zugeschickt & natürlich auch von ihren Herausgebern angepriesen wurden, wollte ich meinem Wissensdrange diese neuen Quellen nicht verschliessen & bestellte einen Jahrgang der beiden Zeitschriften. Der "Fortschritt" brachte Abhandlungen über verschiedene neue Arzneimittel, chemisch-pharmaceutische Aufsätze verschiedener Art & Besprechungen der pharmaceutischen Standesinteressen. Für mich Brauchbares fand ich darin wenig.

In der *Semaine médicale* gefielen mir eine Anzahl Originalaufsätze nach klinischen Vorträgen, sowie Sitzungsberichte verschiedener gelehrter Körperschaften aus Frankreich & andern europäischen Staaten. Auch ergriff ich gern die Gelegenheit, wieder Französisch zu treiben. Aber in den ersten Monaten des Jahres fehlte es mir an Zeit zur Bewältigung all dieser Tagesliteratur, & als ich später die Verhandlungen der *Académie de médecine* über "*Ptomaïnes & leucomaïnes*" aus der *Semaine medicale* schriftlich übersetzen wollte & schon ein gutes Stück davon erledigt hatte, blieb ich an einer sprachlich & sachlich schwierigen Stelle stecken. Ich legte diese Arbeit einstweilen bei Seite. Ein kürzeres Referat über einen andern Artikel deselben Blattes sandt ich an die Redaktion der schweizerischen Blätter für Gesundheitspflege nach Rheineck. Vielleicht ging dasselbe unterwegs verloren oder wurde am Bestimmungsort einfach in den Papierkorb geworfen; wenigstens blieb mir sein weiteres Schicksal unbekannt. Dieser Umstand & der Zweifel an der weitern Existenzfähigkeit der "Gesundheitsblätter" veranlasste mich, fortan auf dieselben zu verzichten, zumal ihr Inhalt für das Laienpublikum bestimmt ist & uns Aerzten von vorn herein bekannt sein sollte.

Das Resultat meines wissenschaftlichen Strebens war also ein sehr geringes. Auch in der Praxis konnte ich mich keiner grosser Fortschritte rühmen. Selbst die Antiseptik war mir noch nicht recht geläufig, obwol ich schon mehrere Jahre auf ihre Einübung verwendet hatte[269]. Zugleich ergab sich aus den Unterhaltungen mit meinem Sohne Ernst, dass meine compilatorischen Arbeiten gar nicht auf der Höhe der Zeit standen, ihm also keinen Nutzen mehr gewähren könnten.

Ob meine Berufstätigkeit etwas mehr oder weniger Geld eintrage, kam bei der Aussicht auf Erbschaften nicht sehr in Betracht; hatte ich doch schon lange einen Theil meiner ordentlichen Ausgaben aus Zuschüssen meiner Mutter & Schwiegermutter bestritten. Die Tochter war versorgt & die Söhne sahen baldiger Befähigung zur ökonomischer Selbstständigkeit entgegen. Ich suchte nun in öfteren Zerstreuungen meinen Seelenfrieden.

Zerstreuungen

Im Frühling empfing Zürich, im Herbst Olten den ärztlichen Centralverein, wo ich befreundete Collegen aus andern Kantonen traf. Ausserdem besuchte ich im April meinen berühmten Vetter Konrad Meyer[270] in Kilchberg, folgte im Juli einer Einladung Käppelis zur Sempacher Schlachtfeier & verbrachte im August mehrere Tage bei Kürsteiner in Gais. An den Hochzeitsfesten von Mathilde Schulthess[271] mit Paul Ulrich[272] & von Diethelm Meyer mit Anna Largiadèr[273] nahm ich als Onkel sehr gern theil. Das eine Mal glänzte die äussere Ausstattung, namentlich die Tafel, das andre Mal zählte die Gesellschaft eine relativ grössere Zahl geistreicher & namentlich akademisch gebildeter Herren.

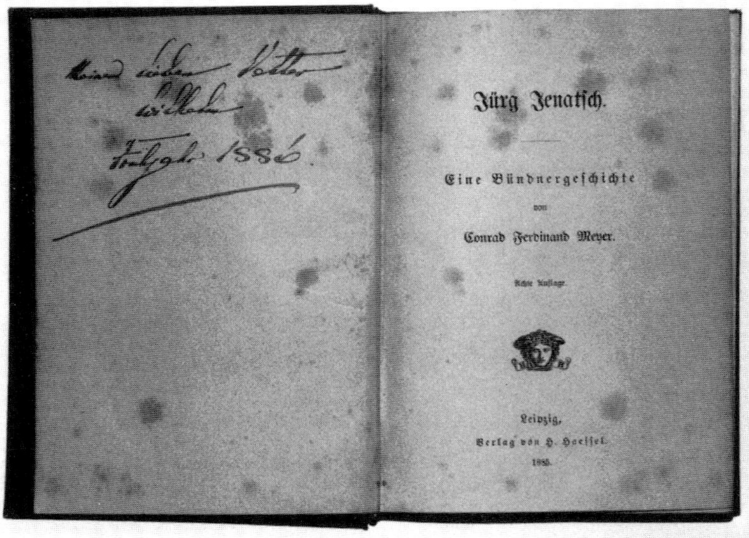

Abb. 27: Widmung von Conrad Ferdinand Meyer im Jürg Jenatsch an seinen Cousin. (PA Meyer-Abplanalp)

Ernst Walder nach Zürich berufen

Das freudigste Ereigniss des Jahres war aber für mich & die Meinigen die Berufung & Uebersiedlung meines Schwiegersohnes von Frauenfeld nach Zürich.

Werdmüller & Horner †

Dagegen verlor ich durch den Tod die Freunde Werdmüller & Horner. Dem ersteren widmete ich auf seinen eignen Wunsch einen Nachruf im Correspondenzblatt für Schweizer Aerzte & in einer als Manuskript gedruckten Broschüre. Werdmüller hatte seine Lebenserinnerungen für den engsten Familienkreis niedergeschrieben & ich fand darin sehr vieles, was nicht in die Oeffentlichkeit gehörte. Als ich jedoch mein möglichst rücksichtsvolles Manuskript den Töchtern des Verblichenen vorlegte, wurde noch Manches gestrichen. Ich durfte also nur die Vorzüge meines Freundes ans Licht ziehen, was mich zu weitern Versuchen in Nekrologie nicht gerade aufmunterte. Nur wenn man neben den Tugenden auch die Fehler eines Menschen nennen darf, hat die ganze Darstellung Anspruch auf Glaubwürdigkeit. Horners Biographen fühlten sich in dieser Hinsicht weniger gehemmt.[274]

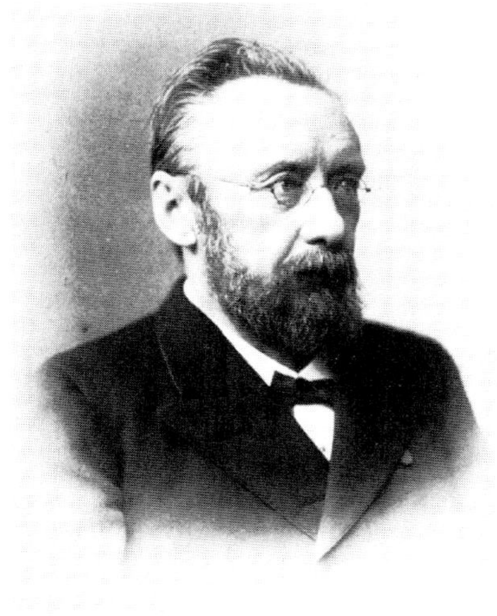

Abb. 28: Johann Friedrich Horner, kurz vor seinem Tode.
(Medizinhistorisches Institut der Universität Zürich)

1887

war wieder ein eigentliches Schicksalsjahr für mich. Am 18. Februar wurde ich durch die glückliche Geburt meiner zweiten Enkelin erfreut. Um die gleiche Zeit eröffnete sich für meinen Sohn Wilhelm die Aussicht auf eine ausserordentliche Professur an der Universität Jena. In Zürich hätte er noch lange Privatdozent bleiben müssen, wogegen die erste Anstellung im deutschen Reich ihm gleichsam den Weg zu noch höhern Rangstufen ebnete. Die Sache gelangte von Seiten der massgebenden Behörden erst im März zur Entscheidung & schon auf den 1. April bezog der junge Professor seinen neuen Wohnsitz. Im Januar war Ernst wieder an einer Entzündung der Rückenmarkshäute erkrankt & sofort in den Kantonsspital getreten, um sich von Prof. Eichhorst[275] behandeln zu lassen & seiner Grossmutter die Mühe der Krankenpflege zu ersparen. Letztere Rücksicht war allerdings nur zu sehr begründet. Die vorbenannten Ereignisse waren der früher so energischen Frau aufs Tiefste zu Herzen gegangen & hatten ihre Gemüthsruhe auf eine harte Probe gestellt. Obwol über stetige Abnahme der Geistes- & Leibeskräfte klagend, empfing sie die Familie Walder noch in den Osterferien zu mehrtägigem Aufenthalt & erfreute sich, wenn auch mit wehmüthigem Blicke an den 2 muntern Urenkelchen. Aber sofort nach deren Abreise, am 21. April legte sich die Lebensmüde für immer zu Bett. Es trat eine intensive Gelbsucht auf, deren Ursache ich in einem Leberkrebs entdeckte. Von Woche zu Woche nahm die Geschwulst an Umfang zu, Appetit & Kräfte verminderten sich rasch. Mit edler Ergebung fügte sich die Kranke in ihr Schicksal.

Besuche nahm sie nur von den nächsten Guyerschen Verwandten an & wurde dadurch aufs äusserste ermüdet. Ihr Wunsch, die Staatsprüfung des jüngsten Enkels noch zu erleben, konnte nicht in Erfüllung gehen. Zwar hatte Ernst am 3. März den Kantonsspital geheilt verlassen & einen Theil der Osterferien zu Hause verbracht; als er aber durch einige Zeit im Kinderspital die Assistentenstelle versah, erlitt er eine diphterische Infektion, die wenige Wochen später zu Nierenentzündung führte. Er lag wieder im Spital, als seine Grossmutter am 7. Juni nach 2tägigem schweren Todeskampfe von ihren Leiden erlöst wurde.

Schon einige Wochen früher hatte auch meine Schwägerin Rosalie Frey, 10 Jahre jünger als ihre Stiefmutter, sich niederlegen müssen. Seit vielen Jahren über Magenbeschwerden klagend & von äusserst ängstlichem Charakter wollte sie sich weder zu einer bestimmten Diät überreden lassen noch ihre Kräfte schonen. Der höchsten Aufopferung fähig, hielt sie sich für unentbehrlich; ihr Thätigkeitstrieb kontrastirte in seltsamer Weise mit den Klagen über ihre Gesundheitsumstände. Dadurch wurde schon die Diagnose & noch mehr die rationelle Therapie eines Magengeschwüres unmöglich; es kam zu einer Bauchfellentzündung, die am 6. Juli, 4 Wochen nach dem Hinschied meiner Schwiegermutter, den Tod herbeiführte. Glücklicherweise konnte meine Tochter schon auf den Tag der Beerdigung zu einem längern Aufenthalte bei mir einziehen & die Führung des Haushaltes übernehmen.

Um dieselbe Zeit war Anna Schuster, Pfarrerstochter von Hombrechtikon, damals 30 J. alt, theils durch den Tod ihrer Eltern, theils durch die Heirath ihres Bruders veranlasst worden, eine Stelle als Haushälterin zu suchen[276]. Sie hatte meiner Schwester, Frau von Wyss davon Kenntniss gegeben, ohne von mir etwas zu wissen. Nachdem anderweitige Anträge mich nicht befriedigt hatten, von der Familie v. Wyss aber sehr günstig über Frl. Schuster geurtheilt wurde, übernahm meine Schwester die Anfrage an letztere & erhielt vorläufig eine zusagende Antwort. Noch während der Anwesenheit meiner Tochter besuchte uns Frl. Schuster für einige Stunden & machte mir, ohne sich durch etwas Besonderes auszuzeichnen, einen sehr günstigen Eindruck. Auch sie konnte sich sofort von der Besorgniss losmachen, als ob ich ein vornehmer Herr mit aristokratisch steifen Umgangsformen wäre; mein ungezwungenes Wesen flösste ihr Zutrauen ein. Seit Jahren etwas kränklich & in letzter Zeit durch die Pflege ihrer kranken Eltern stark mitgenommen, konnte sie ihre Stelle bei mir noch nicht antreten, sondern musste zunächst in S. Moritz eine stärkende Kur geniessen. Meine Tochter aber kehrte in der 2.Woche des August nach Zürich zurück. Ich führte nun 3 Wochen lang allein mit der Dienstmagd, Tage & Stunden zählend, bis meine Wohnstube wieder belebt & meine einfachen Mahlzeiten durch angenehme Unterhaltung gewürzt & verlängert würden. In der letzten Augustwoche kehrte mein Sohn Ernst von einem Erholungsaufenthalt in Gais zurück & einige Tage später, am 3. September erschien denn auch die lang ersehnte Fräulein Schuster.

Bald erkannte ich in ihr eine jener seltenen Naturen, die mit tiefer Religiosität eine kindliche Heiterkeit verbinden. Solch edlen Seelen ist jede Arbeit ein Gottesdienst, an dem sie ihre stille Freude finden. Daraus ergibt sich Selbstbeherrschung & Pflichtgefühl von selbst. Neben gründlicher Kenntnisse der Haus- & Gartengeschäfte zeigte Anna einen feinen Takt im Verkehr mit Jedermann & verstand sich besonders gut auf die Behandlung von Kindern & Dienstboten. Mir brachte sie ein unbegrenztes Vertrauen entgegen, was mich wiederum verpflichtete, ihr den Verlust der trefflichen Eltern nach Kräften zu ersetzen & sie gleichsam als Pflegetochter zu behandeln.

Für meine materiellen wie gemüthlichen Bedürfnisse war nun in einer Weise gesorgt, wie ich es nie hätte ahnen dürfen. Ich lebte in der neuen Gesellschaft ganz auf & fühlte mich glücklicher als seit Jahren nicht mehr. Auch von Seiten meiner Familie erwarb sich Anna die verdiente Hochachtung & Bewunderung.

Dass ich ihre Liebhaberei zur Blumenzucht & für Musik respektirte, versteht sich von selbst. Mein Garten konnte dadurch nur gewinnen, & das Klavierspiel mit Gesang beschränkte sich auf einzelne Sonntagsstunden, diente übrigens in dieser Weise auch mir zum Vergnügen.

1888

Der anhaltend strenge Winter war meiner Gesundheit nicht zuträglich. Im Februar stellten sich verschiedene katarrhalische Symptome ein & am 18. Abends, nachdem ich den ganzen Tag zu Hause gewesen, wurde ich plötzlich von einer Ohnmacht befallen, die zwar nach wenigen Minuten aufhörte, aber das Gefühl intensiven Frostes & grosse Abgeschlagenheit hinterliess. Ich sehnte mich daher sehr nach Ablösung & liess meinen Sohn Ernst unmittelbar vom Staatsexamen weg, das er am 29. Februar zu meiner grossen Zufriedenheit absolvirte, zur Uebernahme der Praxis heimkommen.

Wir hatten nun beide Arbeit genug bis in den Sommer hinein, wo Ernst 2 Mal auf mehrere Wochen in Militärdienst berufen wurde. Seine Ueberlegenheit in wissenschaftlichen & technischen Fähigkeiten, die ich rückhaltlos anerkannte, sowie seine Leutseeligkeit gewannen ihm rasch die Gunst des Publikums. Ein gänzlicher Rücktritt meinerseits konnte jedoch zunächst nicht in seinem Interesse liegen & mir fiel der Gedanke schwer, die langjährige Wohnung & den damit zusammenhangenden Wirkungskreis gänzlich zu verlassen.

Inzwischen erhielt mein äusseres & inneres Leben einen neuen Impuls durch die Verlobung meines ältern Sohnes Wilhelm mit Hermine Lübke[277] in Steglitz bei Berlin. Er hatte deren Bruder schon seit Jahren gekannt & war durch diesen in die Familie eingeführt worden. Aus dem Breifwechsel mit Wilhelm & mit der Braut selbst konnte ich letztere nur unvollkommen kennen lernen, & sehnte mich daher sehr nach dem ersten Besuche meines fünften Kindes.

Im August kam der Bräutigam auf einige Wochen nach Dübendorf, besuchte von da aus die Verwandten in Zürich & Umgegend & ging noch in die Centralschweiz & über den Gotthard.

Wie zu erwarten, zeigte sich die Braut sehr liebeswürdig & gewandt, doch vermisste ich an ihr jene Bescheidenheit & Zurückhaltung, die bei jungen Zürcherinnen als Zeichen guter Erziehung gilt. Sie bedauerte zu Recht den frühen Verlust ihres Vaters, schien aber nur die Güte, nicht die Autorität desselben zu vermissen & in mir wieder zu suchen.

Dass sie etwas tüchtiges leisten könne, leuchtete mir sofort ein; ob sie auch im Stande wäre, unabwendbare Widerwärtigkeiten ohne Murren zu dulden, das musste von der Zeit erwartet werden. Ich konnte mich des Eindrucks nicht erwehren, dass sie durch Schmeicheleien verwöhnt, in vielen Dingen einen allzu subjektiven Standpunkt einnehme.

Die Gewandtheit, womit Ernst sich in die Berufsgeschäfte einlebte, gestattete mir nun öfters Abwesenheiten. Im Mai hatte ich den schweizerischen Aerztetag in Lausanne besucht & mich dabei mehr mit Auffrischen alter & Anknüpfen neuer Bekanntschaften ergötzt als an den wissenschaftlichen Vorträgen, von denen ich der schnellen Sprache wegen wenig verstand. Den Glanzpunkt des Festes bildete eine von den Waadtländer Collegen veranstaltete Dampfschifffahrt nach Montreux, von wo uns die Drahtseilbahn auf den *Righi vaudois (Glion)* brachte. Die herrliche Landschaft im subtropischen Blütenschmuck war entzückend. Den Rückweg machte ich mit der Eisenbahn & besuchte in *Tour de Peilz Mme Martin*, die frühere Lehrerin meiner Tochter & der Nichten Schulthess.

Schon bei der Abreise von Zürich war ich auf meinen langjährigen & nicht eben rücksichtsvollen Konkurrenten Schlatter gestossen & vertrug mich mit ihm zu meinem eignen Erstaunen so gut, dass wir in Lausanne Zimmerkameraden wurden. Er zeigte ein lebhaftes Bedürfniss, sich an mich anzuschliessen, & eine sehr geringe Welt- & Sprachkenntniss. Da er mir weder Zuneigung noch Achtung einzuflössen verstand, mied ich nachher seinen Umgang wie zuvor.

Im September verbrachte ich wieder eine Woche bei Kürsteiner & besuchte bei diesem Anlass auch meinen Neffen Diethelm Meyer in Dynhard, die Familie Brütsch in S. Fiden & Hrn Pfarrer Schuster[278] in Affeltrangen. Die schlichte Herzlichkeit mit der ich überall empfangen wurde, liess mich die nachtheiligen Einflüsse des Wetter- & Höhenwechsels & einiger anstrengenden Fussmärsche bald vergessen.

Im Laufe dieses Jahres hatte sich Ernst so in die Praxis eingelebt, dass er um Weihnachten den Wunsch äusserte, dieselbe nicht mehr bloss als Assistent, sondern selbstständig zu betreiben. Wir verständigten uns auf den Jahreswechsel dahin, dass auch die Buchführung, also Gewinn & Verlust an ihn übergehe & er mir für Kost & Logis, Bedienung & meine künftigen Assistentendienste monatlich Fr 150.- entrichte. Zugleich trat ich ihm den gesammten Inhalt der Apotheke käuflich ab. Nicht ohne Wehmuth verliess ich mein langjähriges Arbeitslokal & das Schlafzimmer über der Apotheke & richtete das obere Südzimmer zum Arbeiten & Schlafen für mich ein, wogegen Frl. Schuster das Tapetenzimmer bezog.

Das Gefühl, eine grosse Verantwortlichkeit & viel Mühe abgeladen zu haben, gewährte mir immerhin Befriedigung, wenn ich auch zunächst nicht wusste, wie ich fortan meine Zeit & Kräfte am besten verwenden könnte. Ein neues Arbeitsfeld eröffnete sich mir in den Vorbereitungen zu Wilhelms Hochzeit.

Die Versendung der Geschenke & der von der sel. Grossmutter Frey geerbten Mobilien erforderten vielerlei Umtriebe; sodann musste ich den Plan für meine Reise nach Berlin feststellen. Ich erwartete davon mehr Mühe als Vergnügen, fasste aber die Theilnahme an der Hochzeit meines Sohnes als Pflicht auf & wollte nur meiner Gesundheit zuliebe die Sache möglichst bequem einrichten.

Die nachfolgende Beschreibung der Reise sowie des später unternommenen Ausflugs nach Como & Mailand, wozu die übereilte Annahme einer Gevatterschaft mich bestimmte, widmete ich meiner lieben Mutter, deren Schwerhörigkeit schon lange die mündliche Unterhaltung mit ihr äusserst mühsam gemacht hatte.

Reise nach Jena - Berlin, Steglitz zur Hochzeit meines Sohnes Wilhelm 5. - 26. April 1889.

Am 5. April reiste ich Vormittags nach Zürich, Nachmittags in Gesellschaft von Prof. Kägi[279] & Herr Eidenbenz[280] (Rämistrasse) nach Basel. Frau Herzog - Scheitlin daselbst, eine intime Freundin meiner sel. Schwiegermutter gewährte mir gastliche Aufnahme & wollte nicht begreifen, dass ich schon am nächsten Morgen meinen Weg fortsetzte.

6. April. Im badischen Bahnhof fiel mir sofort die Höflichkeit der dortigen Bahn- & Zollbeamten auf. Ich musste nicht einmal meinen Koffer öffnen. Hingegen das französische Wagensystem mit seitlichem Eingang & besondern Abteilungen für Nichtraucher & für Frauen behagte mir in soweit nicht, als ich meist nur Herren zur Gesellschaft hatte, von denen manche während der ganzen Fahrt kein Wort sprachen.

Umso mehr freute es mich, schon in der ersten Viertelstunde vom Schaffner das gedruckte Programm eines Gabelfrühstücks zu bekommen, das von Karlsruhe an im Wagen genossen werden konnte. Soweit ich auf der äusserst raschen Fahrt zwischen Schwarzwald & Rheinebene hin die Gegend beobachten konnte, kam mir dieselbe, der Jahreszeit entsprechend, recht öde & die Dörfer im ganzen ärmlich vor. Umsonst schaute ich bei Offenburg nach dem Strassburgermünster aus, denjenigen von Freiburg sah ich nur einen kurzen Augenblick von weitem; die Festung Rastatt entging mir ganz & von Baden & Karlsruhe lagen mir nur die Bahnhöfe vor Augen. Das einzige auffallende auf den kahlen Feldern waren die über Winter in Pyramidenform zusammen gebundenen Hopfenstangen, die gewissermassen an ein riesiges Infanterielager erinnerten. Bei der Ankunft in Karlsruhe um Mittag wurde mir ein grosses versilbertes Theebret in den Wagen gereicht, das eine Schale Bouillon, Aufgeschnittenes, warmen Braten mit Gemüse, Brot, ein Fläschchen Wein &

vollständiges Besteck sammt Serviette, alles in passender Weise befestigt, enthielt. Ich hatte 3/4 Stunden Zeit, mein Mahl zu geniessen, da die Gefässe in Schwätzingen wieder abgeholt wurden. Diese Einrichtung ist sehr bequem, nur sollte man den Wein gleich aus der Flasche trinken, da durch die seitlichen Stösse des rasch fahrenden Wagens das Glas sich theilweise neben dem Munde entleert. Um Darmstadt herum gemahnten mich die durchsichtigen Kieferwälder schon an Norddeutschland & ich liess mir den Rest der 6stündigen Fahrt gern durch einen süssen Schlaf verkürzen.

Frankfurt am Main imponirt jetzt schon bei der Ankunft durch seinen ebenso geräumigen als prachtvollen Bahnhof. Ein eigenthümlich grün gelber Schimmer ziert das weit gewölbte Glasdach der Einsteighalle, alle Räume sind auf den lebhaften Verkehr eingerichtet, die Beamten & Angestellten machen sowol durch geschmackvolle Kleidung als höfliches Benehmen den besten Eindruck. Die stattliche Erscheinung des zum Einsteigen läutenden Portiers lässt ahnen, dass er seine eine Hand im Kriege verloren hat. Die hohen Wartsääle, durch schwere dunkle Vorhänge abgetheilt, lassen eine grosse Menschenmenge geräuschlos circulieren & sind dabei leicht übersichtlich. Gegen alldem erscheint der Zürcher Bahnhof ganz stümperhaft. Im Würtenberger Hof von Bädeker als Hotel 2. Ranges genannt, fand ich leidliches Unterkommen, aber auch billige Rechnung.

Nach kurzer Rast spazirte ich in der Stadt herum & ergötzte mich an den sehr alten & schönen neuen Gebäuden, dem lebhaften Strassenverkehr, den herrlichen Statuen von Göthe, Schiller, Guttenberg, den jugendlich frisch & sauber aussehenden Soldaten, den Juden jedes Alters & Geschlechts & den in den Kaufläden ausgestellten Waaren, wovon mich eine Reihe herrlicher Kunstblätter besonders interessirte.

Zu meinem Erstaunen fand ich im Schaufenster einer Buchhandlung ein Witzblatt, das unter der Ueberschrift "Pressfreiheit" eine Karrikatur des Guttenbergdenkmals enthielt. Die Hauptfiguren trugen Vorlegschlösser am Munde, waren an Händen & Füssen gebunden & die allegorischen Figuren an den Ecken des Postaments stellten Polizeisoldaten dar.

Am 7. April (Sonntag) reiste ich über Hanau, Bebra, Erfurt, Weimar nach Jena. Das hübsche Hügelland & 2 ebenfalls hübsche junge Mädchen in Begleit älterer Herren, mit denen sich etwas vernünftiges Reden liess, gestalteten mir den ersten Theil dieser Fahrt sehr angenehm. Im Bahnhof zu Eisenach wurde bei einem Aufenthalt von bloss 15 Minuten ein Mittagessen mit Fisch & Geflügel servirt, wobei einzig der Wirth nicht zu kurz kam. In Erfurt oder Weimar mussten fürstliche Personen den Zug verlassen, denn ich sah plötzlich einen reich galonirten Diener & theatralisch aufgeputzten Feldjäger in eifriger Bewegung & an der andern Seite des Bahnhofs einige elegante Wagen, deren Kutschersitz mit einer Krone geziert war. Ich fand es indessen nicht der Mühe werth, den Hoheiten weiter nachzufragen.

Das wieder einförmig gewordende Land war hie & da von Schafherden belebt & als das Wahrzeichen grosser Ebenen erschienen nun auch die langweiligen Windmühlen.

Von Weimar ins Saalthal hinunter fahrend beobachtete ich die deutlich abgegrenzte Horizontalschichtung des Kalkgesteins mit röthlichem Thon gemischt, wodurch sowol der landschaftliche Charakter als die Vegetation ihr besonderes Gepräge erhält. Die Weimar-Geraer Bahn zieht sich oberhalb des Thalkessels hin, in welchem das freundliche Jena liegt, bei dessen Anblick mir unwillkürlich die Stadt S. Gallen zu Sinn kam, die freilich grösser ist. Von den höher gelegenen Stadttheilen fällt sofort der zierliche Backsteinbau der Irrenanstalt in die Augen, umgeben von einer grossen Zahl eleganter Villen in allen Farben & Formen.

Vom Bahnhof führte mich Wilhelm zunächst in den Gasthof zum Bären, berühmt durch Luthers Einkehr daselbst & sein Zusammentreffen mit 2 Schweizer Studenten. (vgl. G. Freitag: Bilder aus der deutschen Vergangenheit. I. S. 137 ff.)

Von den zahlreichen Büsten & Gedenktafeln, womit Jena sich seiner berühmten Bürger & Gäste erinnert, interessirten mich namentlich mein früherer Lehrer Oken & der Erfinder der Luftpumpe, Otto v. Guericke[281] aus Magdeburg. Wir gingen dann noch zum Philosophenweg hinauf, um die neue Wohnung des künftigen Ehepaares in Augenschein zu nehmen. Dieselbe gewährt, am Ostabhang des Landgrafenberges gelegen, einen hübschen Ausblick über den nördlichen Theil der Stadt & die Ausgänge des Saalethals, dessen Ostseite vom Jenzig & Fuchsthurm begrenzt ist. Diese Berge kommen zwar an Höhe kaum dem Uetliberg gleich & haben wenig malerische Umrisse, dagegen muss im Sommer die Abwechslung von Wald & kahlem rötlichen Fels ein hübsches Farbenbild gewähren.

Etwas störend wirkt in dem lieblichen Panorama, das man namentlich bei Abendbeleuchtung von der Veranda an Wilhelms Wohnung geniesst, der hochragende Schornstein einer gerade unterhalb des Garten gelegenen Ziegelhütte.

Die Strassen in & um Jena sind schlecht gehalten; doch benützten wir gern den direkten Weg zum Bahnhof, der unter Umgehung der Stadt an deren N.seite in 10 Minuten zu erreichen ist.

Am 8. April gegen 7 Uhr früh reiste ich mit Wilhelm nach Berlin & Steglitz. Die schon vor Halle beginnende endlose Ebene weckte auch diesmal Gefühle des Heimwehs in mir; denn so gut ich mich mit Wilhelm unterhielt, er hatte als glücklicher Bräutigam sein Herz nach einer andern Seite vergeben & erkannte dort die Hauptbedingungen seines künftigen Wohlergehens.

In Berlin wurden wir von Hermine & ihrer Schwester Dora, in Steglitz von der Mutter[282] & den übrigen Geschwistern recht herzlich empfangen.

Da ich wusste, dass die Wohnung der Familie Lübke nicht geräumig sei & noch weibliche Gäste beherbergen müsse, hatte ich auf bezügliche Anfrage den Entschluss kund gegeben, in einem Gasthof Wohnung zu nehmen. Ein solcher fand sich zwar in der Nähe, um aber nicht durch das Pfeiffen der Eisenbahnzüge unsre Nachtruhe stören zu lassen, waren für meine Söhne & mich in der Pension Struoe, Albrechtstrasse Steglitz, Zimmer gemiethet worden, von wo ich zur Lübkeschen Wohnung nicht weniger als 20 Minuten zu gehen hatte.

Am Tage vor der Hochzeit wurde nach dortigem Gebrauch der Polterabend gefeiert. Etwa 18 Personen versammelten sich in der Lübkeschen Wohnung zu einem reichlichen Nachtessen, vor & nach welchem verschiedene komisch-dramatische & musikalische Produktionen stattfanden. Auch sonst war die Unterhaltung überaus belebt, doch wie es mir schien auf Kosten jener Gemüthstiefe, die in Zürcher kreisen als das Wahrzeichen guter Erziehung gilt & mit ungezwungener Heiterkeit sehr gut vereinbar ist.

Ueberhaupt fand ich in meiner neuen Umgebung andre Begriffe von Takt und & Bescheidenheit als die, welche sonst in meiner Familie zur Geltung kamen.

Am 11. April gegen Mittag begleiteten Hr. Georg Lübke & ich als Zeugen das Brautpaar zur Civiltrauung. Sodann sammelten sich einige Gäste in der Lübkeschen Wohnung zu einer Art Morgensuppe, & Nachmittags 2 Uhr fuhr man zur Kirche, wo noch andre Eingeladene sich direkt von Berlin aus einfanden. Die Feier wurde mit Gesang & Orgelspiel eröffnet. Das übrige Ceremoniell unterschied sich vom unsrigen nur dadurch, dass die bisher an der linken Hand getragenen Ringe vom Geistlichen selbst den Getrauten an die rechte Hand gesteckt wurden. Nach der Trauung folgte wieder Gesang, dann fuhr man in den nahen Schlosspark zum Diner.

Den väterlichen Zuspruch, den ich an meine Kinder richtete, & den auch die übrigen jungen Leute sich hätten merken dürfen, verdankte mir in sehr ehrender Weise ein Herr Krüger aus Magdeburg, der seine eignen Vaterpflichten offenbar sehr ernst nahm & sich durch fest ausgebildeten Charakter unter allen Anwesenden auszuzeichnen schien.

Geehrte Versammlung

Es sind jetzt 5 Jahre verflossen, seit meine erstgeborene & damals einzige Tochter das Vaterhaus verliess & ihrem Gatten in eine neue Heimat folgte. Ich brachte es an ihrem Hochzeitstage nicht über mich, eine Festrede zu halten; denn der Gedanke, ein liebes Kind aus den Händen zu geben, ging mir näher als die Vermehrung meiner Familie um einen Mann, dessen treffliche Eigenschaften ich zu jener Zeit noch wenig kannte.

Die Verbindung erwies sich aber in der Folge als eine so glückliche, dass ich mich nicht genug darüber freuen konnte & noch freue.

Heute handelt es sich für mich nicht mehr darum, ein Kind wegzugeben, sondern mich über seine Abwesenheit zu beruhigen, ja dieselbe als glückliche Schicksalsfügung zu begrüssen.

An einem Orte & in einem Lande, wo ich mich als Fremdling fühle, ist mein Sohn seit Jahren schon heimisch geworden & es liess sich kaum anders erwarten, als dass er seinen Hausstand ganz den äussern Umständen seines jetzigen Wirkungskreises anpassen werde.

Der heutige Tag bedeutet also für mich selbst keine durchgreifende Veränderung, doch immerhin einen Gewinn an der Zahl & Liebe meiner Kinder; unserem W. aber bringt er bleibenden Ersatz für längst vermisstes häusliches Leben.

Dem jungen Paar einen recht glücklichen Ehestand zu wünschen, wie Sie alle es schon in Wort & Schrift getan haben, war ja zu allernächst meine Pflicht als Vater. Aber in eben dieser Stellung ziemt es mir, mit einigen Worten darauf hinzuweisen, wie die Erfüllung dieser Wünsche von Seite der Neuvermählten selbst angestrebt werden kann & soll.

Vor allem müssen wir uns über die Frage klar werden, was denn eigentlich unter Glück zu verstehen sei.

Viele Menschen sehen das Glück nur in dem, was ihnen fehlt; sie streben nach ihm als einem unerreichbaren Ideale, das sich um so weiter entfernt, je öfter man es zu erhaschen glaubt.

Ich erinnere mich aus meiner frühen Jugend, in einer Schrift der edlen Thekla von Gumpart die Worte gelesen zu haben: Arm ist nicht der, der wenig hat, sondern der viel begehrt. Wir können ebenso gut sagen: Glücklich ist nicht der, der viel hat, sondern der wenig begehrt.

Soweit der Besitz an materiellen Gütern dabei zur Geltung kommt, darf unser junges Ehepaar sich schon zufrieden geben. Es ist beiden vergönnt, ihre leiblichen Bedürfnisse auch fernerhin in der Weise zu befriedigen, wie sie es seit Jahren gewohnt waren. Sie kennen nicht die Lust des Ueberflusses, noch weniger die Sorgen des Mangels. Beide haben gelernt, mit dem ihnen anvertrauten Gute haushälterisch umzugehen & vielleicht hin & wieder auf einen Genuss zu verzichten, der andern als unentbehrlich erscheinen dürfte.

Fleiss & Ordnungsliebe, auch wenn sie der Erhaltung & Vermehrung irdischen Besitzes gelten, gehören doch schon zu den Schätzen, die weder durch Motten oder Rost verzehrt werden, noch den Dieben zum Opfer fallen. Es sind Tugenden, die zwar an sich das Glück nicht ausmachen, aber manches Unglück, Verdruss & Schande abwenden können.

Für das, was der Leib zum Leben & zur Gesundheit bedarf, wäre also vorläufig gesorgt.

Indessen auch die Seele erhebt ihre Ansprüche. Wie weit die junge Gattin Zeit & Lust haben wird, die wissenschaftlichen Brosamen, die von ihres Herrn Tische fallen, für sich aufzuheben, mag dahingestellt bleiben. Unsere Minnie soll zwar eine Professorin heissen, aber nicht ein sogenannter Blaustrumpf sein, sondern den Verstandesoperationen des Mannes die gemütlichen Vorzüge eines liebevollen Weibes entgegenhalten. Sie soll, was er mit harter Geistesarbeit erworben hat, in frauliche Heiterkeit umsetzen; sie soll ihm jede Ruhestunde, jede Mahlzeit zu einem kleinen stillen Feste gestalten; sie soll, wenn er über die Mühe seiner Forschungen, über Widerwärtiges in seiner amtlichen Stellung sich grämt, ihn auf die Leichtheiten des Lebens aufmerksam machen & dabei ihre eignen Aufgaben pünktlich, aber auch frohmütig verrichten.

Er hinwiederum soll dafür sorgen, dass sein Weibchen sich nicht allzu sehr ereifert, wenn sie im Verkehr mit andern Menschen auf Meinungsverschiedenheiten stösst; er soll ihr häusliches Wirken nicht stören, aber so weit überwachen, dass er dessen Wert erkennt & allfällige Mängel daran mit Nachsicht zu beurteilen vermag.

Beide sollen stetsfort bereit sein, auf ihre persönlichen Gewohnheiten & Neigungen zu Gunsten des andern zu verzichten, nichts voneinander zu verlangen, aber alles einander zu geben.

Wenn Ihr, meine Lieben, nach diesen Grundsätzen Euch einrichtet & sie in all Eurem Tun & Lassen zur Richtschnur nehmet, dann habt Ihr Euer Glück auf einen festen Grund gestellt & mit dem guten Beispiel, das Ihr Euren Mitmenschen gebet, sichert Ihr Euch auch deren Liebe & Hochachtung.

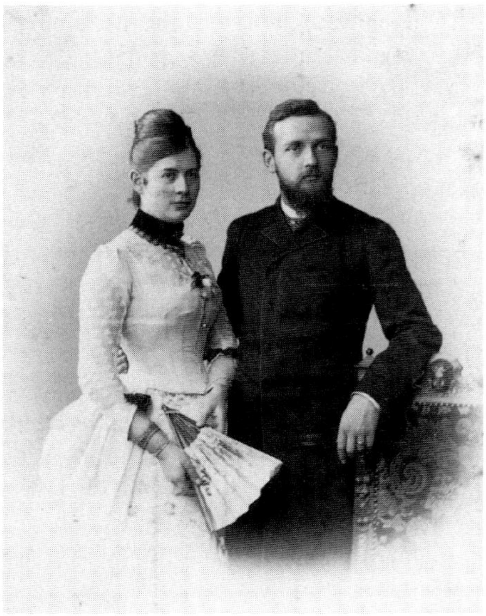

Abb. 29: Das Ehepaar Wilhelm und Hermine Meyer-Lübke.
(PA Meyer-Abplanalp)

Im Uebrigen gab es nicht viel Toaste & nach der Abreise des jungen Ehepaares trat eine Pause ein, während welcher die Tische geräumt & der Saal zum Tanzen hergerichtet wurde. Ich machte noch eine Polonaise mit & zog mich bei Zeiten zurück, was freilich Mutter L., die sich jetzt erst recht in ihrem Elemente fühlte, mir nicht gestatten wollte.

Die übrige Zeit meines Aufenthaltes in Steglitz, nämlich bis zum 18. April verstrich ungefähr in folgender Weise:

Morgens zwischen 7 & 8 Uhr pflegte ich ins Haus zu kommen, wo der Kaffee mit Kuchen, bisweilen ohne Brot, theils schon genossen war, theils auf später Erscheindende wartete. Ging man nicht sofort nach Berlin, so folgte um 1/2 10 Uhr ein kräftiges Gabelfrühstück mit feinem Wein oder Bier. Dann diente die Potsdamer Bahn oder der Dampfstrassenwagen zur Fahrt nach Berlin, wo mehrere Stunden den Sehenswürdigkeiten gewidmet wurden. Zu irgend einer Zeit zwischen 2 & 4 Uhr ass man wieder in Steglitz zu Mittag, der Abend wurde mitunter nochmals zu Berlin, im Theater oder Concert verbracht. Das Gewühl in den belebten Strassen Berlins kam mir wieder ganz fremdartig & sehr ermüdend vor. Doch fand ich es interessant, wie auch die vielen Kunstwerke; aber soweit diese zur Hebung des Nationalgefühls dienen sollten, konnte ich mich nicht daran erwärmen. Indem ich vielmehr fand, der gedachte Zweck sei in allen Schichten der Bevölkerung schon zur Genüge, für Fremde sogar zum Ueberdruss erreicht.

Während also der Inhalt des Gesehenen verhältnismässig wenig Abwechslung bot, so verdient dagegen die Art der Darstellung mit einigen Worten erwähnt zu werden.

Panoptikum nennt man 2 sehr umfangreiche Sammlungen von Wachsfiguren in einer Schönheit & Vollkommenheit, wie ich sie nie zuvor sah.

Durch dunkle Gänge & Treppen gelangt man unversehens an eine hell erleuchtete Stelle, wo kleine Gnomen uns aus Felsenritzen entgegenlachen, oder wo Aschenbrödel, Schneewittchen, Rothkäppchen in Lebensgrösse & mit lieblichen Gefühlsausdruck vor uns stehen. Badende Kinder die man mit Händen greifen könnte, sehen aus, als wenn sie wirklich nass wären. Dazu kommen noch allerlei humoristische Figuren & Gruppen, sodann die Helden der Tagespresse: Boulanger[283], Mackenzie[284], Scheffel.

Die "Schreckenskammer", wozu der Eintritt besonders bezahlt wird, zeigt Mord- & Folterszenen, die Köpfe hingerichteter Verbrecher &. a. Ein gewisser Zug von Rohheit ist dem Berliner Publikum eigen, vielleicht als nothwendige Schattenseite des Kriegsruhens. Damit aber nicht alles starr & todt erscheine, finden sich unter den genannten Wachsfiguren auch eine schlafende Cameliendame & ein sterbender Soldat, an denen die Athembewegungen der Brust deutlich gesehen werden.

Die Einrichtung der beiden Panorama, Schlachtfelder aus dem französischen Kriege darstellend, ist mir unbegreiflich. Man steigt in irgendeinem Hause einige Treppen hoch & glaubt sich dann plötzlich auf der Spitze eines Berges oder Thurmes in Mitte einer weit ausgedehnten Landschaft mit tagheller Beleuchtung zu befinden. Woher das Licht kommt, sieht man nicht. Die nächstliegenden Gegenstände, Trümmer von zerstörten Gebäuden, Gepäck, Lagergeräthe scheinen dem Beschauer in Wirklichkeit hingeworfen zu sein, allmälig geht aber die plastische Darstellung unvermerkt in ein grosses, kreisförmig abgeschlossenes Wandgemälde über, so dass die Landschaft sich ringsum stundenweit auszudehnen scheint.

Der zoologische Garten ist sehr umfangreich & so eingerichtet, dass jedes Thier seinen Bedürfnissen gemäss in kalten oder geheizten Räumen oder im Freien sich aufhalten kann. Löwen, Tiger, Bären, Kamele & Giraffen finden sich da in Prachtexemplaren. Eine Elephant, der auf dem Velociped fährt, dürfte füglich der Stadt Berlin als Wappenthier dienen.

Natürlich musste auch ein Theater besucht werden. Ich wusste, dass "Don Juan" eine berühmte Oper sei. Musik & Gesang als tadellos vorausgesetzt, worin ich ja nicht kompetent bin, widerte mich der abgeschmackte Inhalt des Stückes so sehr an, dass meine ohnehin geringe Vorliebe für dramatische Kunst keineswegs dabei gewinnen konnte. Zugleich bedauerte ich den Freund meines Sohnes, Dr. phil. Welti aus Aarburg, dessen Braut, Fräulein Herzog eine Hauptrolle in der Oper spielte.

Am 19. April reiste ich auf die Nachricht, dass Wilhelm & Hermine nach Jena zurück kehren, wieder dahin ab & fand dieselben schon in ihrer neuen Wohnung, die von Fräulein Dora Lübke so hübsch als möglich eingerichtet war.

Fräulein Dora verreiste noch Freitag Abends mit dem Nachtzug, ich verbrachte den Sonnabend & die Ostertage in Jena, von wo wir mehrstündige Ausflüge in das liebliche Dorf Tautenburg & das hochgelegene weitläufige Schloss Leuchtenburg unternahmen.

Am 22. Abends fuhr ich nach Nürnberg, stieg daselbst um 3 Uhr Morgens im Würtemberger Hof ab & verweilte 2 Tage, konnte aber wegen Ermüdung die Sehenswürdigkeiten dieser merkwürdigen Stadt nur theilweise geniessen. Das letzte Nachtquartier nahm ich am 24. im weissen Lamm zu Augsburg. Da die immer rauhe Gebirgsgegend zwischen Kemten & Lindau grossentheils mit frischem Schnee bedeckt war, begrüsste ich um so freudiger wieder die Schweizer Berge, die mir über den Bodensee entgegenwinkten, & gab mich dem Zollbeamten in Romanshorn sofort durch den heimischen Dialekt als Landsmann zu erkennen. Abend 1/2 7 Uhr betrat ich wieder mein liebes Doktorhaus: klein aber mein.

Bei dieser Reise erfuhr ich aufs Neue, wie umständlich & kostspielig das Mitschleppen von vielem Gepäck ist, zumal die Rundreisebillete gar kein Freigepäck gewähren. Der Hochzeit wegen musste ich freilich eine doppelte Kleidung sammt Cylinderhut nachführen & mich auf alle möglichen Temperatur- & Witterungswechsel einrichten. Dazu ist eine Decke unentbehrlich, die unter Umständen auch im Gasthof das Bett vervollständigen oder als solide Unterlage für die weichen Kopfkissen dienen kann. Chokolade & rother Wein leisteten mir auf den langen Fahrten treffliche Dienste, vom mitgenommenen Opium[285] machte ich sehr wenig gebrauch.

Reise nach Ober Italien 13. - 16. Juli 1889

Mit einem 4 Tage gültigen Retourbillet 2. Klasse Zürich - Chiasso für Fr. 39.85 bestieg ich 9.08 Morgens den Schnellzug & gerieth sofort in einen italienischen Wagen französischen Systems. An der Innenseite der Thüren hiess es *vietato fumare* & am Regulator für die Heizeinrichtung *Freddo & Caldo*.

Mein einziger Reisegefährte war zunächst ein junger Mensch aus der Gegend von Uster, der sich nach Ober Italien zur Erlernung der Baumwollweberei begab. Er liess sich gern von mir über geographische & damit verwandte Gegenstände belehren, so dass wir allmählig zu einer ganz angenehmen Unterhaltung kamen. Schon im untern

Reppischthal bewog mich die Hitze, den Rock auszuziehen, den ich erst in Göschenen wieder anlegte. Bis dahin kannte ich die Landschaft aus meinen Fussreisen aus den 40er & 50er Jahren, dagegen war mir die Gotthardbahn schon von Rothkreuz an noch gänzlich fremd. Was früher 2 starke Tagemärsche erfordert hatte, macht man jetzt in 4 Stunden. Von Brunnen an wird man sozusagen systematisch auf Tunnelfahrten eingeübt & beim Studiren der Landkarte jeden Augenblick durch Finsterniss unterbrochen. Dabei genügt das Schliessen der Fenster nicht zur Abhaltung des Rauches & sowol Gesicht & Hände als die hellen Theile meiner Kleidung zeigten noch nach der Rückkehr in die Heimat einen schwärzlichen Anflug. Man sollte daher, um sauber zu bleiben, einen Staubmantel & Schleier tragen.

Da sich Eisenbahnlinien nicht wie einfache Strassen im Zikzak anlegen lassen, so erforderte die bedeutende Steigung & verhältnissmässige Enge des Reussthals eine Menge Brücken & Tunnels, die in weitem Bogen über den Fluss weg & durch den Bergabhang hindurch den Weg zwar länger aber weniger steil gestalten. Besonders interessant ist die weitläufige Umkreisung des Dorfes Wassen, das man binnen weniger Minuten bald rechts, bald links, bald über & bald unter sich erblickt.

In Göschenen ist für Züge, die zwischen 12 - 2 Uhr daselbst passiren, *table d'hôte* 2. & 3. Klasse. In letzterer erhält man eine Suppe, Braten, 2 Gemüse & eine kleine Flasche Veltliner sammt Käse & Butter, alles in vorzüglicher Qualität für Fr. 1.60. Man kann sich daran vollständig satt essen & braucht gar nicht zu eilen, da der Aufenthalt 25 Minuten dauert. Ungefähr ebenso viel Zeit erfordert die Durchfahrt durch den grossen Gotthardtunnel. Schwitzbad & fürchterliches Getöse heissen meine Erinnerungen an dieses moderne Weltwunder, zumal sich das eine Mal 2 Züge darin kreuzten.

Die Ausfahrt bei Airolo eröffnete mir eine ganz neue Welt. Zwar erstrecken sich die himmelhohen Bergwände & die gewaltigen Felstrümmer im Bette des schimmernden Tessin bis gegen Bellinzona hinunter, aber die grauen Felsen werden nicht durch schwärzliche Tannen noch mehr verdüstert, sondern das freundliche Laubgrün der ächten Kastanienbäume bildete den Charakter der Waldung, angenehm unterbrochen durch grosse Bestände von Akaziengebüsch.

Im Kulturland erscheinen Maulbeerbäume & Maisfelder, namentlich gewähren aber die Rebgelände einen fremdartigen Anblick. Nachdem die auf ebener Fläche gepflanzten Stöcke die Höhe von etwa 2 Meter erreicht haben, zieht man ihre Aeste horizontal über Holzpfähle, Baumstämme oder Steinpfeiler, sodass sie eine nach Länge & Breite ausgedehnte Laube bilden, in deren Schatten die herabhängenden Trauben gepflückt werden können.

Einen traurigen Contrast zu der üppigen Vegetation bilden die Gebäude, worunter sowol Kirchen als Wohnhäuser sich im tiefsten Verfall befinden. Viele Dächer sind lückenhaft oder ganz verloren gegangen, Fensteröffnungen ohne Scheiben, verblichene Malereien, baufällige schwarze Mauern weisen auf grosse Armuth oder Nachlässigkeit hin. Und doch sieht man wieder hoch oben am Bergeshang ganze Dörfer kleben, von denen kaum zu begreifen ist, wie man dahin gelangen, geschweige denn, wie man sie erbauen konnte. Die Umfassungsmauern der einzelnen Gehöfte bestehen aus senkrecht nebeneinander aufgestellten, viereckigen Steinplatten, ähnlich langen Reihen von Grabsteinen.

In Bellinzona begrüsste uns ein Kellner mit dem Rufe *Birra! Birra!* Da auf die Frage eines meiner Reisegefährten: Wo heit er das Bier her - keine Antwort erfolgte, so übersetzte ich: *Dove è fatta questa birra* & der Kellner sagte *a Basilea*. Nur den Preis der schlanken Gläser wusste er auf Deutsch anzugeben.

Herr Pfenninger[286] hatte versprochen, mich in Chiasso abzuholen. Statt seiner trat mir an der Wagenthüre ein junger Mann von feinen Manieren entgegen, warf einen raschen Blick auf eine Photographie, die er bei sich trug, & fragte mich sehr höflich, ob ich Mr. *Le Docteur Meye*r sei. Noch ehe wir ins Zollbüreau traten, wo ich übrigens unbehelligt blieb, erschien auch Herr Pfenninger mit dem Mailänder Zuge & wir reisten nun alle 3 nach Como. Der Unbekannte hiess *Silvio Ghelli*, war aus Toskana gebürtig & hatte Medizin studirt, ohne jedoch zum Staatsexamen zu gelangen. Dass Herr Pf. behauptete, er sei jetzt Veterinär, war mir rein unbegreiflich, da sowol die äussere Erscheinung als das seine Benehmen keinen Gedanken an Pferde- & Kuhställe aufkommen liessen. Vielmehr redigirte *il dottore Ghelli* die politische Zeitung *Araldo* & musste schon in dieser Eigenschaft ein gewandter Gesellschafter sein.

Herr Pfenninger hatte ein Importgeschäft für schweizerische Uhren, elektrotechnische Apparate & Sanitätsartikel eingerichtet, musste dafür täglich nach Chiasso gehen & war deshalb auf eine Wohnung in möglichster Nähe des Bahnhofs angewiesen. Dieselbe fand sich in einem grossen Hause an der *Piazza cacciatori delle Alpi* neben einer grossen Kirche, deren Hauptfacade durch herausnehmen zahlreicher Marmorstücke, für die man eine anderweitige Verwendung vorzog, verunstaltet ist.

Mein mehr als 6 Monate altes Pathenkind traf ich unter der Obhut einer Amme, die aber wegen Domicilwechsel der Eltern durch eine andre, in der Nähe von Como wohnende ersetzt werden musste. Mir wurde die Aufgabe, bei der Neuwahl mitzuwirken.

Nach dem Abendessen fuhren Herr Pfenninger, dessen Mutter, Herr Ghelli & ich in einem Nachen in den Concertgarten *Caprera* am östlichen Seeufer hinüber, wo unser Ohr durch Musik & Gesang, der durstige Gaumen durch bairisches Bier ergötzt wurde. Unter den Hunderten von Lampions in verschiedenen Farben & mit allerlei Figuren fiel mir einer mit dem Wappen des Kantons Tessin in die Augen, von welchem theilweise verdeckt zu beiden Seiten das eidgenössische Kreuz sichtbar war. Geographisch richtig, aber politisch mindestens taktlos. Das Publikum applaudirte bei den Produktionen, hielt sich aber sonst sehr ruhig. Einzig die Fächer der Damen waren in steter Bewegung. Etwa um 10 Uhr fuhren wir in der lauen Sommernacht in die Stadt zurück & Herr Pf. begleitete mich, wegen Mangel an Platz in seiner Wohnung zum *Albergo del Leoncino d'oro, via Adamo del Pero*. Ich erhielt ein grosses Zimmer mit 2 schläfigem Bett, dessen eiserne Bettstelle & feste

Kopfpolster & Matratze ganz den Erfordernissen des Klimas & der Jahreszeit entsprachen. Doch hatte ich zum Glück Insektenpulver bei mir.

Am Sonntag früh holten die Hhrn. Pf. & *Ghelli* mich ab & zwischen 8 & 9 Uhr fuhren wir 3 nebst den beiden Frauen Pfenninger, der neuen Amme & dem *Bambino* nach Mailand. Hier stiegen wir bei einer Frau Rüegg in der Nähe des Cavourdenkmals ab, oder vielmehr 3 - 4 lange Treppen hinauf, da der Gottesdienst in der deutschen (reformirten) Kirche auf 11, die Taufe auf 12 Uhr anberaumt war.

Inzwischen suchte ich die Familie Cramer-Meyer[287] auf, wurde aber auf den Nachmittag dahin beschieden.

In der Ungewissheit ob die Kirche warm oder kalt sei, & durch die schwüle Hitze schläfrig gemacht, verzichtete ich auf das anhören der Predigt & schaute vom hohen Balkon der Rüeggschen Wohnung in das sonntägliche Strassenleben der schönen Stadt hinunter. Das Ehepaar Pf. & Hr. *Ghelli* besuchten den Gottesdienst; als aber Frau Pfarrer Pf., Frau Rüegg & ich nebst Amme & Kind zur Taufe erschienen, mussten wir alle wieder umkehren, weil der Pastor keine Meldung davon bekommen hatte & nach Hause gegangen war. Der für diesen Tag bestimmte Geistliche hatte eben einen Bruder durch den Tod verloren & wegen plötzlicher Abreise wahrscheinlich die Anzeige an seinen Amtsgenossen unterlassen.

Wir schickten nun die Amme & den Säugling in die Rüeggsche Wohnung, die übrige Gesellschaft begab sich vorläufig zum Taufmahl in die *Galleria Vittorio Emanuele*.

Diese Gallerie wird durch einen Complex von Palästen gebildet, die von 2 sich kreuzenden, mit hohem Glasdach überwölbten Strassen durchzogen sind. Der Verkehr ist nur Fussgängern gestattet & im Erdgeschoss der Gebäude finden sich die feinsten Verkaufsmagazine & Restaurants.

An der Seite einer jungen Italienerin, die ihrem hochverehrten Leibarzt & Tischgenossen selbst den Gebrauch des Fächers gestattete, ist ein üppiges Mahl bei 28-30°C noch auszuhalten. Ich verstieg mich zu dem kurzen Trinkspruch: *Eviva il nostro piccolo bambino Guglielmo Paolo Ricardo*!

Um 2 Uhr wurde dann die Taufe wirklich von dem jungen Pastor Grothe vollzogen, worauf ich mich in die *Casa Cramer* begab & während eines heftigen Gewitters allerlei Familiengeschichten verhandelte. Als die Sonne wieder schien, begleitete mich Herr Kramer zunächst in den Dom, den ich bisher aus Abbildungen nur von seiner vortheilhaftesten Seite kannte. Während nämlich das Chor & die Langseiten genau dem gotischen Stile entsprachen & unter sich harmoniren, ist dagegen das hintere Ende mit der Hauptfacade durch einige Fenster im Renaissancestil verpfuscht, welcher Fehler in nächster Zukunft beseitigt werden soll. Die Kosten dafür fallen weder dem Staate noch der Gemeinde zur Last, sondern werden aus dem Kirchengute d.h. dem Vermögen des Domes selbst bestritten, wobei immerhin der Staat ein Aufsichtsrecht über dessen Fortbestand hat. Im demokratischen Kanton Zürich sind Staatsgeschäfte & Staatshülfe eng miteinander verquickt.

Da ich seit 34 Jahren keinen Bau von ähnlicher Grösse mehr gesehen hatte, imponirte mir von aussen die Unzahl zierlichster Türmchen & Spitzen in allen Grössen, von innen das hohe dunkle Gewölbe mit den gewaltigen Säulen in ungeahntem Masse.

Die balkonartige, fast den ganzen Säulenumfang einschliessende Kanzel ist bestimmt, nicht nur einen Redner, sondern noch dessen Gefolge von Fackelträgern & Weihrauchspendern zu fassen. An den zahllosen gemalten Chorfenstern machte mich Herr C. auf deren ungleiches Alter aufmerksam. Als die Kunst noch ganz im Banne der Kirche stand, durfte sie ihre Motive & Technik einzig den hierarchischen Machtgeboten & in zweiter Linie der Phantasie entlehnen. Grelle Farben mit starken Gegensätzen sollten die Sonne gefangen nehmen & dadurch die Seele des Andächtigen den gewohnten Einflüssen der profanen Aussenwelt entrücken. Orgel, Kunstgesang & Weihrauch thaten noch das übrige, mehr als die lateinische Messe & eine fanatische Predigt.

Monströse Körperformen in das intensivste Roth, Blau & Gelb gekleidet, bilden den Typus der ältesten Glasgemälde. Erst als die päpstliche Macht sank & eine freiere Regung der Geister möglich wurde, wandte sich Literatur & Kunst den Vorbildern des klassischen Alterthums & dem Studium der Natur zu. Die Phantasie musste der Wahrheit weichen. Wir finden daher in den Werken späterer Maler nicht mehr die unvermittelten, scharf begränzten Klekse, sondern die Nuancirung der Farben nach senkrecht & schräg auffallendem Licht, die Darstellung der Landschaft statt des Goldgrundes & an den Figuren die normalen, der Gesundheit wie der Schönheit entsprechenden Körperformen.

Vor 6 Uhr Abends war es noch zu heiss, um die 486 Stufen zum Dach des Domes zu ersteigen; wir sahen nur noch im Vorbeigehen das Skalatheater von aussen, machten dann eine Corsofahrt & gingen schliesslich zu Fuss durch die öffentlichen Gärten, wo ich die Ueppigkeit der südländischen Vegetation bewunderte. Hier trafen wir auch die Frauen Pfarrer Pfenninger & Rüegg, worauf Herr Cramer sich verabschiedete.

Noch blieb mir die Betrachtung des Cavour-Denkmals[288] übrig. Der Bismark Italiens ist auf einem hohen Postament von grauweissem Granit in Bronze dargestellt. Auf einem Absatz des Postaments sitzt die ebenfalls bronzene Colossalstatue der Italia & hat soeben den Namen des grossen Staatsmannes zu dessen Füssen angeschrieben. Leicht ruht der Schreibstift noch in ihrer Hand, deren 2 letzte Finger sanft abgebogen in der Luft schweben. Das stattliche Weib ist zwar nicht so züchtig bekleidet wie die Mutter Helvetia an der Hinterseite des Alfred Escher Denkmals, wendet aber dem Beschauer mehr den Rücken zu, & ihr bis zur Gürtelhöhe herabgesunkenes Gewand legt sich in edlem Faltenwurf über die Ecken & Kanten des Sockels, ohne so ungeschickt abgeknickt zu sein wie die Schwänze der Weiland Seelöwen vom obern Ende der Bahnhofstrasse.

Mein plötzlich aufgetauchtes Verständniss für italienische Kunst riss mich zu einem Vortrag an die ehrbaren Zürcher Matronen hin, wobei ich den nachstehenden Grundgedanken rhetorischen Schwung zu verleihen suchte.

Die dunkle Bronzefarbe hebt die beiden menschlichen Gestalten deutlicher von dem hellen Stein ab.

Die Italia ist in grösserem Format dargestellt als Cavour, weil sie eben nicht zu seinen Mitmenschen gerechnet wird, sondern sein Vaterland als Ganzes repräsentiren soll.

Die leichte Führung der schreibenden Hand entspricht dem Gesetze, dass gerade Linien & rechte Winkel nicht die Schönheit der äussern Körperformen ausmachen.

Der scheinbare Widerspruch zwischen der freien Haltung der Hand & der Härte des Gesteins wird in der Idee des Künstlers enthoben durch die Vorstellung der Kraft, welche aus der Grösse & dem Bildungsmaterial der schreibenden Figur hervorgeht.

Eine Einwirkung auf die Sinnlichkeit des Beschauers ist möglichst vermieden; da jedoch in der modernen Kulturwelt die Kleidung zum Verbergen aller möglicher Leibesschäden dienen muss, so kann nur der entblösste Körper ein Bild der Vollkommenheit, Kraft & Schönheit geben, & dieses soll in dem besprochenen Monumente die Befreiung des italienischen Volkes aus den Fesseln des Pfaffenthums & bourbonischer Engherzigkeit zum Ausdruck bringen.

Leider ist diese Befreiung vorläufig nur eine politische. Die Nationalökonomie liegt noch sehr im Argen, da der Grundbesitz fast ausschliesslich in den Händen des Adels & der Geistlichkeit verbleibt, die Bauern also nur Arbeiter sind, die am Ertrag der Güter kein Interesse haben. Der Regierung aber sind die Hände gebunden durch das Parlament, dessen Mehrzahl eben jene Grossgrundbesitzer bilden.

Frau Pfenninger-Guadagnino war mit Kind & Amme schon im Laufe des Nachmittags nach Como zurückgekehrt. Ihr Gatte, dessen Mutter, Hr. Ghelli & ich folgten um 8 Uhr nach.

Sehr ergötzlich war es, dass von der ganzen Gesellschaft dieser Tage einzig Herr Pfenninger 3 Sprachen beherrschte. Seine Frau & Herr Ghelli unterhielten sich mit mir französisch, seine Mutter verstand nur deutsch, die Amme nur italienisch.

Am Montag früh ruderte Herr Pfenninger, dessen Frau noch nicht ausgeschlafen hatte, mich vor dem Frühstück auf dem See herum & zeigte mir von da aus die Villa eines Viskonti so & so, in welcher der König sein Absteigequartier hat. Später suchten wir an verschiedenen Orten Herrn Ghelli, bei welchem Anlass ich neue Einblicke in die Stadt & ihr Strassenleben gewann.

Die eigentliche Stadt ist noch von alten, hohen Ringmauern mit plumpen viereckigen Türmen umschlossen & von geraden, aber schmalen, gepflasterten Strassen durchzogen. Paarweise gelegte Steinplatten sollen das Gerassel der Fuhrwerke mildern, dazwischen ist aber das Pflaster ziemlich rauh & die Höhe der Häuser verstärkt den Lärm. Das ansehnlichste Gebäude ist der Dom im nördlichen Theil der Stadt, ein Kuppelbau, der allen ähnlichen Kunstwerken in Italien als Vorbild gedient haben soll. Die übrigen öffentlichen Gebäude & Privathäuser zeugen wol hie & da von verschwundener Pracht, sind aber grossentheils in hohem Grade verlottert.

Zu den berühmtesten Bürgern von Como gehörten schon die Naturforscher Plinius der ältere & jüngere indessen sind diese & viele andre nur durch Gedenktafeln & Strassennamen verewigt. Dagegen zeigen Standbilder aus der neusten Zeit den Physiker *Alessandro Volta* auf die berühmte Voltaische Säule gestützt - & den Volkshelden *Garibaldi* mit dem Säbel in der Hand & dem Ausdruck der Ungeduld in der ganzen Haltung.

Von den lebenden Menschen ziehen 4 Klassen durch ihre äussere Erscheinung die Aufmerksamkeit des Fremden an.

An den Frauen mittlerer & höherer Stände fällt der würdevolle schwarze Schleier auf, der das Gesicht freilassend über Rücken & Schulter herabwellt. Die verheirateten Bäuerinnen der Brianza tragen einen silbernen Strahlenkranz, der den Hinterkopf nach oben & seitlich überragt & hinter welchem die Haare an einem Stabe mit 2 gänseeigrossen Kugeln, ebenfalls von Silber, befestigt sind. Da die Verflechtung der Haare mit diesem Heiligenschein nur von wenigen Sachkundigen besorgt werden kann, so müssen die mit dem sonderbaren Schmucke Behafteten mehrere Tage in derselben Frisur ausharren. Ob sie sich inzwischen zum Schlafen lieber auf das metallene Gerüst oder auf die weichere Nase legen, konnte ich nicht in Erfahrung bringen. Viele Frauen bedecken das glänzende Gestell mit einem bunten Tuche.

Als nationale Fussbekleidung dienen im Tessin & in Ober Italien namentlich bei Frauen & Kindern hölzerne, mit groben Absätzen versehene Sandalen, die bei Gehen auf Steinpflaster ein eigenthümlich klapperndes Geräusch verursachen, da sie nur am vordern Theil, wo der Fuss am breitesten ist, durch ein Band von Leder oder anderm Stoff befestigt sind.

Je nach ökonomischen, hygienischen oder ästhetischen Rücksichten werden zu diesen Sandalen Strümpfe getragen oder nicht.

In der Hand der Italienerinnen spielt der Fächer eine viel constantere Rolle als der Sonnenschirm.

Am frühen Morgen durchziehen die Stadt zahllose Marktweiber mit je 2 Bogenkörben, die Gemüse & eine Glasflasche voll Milch, mit grünen Blättern verkorkt, enthalten.

Am flachen Seeufer sieht man Wäscherinnen in nach hinten offenen Holzkästen knien, die Wäsche auf grossen Steinen reiben & auspeitschen & dann auf den daneben aufgepflanzten grossen Sonnenschirm zum Trocknen legen.

Priestern begegnet man nicht selten. Ob es Jesuiten oder andere sind, wage ich nicht zu entscheiden.

Ihnen steht in der Tracht am nächsten die communale Polizei, die ich von weitem für englische *Reverends* ansah. Dieselbe trägt nämlich einen hohen schwarzen Cylinderhut & langen schwarzen, mit einer Reihe Knöpfen bis an den Hals geschlossenen Rock & als Waffe einen einfachen Stock. Mehr militärisches Aussehen zeigen die Zollwächter, die an den Eingängen der Stadt den Lebensmittelzoll erheben, & die Gendarmen, hier Carabinieri genannt, deren dreieckiger quer getragener Hut, zudem natürlich auch ein Frack gehört, an ein früheres Jahrhundert erinnert.

Das Linienmilitär, in Como durch ein Infanterieregiment vertreten, zeichnet sich durch nachlässige Haltung aus.

Weit malerischer sind die Schiffleute in dem bunten Trikotleibchen, worüber noch ein offnes farbiges Hemd getragen wird, & ihren breiten Mützen anzusehen.

Zweirädrige Karren, von einem Esel, Maultier oder Pferd gezogen & mit Menschen oder Waaren überladen, bilden die Staffage jeder italienischen Landschaft.

Nach dem Mittagessen fuhren Herr Pfenninger, Herr Ghelli & ich auf einem grossen Dampfschiff nach *Bellagio*. Das westliche Ufer des zwischen Como & Bellagio liegenden Seearms ist mit Palästen, Villen, Chalets & Bauernhäusern der verschiedensten Farben & Baustile geschmückt, dazwischen die herrlichsten Gärten, Brücken, Grotten in bunter Abwechslung, alles überragt von dem steilen in hellem Laubschmuck prangenden Bergabhang & bestrahlt von der italienischen Sonne aus dem reinsten Blau des Himmels. Auf der weiten Fläche des spiegelglatten Sees kreuzen Dampfer & Segelschiffe, von lebensfrohen Schwimmern mit lautem Freudengeschrei begrüsst.

Wie schön auch die Fahrt von Lausanne nach Montreux ist, so liegen doch dort die Ortschaften weiter auseinander & die einförmigen Weinberge bieten bei weitem nicht das wohltuende Bild des grünen Waldes.

Unter den Sehenswürdigkeiten der italienischen Pflanzenwelt hatte ich neben Kastanien & Maulbeerbäumen, die mir sofort in die Augen fielen, auch den Oelbaum zu finden erwartet. Herr Cramer fand mein Interesse zu weit gehend, da die geringe Grösse & das grau weisse Aussehen diesen Baum durchaus nicht zu einem Schmucke der Landschaft qualifizire. Hierin musste ich ihm allerdings recht geben. Der Form nach an junge Zwetschgenbäume, in der Färbung an Weiden erinnernd, stellt die so nützliche Kulturpflanze nicht viel vor. In unmittelbarer Nähe, wie es meinen botanischen Bedürfnissen entsprochen hätte, bekam ich kein einziges Exemplar zu sehen.

Die Bevölkerung unsers Dampfers zeigte nach Geschlecht, Alter, & Toilette eine grosse Manigfaltigkeit. Dass ich auf dem 1. Platze der einzige war, der sich seines, für einen kirchlichen Akt berechneten schwarzen Tuchrocks entledigte, mochte den Italienern noch mehr auffallen als das ganz in den eidgenössischen Farben prangende Gewand einer Amme, die in unserer nächsten Nähe ihren Platz hatte & denselben auch zur Ausübung ihrer Standespflichten nicht verliess.

Trotz dem frischen Hauche der Seeluft während der 2stündigen Fahrt machte sich bei mir das dringende Bedürfniss nach einer *Siesta* geltend, wofür mir im *Hôtel Genazzini* zu *Bellagio* ein Zimmer mit Lehnstuhl & Sopha zur Verfügung gestellt wurde.

Nachher erwartete ich in schattiger Laube auf den herrlichen See hinaus staunend meine Reisegefährten, die sich inzwischen mit Billard vergnügt hatten.

Den Rückweg machten wir im Dampfschiff nur bis *Cernobbio*, wo das ehemals fürstliche Schloss des Hauses *d'Este* jetzt als Hotel auf Aktien in Betrieb ist. An den dortigen Aufenthalte Napoleons I. erinnert noch ein im damaligen Stil erhaltenes & möbliertes Zimmer & einige bekannte Kupferstiche aus seinem Kriegsleben. Die grossen Oelgemälde: Raub der Sabinerinnen, Sündfluth & a. schienen mir nur in ihren Hauptfiguren gelungen zu sein. Dagegen fand ich eine schneeweisse Marmorgruppe, Amor & Psyche oder Venus & Cupido darstellend, wenn gleich in einen (wirklichen) Schleier gehüllt, von unübertrefflicher Schöhnheit & Anmuth. Der Künstler ist unbekannt, das Werk für 35000.- nicht feil.

Auch Treppen & Geländer des Schlosses sind von weissem Marmor, alles äusserst elegant.

In den üppigen Gärten waren leider die in Höhe & Breite imposanten Mangnolien schon halb verblüht.

Ans Seeufer zurückgekehrt, sahen wir ein Schifflein sich nahen, in dem ich die Stimme meiner Frau Gevatterin erkannte, die mit ihrer das Steuer handhabenden Schwiegermutter, einem jungen Angestellten ihres Gatten & einer Hausgehülfin, an der der Name Magdalena schöner war als alles andre, uns abholte.

Unter dem sehr plausiblen Vorwand, der etwas zaghaften Frau Pfarrerin das Steuerruder abzunehmen, setzte ich mich neben deren Schwiegertochter & empfing, nachdem wir mitten in den See hinausgefahren waren, aus erster Hand das mitgebrachte Abendessen, bestehend in gesottenen, noch warmen Kartoffeln, kaltem Braten & Geflügel, Obst, Confekt & Wein. Der letztere wurde zur Abkühlung in den See gehängt, dann aber ohne Verdünnung genossen. Bei dem Herumbieten der Teller & Gläser geriethen letztere & auch das ganze Schiff bisweilen ins Schwanken, doch nahm niemand Schaden dabei. Von dem Obste schmeckten mir besonders die hellrothen sehr grossen Kirschen von ausgezeichnetem Aroma.

Als die Nacht hereingebrochen & unsere Vorräthe aufgezehrt waren, griff man wieder zu den Rudern & machte nur noch einen kleinen Umweg, um sich auf den Dampfschiffwellen zu schaukeln, die übrigens viel schwächer sind, als ich sie vom Zürichsee her in Erinnerung hatte. Dabei ging ein Ruder verloren & zum Schlusse stiessen wir noch an eine zweite Barke an, die unsern Weg kreuzen wollte. Nach kurzem Wortwechsel war auch dieses Abenteuer erledigt & unter Beobachtung der Hafenlichter & Stadtlaternen erreichten wir glücklich das feste Land.

Am Dienstag Morgen trat ich die Rückreise an. Wegen Bremsenbruch erschien der Zug verspätet in Como & musste eine Reihe Wagen abgekoppelt werden. In Chiasso, wo Herr Pfenninger zurückblieb, passirte mein Handgepäck ohne zollamtliche Controlle.

Da ich jetzt in der Westseite des Wagens sass, konnte ich die Thalfläche besser überschauen als im Hinweg & entdeckte bei Bellinzona die ehemaligen Burgen der centralschweizerischen Landvögte nebst andern monumentalen Bauten, vergass aber in Airolo nach den neuen Festungswerken auszuschauen. Von Göschenen an, wo ich wieder zu Mittag spies, war die Luft kühl & der Himmel trübe, die Gesellschaft im ganzen angenehm. Doch versank ich im untern Reppischthal trotz lauten

Gesprächs der Mitreisenden in tiefen Schlaf, aus dem ich erst bei Altstetten wieder erwachte.

Um auch in der innersten Häuslichkeit gemahnt zu werden, wie wichtig für Leben & Gesundheit die uns umgebende Temperatur ist, zeigte sich im Laufe des Jahres die Notwendigkeit, den Ofen in der Wohnstube ganz frisch aufzubauen. Ich erwähne diesen Gegenstand, weil er ausser den grossen Kosten, die nahe an 1000 Fr. heranreichten, die Wohnlichkeit des Hauses für ganze 4 Wochen beeinträchtigte. Der gewaltigen Entwicklung von Staub & Russ beim Niederreissen des alten Ofens entzog ich mich zwar durch einen 14tägigen Aufenthalt in Gais, wo aber die raschen Temperaturwechsel nebst Schneefall mich abschreckten, den Wünschen meiner Freunde gemäss noch länger zu bleiben. Auf die Unbequemlichkeit, dass meine Schlafzimmer zum gemeinschaftlichen Essen & überhaupt zum Sammelpunkt der kleinen Familie dienen musste, folgte dann noch das äusserst langsame Trocknen des neuen Ofens, der nur mässig geheizt werden durfte, so dass fast alle Wärme durch die Verdunstung gebunden wurde. Zuletzt nahm auch dieser Uebelstand ein Ende & der gleichzeitig erstellte neue Kochherd wurde nicht allein eine Zierde der Küche, sondern bewährte sich auch sofort durch seine Zweckmässigkeit.

Noch vor Ablauf dieses für mich so bewegten Jahres wurde in mein inneres & äusseres Leben ein bedeutsamer Markstein gesetzt durch den Tod der liebevollen Mutter.

Schon seit Jahren ins Zimmer gebannt & immer unbehülflicher in den Bewegungen des Körpers, hatte sie an geistiger Frische kaum etwas verloren & nur ihre Schwerhörigkeit stand einem regen Gedankenaustausch im Wege. Dafür mussten Stricknadel & Schreibfeder bis in die letzten Monate hinein der segenspendenden Hand gehorchen. Sollten doch die sämmtlichen 9 Urenkel noch irgend ein, von der unermüdlichen Ahnfrau gefertigtes Kleidungsstück tragen.

Gleichsam als Vorbote der weit über die Grenzen Europas sich ausbreitenden Influenzaepidemie befiel die liebe Mutter gerade um die Zeit, wo sie in rührend heiterer Stimmung ihr 83. Lebensjahr vollendete, ein scheinbar leichter Lungenkatarrh. Nicht das Fieber, nicht massenhafte Schleimabsonderung waren an sich gefahrdrohend; die mit der allgemeinen Schwäche zusammenhangende Erschlaffung der Inspirationsmuskeln führte am frühen Morgen des 2. Dezember zum Aufhören des Athmens.

Die Leiche wurde am 5. Dezember in der Familiengruft des vor 35 Jahren verstorbenen Vaters & nicht weit von dem, im öffentlichen Friedhof der hohen Promenade ruhenden Gatten beigesetzt.

In das verödete Elternhaus zurückgekehrt, eröffnete mein Bruder als nunmehriges Familienhaupt dem versammelten Geschwisterkreise die letztwilligen Verfügungen der Dahingeschiedenen. Eine Menge von Legaten gaben Zeugniss von der alles umfassenden Liebe, womit dieselbe noch über ihr irdisches Dasein hinaus den Spruch bethätigen wollte: Geben ist seliger als Empfangen.

Die Theilung des Nachlasses an Liegenschaften, Kapitalien & Fuhrhabe bereitete manche Schwierigkeiten, die sich durch ein ganzes Jahr hinzogen & hier nicht im Einzelnen geschildert werden sollen. Schwager Schulthess übernahm die obere Hälfte des Gesammtareals, die untere wurde auf Abbruch verkauft. In Folge dessen bezogen mein Bruder & Schwager v. Wyss anderwärts Wohnungen, Schwester Nanny blieb in ihrer bisherigen Wohnung als Mieterin des neuen Hauseigenthümers. Von diesem mehr oder weniger abhängig, hatte sie Anspruch auf Rücksichten von uns allen & es gelang ihr auch, uns von Zeit zu Zeit wieder um ihren Mittagstisch zu versammeln, wodurch wenigstens die Eintracht der Familie nach aussen kund gegeben wurde.

Mir gab die Verantwortlichkeit für den nunmehrigen Stand meiner Oekonomie viel zu denken.

Durch die Verhältnisse meiner Berufsthätigkeit hatte ich mir eine Einfachheit der Lebensweise angewöhnt, die den Sinn für Luxus nie in mir aufkommen liess. Doch schien es jetzt angemessen, in den Bedürfnissen des gewöhnlichen Lebens & in dem, was Unterhalt & Verschönerung meines Wohnsitzes angeht, etwas mehr zu wagen als bis anhin. Sodann gedachte ich meinen Kindern die üblichen Geschenke eher zu erhöhen oder bei besondern Anlässen finanzielle Sorgen abzunehmen; endlich durfte ich auf dem weiten Felde der Wohlthätigkeit das Andenken meiner Eltern nicht ganz verleugnen. Bei den endlosen Ansprüchen & Gelegenheiten dieser Art kann man es freilich nie allen recht machen, wesshalb ich mir dann eine Liste derjenigen Anstalten & Cooporationen anlegte, die mich besonders interessirten & ihnen meine Gaben anonym übermittelte.

Ich fühlte also, dass der Zuwachs meines Vermögens mir neue Pflichten & Verantwortlichkeiten aufgeladen hatte, dass der Werth des Geldes nicht im Besitze, sondern in der richtigen Verwendung desselben liege, & dass ich eben desshalb für letztere eine bestimmte Methode suchen müsste.

Neben den Weithläufigkeiten der Erbtheilung hatte ich viel Widerwärtiges mit den Dienstmägden. Als Krankenpflegerin meiner sel. Schwiegermutter hatte Lisette Frei ein Selbstbewusstsein erlangt, das ihr die Unterwerfung unter die später eingetretene Fräulein Schuster erschwerte. Das Verhältniss wurde immer unangenehmer, so dass ich selbst zu Anfang des Jahres 1890 an Aufkündigung dachte.

1890

Durch Krankheit & Tod ihrer Mutter wurde dann Lisette zur Rückkehr in ihre Heimat bestimmt. Ihre Nachfolgerin war die noch nicht 19jährige Bertha Wenger aus Aussersihl, die Tochter eines kürzlich verstorbenen Droschkenkutschers. Sie kam aus einer Dienstbotenbildungsanstalt, wo sie jedoch vor Ende des Kurses austrat & mehr die Fehler ihrer Mitschülerinnen als die Lehren des Verstandes angenommen hatte. Leichtsinn & Trägheit waren ihre wesentlichen Eigenschaften. Nach wenigen Monaten von ihrer Mutter abberufen, ging sie ebenso gern fort, als wir sie entliessen.

Den grössten Grad von Leichtsinn, Genusssucht, Unverschämtheit & Grobheit, überhaupt absoluten Mangel an sittlichem Halt zeigte dann Elise Morgenthaler aus dem Kanton Bern, erst 17 Jahre alt. Im November des gleichen Jahres entliessen wir dieselbe, nachdem ihr Benehmen von verschiedenen Seiten her als eine Schande für mein Haus bezeichnet worden war.

Im August 1890 besuchten uns Wilhelm & Hermine aus Wien. Ich überzeugte mich von ihrem treuen Zusammenhalten. Für ein gutes Einvernehmen mit den hierseitigen Geschwistern bemühte sich namentlich meine Tochter Mathilde.

Ich machte mit unsern Gästen einen zweitägigen Ausflug nach Linthal & überzeugte mich beim Spazirgang zur Pantenbrücke, dass ein 5 stündiger Marsch das höchste sei, was ich noch wagen dürfe. Des unbeständigen Wetters wegen, konnte ich mich nicht entschliessen, Wilhelm & Hermine nach Italien zu begleiten, doch besuchten wir zusammen noch Luzern & trennten uns in Flüelen, von wo ich Zürich binnen 2 Stunden wieder erreichte.

Im gleichen Sommer hatte Ernst eine 8 tägige Bergreise unternommen & war etwas später irrthümlicher Weise in Dienst berufen worden, was mir wieder Gelegenheit gab, mich in ärztlicher Praxis zu üben & selbst 2 Zangenentbindungen vorzunehmen.

Am Jahresschluss brachte mir der Hinschied meines Altersgenossen & Freundes Paul Burkhard in Küsnacht ein ernstes *memento mori*. Ich hatte diesen trefflichen Mann als Mitschüler am untern Gymnasium kennengelernt & wegen seiner hohen Begabung & seines ehrenwerthen Charakters ihm immer einen hervorragenden Platz in der Gesellschaft zuerkannt. Schon in der Hochschulzeit durch Berufsrichtung & bald auch durch den Wohnort von einander getrennt, sahen wir uns später nur selten, obwol Burkhards Schwester im Jahre 1855 meine Schwägerin wurde & er selbst sich etwa 10 Jahre vor seinem Tode zum Eintritt in meine Sonntagsgesellschaft meldete. Hier dominirte er zwar nicht wie Horner, gehörte aber ebenfalls zu denen, die über jeden Gegenstand der Unterhaltung Bescheid wussten oder wenigstens Interesse zeigten. Ich bedaure seinen Einladungen in der Wangensbach, wohin er sich nach Niederlegung des Pfarramtes zurückzog, nicht öfters gefolgt zu sein. Wie Horner, starb auch Burkhard an den Folgen der Ueberanstrengung, denn nicht allein die Bewirthschaftung seines Gutes, sondern eine Reihe von Aufgaben für Gemeinde & Staat, wie auch für nahe Verwandte, nahmen die geistigen & körperlichen Kräfte des alternden & stets dienstfertigen Mannes mehr in Anspruch, als es die gewöhnlichen Funktionen eines Landpfarrers thun.

Ich konnte mich bei der augenscheinlichen Aufopferung, durch die die beiden Freunde das Ende ihrer grossen Wirksamkeit beschleunigten einer gewissen Beschähmung nicht erwehren. Denn bei meinem Rücktritt von der Praxis spielte neben andern Gründen auch ein gewisser Mangel an Ausdauer mit & die literarischen Studien, denen ich mich fortan widmete, dienten wol mir selbst als anständiger Zeitvertreib, meinen Mitmenschen aber brachten sie keinen direkten Nutzen.

1891

Nachdem der Winter ohne wesentliche Störung meiner Gesundheit vorübergegangen war, entschloss ich mich auf Anregung meiner Schwester Nanny zu einer Reise nach Wien. Da dieselbe um 10 Tage später begann als vor 2 Jahren diejenige nach Berlin & sich nicht in höhere Breitegrade erstreckte, glaubte ich die Unbilden des Wetters weniger fürchten zu müssen. Eine mittelschwere Kleidung, Frühjahrsüberzieher & gute Plüschdecke genügten denn auch vollständig, ja die letztere kam fast nur als Kopfpolster zu Anwendung.

Wir verliessen Zürich am 16. April in einem Wagen der österreichischen Staatsbahnen, einem sogenannten Aussichtswagen. Die an der Aussenseite des Wagens hinlaufende, durch Fenster geschützte Gallerie verbindet die Vortheile der beiden sonst gebräuchlichen Systeme, indem die Sitzplätze zum Liegen lang genug sind & ein freier Verkehr zwischen den verschiedenen Wagenabtheilungen, Closet inbegriffen, ermöglicht ist. Unsre Reisegefährten waren eine junge Französin, die über Wien nach Breslau reiste, um dort Deutsch zu lernen, & ein Ehepaar aus Baiern, das für jede Jahreszeit einen andern Kurort aufzusuchen schien. Wir unterhielten uns sehr gut, & die junge Französin suchte & fand an meiner Schwester eine mütterliche Rathgeberin.

An der Landesgrenze in Buchs waren die österreichischen Zollbeamten sehr höflich, ohne das formelle ihrer Pflicht zu verabsäumen. Jenseits Feldkirch erinnerte uns ein rauhes Schneegestöber an die Unbeständigkeit des Aprilmonats & die Nähe des Hochgebirgs. Da wir in Buchs nur ein höchst einfaches Mittagsmahl genossen hatten, kam die Gelegenheit, während der Fahrt durch den grossen Arlbergtunnel einen Milchkaffee zu trinken sehr willkommen. Jenseits des Tunnels hatten wir wieder Sonnenschein & fuhren in ungestörter Betrachtung der grossartigen Gebirgslandschaft noch bis Innsbruck. Während unsre Koffer die Reise nach Wien fortsetzten, gaben wir das Handgepäck in dem vortrefflichen Gasthof zur Sonne am Bahnhofplatz ab & liessen uns durch einen Dienstmann die Stadt zeigen, so lange es noch Tag war. Die kolossalen Erzstatuen in der Hofkirche, die Denkmäler Maximilians[289], Hofers[290] & Philippine Welser[291] konnten wir in der Abendämmerung nur flüchtig betrachten. Die etwas verwitterte, in schwerfälligem Rococostil erbaute Triumphpforte & das goldene Dachl machten mir keinen imposanten Eindruck. Das Ferdinandeum sahen wir nur von aussen. Wie überall, sind auch in Innsbruck die neuen Stadttheile durch gerade & breite Strassen mit modernen Gebäuden vor den alten ausgezeichnet, so dass man immer weniger Fremdartiges vorfindet.

Am andern Morgen machte ich nochmals einen kurzen Gang durch die Stadt & gegen 9 Uhr reisten wir weiter nach Salzburg zu. Da einige bedeutende Höhen passirt werden mussten, trafen wir noch vielfach frischen Schnee im Niveau der

Bahnlinie, konnten jedoch zu Saalfelden unsre Knödelsuppe im freien d. h. in einer offnen Veranda des Bahnhofs geniessen, da im Wagen den ganzen Tag eine sehr angenehme Wärme unterhalten wurde. Bei der Ungewissheit, wann & wie man während einer 8 bis 10stündigen Fahrt zu einer Mahlzeit kommt, empfiehlt sich namentlich in der kühleren Jahreszeit das Mitführen von Chokolade, harten Eiern & rothem Wein, was uns sehr gute Dienste leistete. In der Gegend von Golling begann es zu regnen. Wir fuhren im Omnibus vom Bahnhof Salzburg zum Gasthof, der ziemlich weit entfernt im Innern der Stadt liegt & mich im Jahr 1854 sehr befriedigt hatte. Ob inzwischen das Personal der "Krone" oder meine Ansprüche sich wesentlich geändert hatten, bleibt dahingestellt. Obwol meine Schwester zuerst etwas auszusetzen hatte, muss ich ihr das Zeugniss geben, dass sie beim Reisen weniger Umstände macht als andere Damen. Am andern Morgen besuchten wir unter Regen- & Schneegestöber zunächst die Domkirche, deren massiger Kuppelbau sammt den steinernen Pferdeköpfen am Hofbrunnen & den übrigen bischöflichen Bauten mir unwillkürlich den Vers ins Gedächtniss rief: Das Pfäfflein das wusste sich besser zu hegen &.s.w. Zu diesen rundlichen Formen passt auch vortrefflich der rothe Marmor, ohne den man sich Salzburg gar nicht denken kann. Gegen Mittag heiterte sich der Himmel auf & wir bestiegen noch den Mönchsberg. Der Aufzug auf denselben in der Nähe des Klausenthors, vielleicht für jüngere & abenteuerbedürftige Leute anziehend, war damals nicht im Betrieb, wir sahen ihn nur von unten. Am Kapuzinerberg gelangte ich nur bis zum Kloster, wo der Abschluss des Calvarienberges ist. Die Stationen des letztern sind durch fast lebensgrosse, in Holz geschnitzte & bemahlte Figuren dargestellt, worunter die römischen Soldaten sich durch schadhafte Kleidung & theilweise moderne Bewaffnung hervorthun. Ob der fromme Künstler den Schergen des Pilatus mehr Verachtung oder Mitleid bezeugen wollte, mag dahingestellt bleiben. Am Gitter sind passende Sprüche angebracht, welche dem Leser die Geduld & Ergebung des Heilandes zur Nachahmung empfehlen.

Nachmittags reisten wir in 7 Stunden über Linz nach Wien. Mit einem Herrn "Vorstand" aus Salzburg & einem jungen Ehepaar, das aus Italien nach Wien zurückkehrte, entspann sich gegen Abend eine äusserst lebhafte Unterhaltung über die verschieden artigsten Gegenstände höherer & niederer Interessensphären, wobei der Salzburger & ich das grosse Wort führten. Wir verhehlten uns zur Vermeidung von Einseitigkeit unsere individuelle Lebensstellung & die junge Wienerin, die über meine Fülle von Welt- & Menschenkenntniss erstaunt sein mochte, that mir die Ehre an, mich für einen Herrn Pastor zu halten. So wurden die dunkeln Abendstunden in angenehmster Weise ausgefüllt; in Wien trennte man sich ohne Nennung der Namen auf Nimmerwiedersehen.

Wilhelm & Minnie holten uns am Westbahnhof ab & die fast halbstündige Fiakerfahrt nach Wieden, Belvederegasse 8, gab uns einen Vorgeschmack von den gewaltigen Entfernungen, die man in der Kaiserstadt zurückzulegen hat. In der That nimmt das unendliche Wagengerassel auf den fast durchwegs gepflasterten Strassen unter meinen neuesten Wiener Erinnerungen einen hervorragenden Platz ein, & ich war am Ende der ersten Woche so müde davon, dass ich fast den ganzen Tag auf dem Divan liegen musste. Was die Sehenswürdigkeiten der Stadt anlangt, so hat dieselbe durch Niederreissen der Basteien & Thore & durch die Anlage der Ringstrasse ihr früheres alterthümliches Gepräge grossentheils verloren & sich andern modernen Grossstädten assimilirt auf Kosten seiner Originalität. Das Belvedere, die Karlskirche, der Stephansdom, der Palast des Fürsten Liechtenstein sind allerdings unverändert geblieben & auch der "Graben" mit dem Pestbrunnen & auch der Stock im Eisen erschienen mir wieder als alte Bekannte. Aber die weitläufige Hofburg ist im Umbau begriffen & fast alle öffentlichen Gebäude: Universität, Parlament, Stadthaus (letzteres für den Preis von 27 Millionen Gulden!), Theater, Votivkirche prangen als Muster der verschiedensten Baustile an der Ringstrasse. Alles ist grossartig, die Kunst- & Naturaliensammlungen überaus reich angelegt, wie es einer Kaiserstadt geziemt, deren Geschichte sie zum Angelpunkt des Morgen- & Abendländischen Verkehrs stempelt. Im mineralogischen Museum vermisste ich neben der Unzahl von Steinen & Kristallen jeglicher Grösse, Farbe & Form, eine geologische Karte oder Relief, worin sich die Bodengestalltung des ganzen Reiches & auch seine natürliche Produktivität abgespiegelt hätte.

Mit dem äussern Glanze harmonirt auch die schwunghafte Fremdenindustrie, namentlich der Kellner & Fiaker, vor denen selbst die Berner Oberländer sich nicht mehr zu schämen brauchen.

Der falsche Ehrgeiz, mehr vorstellen zu wollen als man hat oder ist, erstreckt sich natürlich auf alle Klassen der Bevölkerung. Uebrigens beruht auch der Staatshaushalt auf höchst sonderbaren Grundsätzen, indem z.B. Werthschriften durchaus steuerfrei sind, Liegenschaften & Gebäude hingegen sehr hoch besteuert werden, was dann natürlich der Miether entgelten muss.

Die Physiognomie des Wiener Strassenlebens ist durch Abschaffung der weissen Waffenröcke & überhaupt eine wesentliche Umgestaltung der Militäruniformen sehr verändert worden, während allerdings die Kutscher & Bedienten der Hofequipagen noch immer den dreieckigen Hut quer auf dem Kopfe tragen.

Den Universitätsprofessoren ist für hoch offizielle Anlässe eine grüne, goldgestickte Uniform mit Degen befohlen, welche 300 Gulden kostet & natürlich nur im Notfall angeschafft wird.

Von öffentlichen Abendveranstaltungen besuchten wir nur ein Mal das Burgtheater, den Circus Renz & das Etablissement Kronacher. Für Theater habe ich niemals geschwärmt & darf mir daher auch keine Kritik erlauben. Im Circus Renz kamen gewöhnliche & ungewöhnliche Leistungen der höheren Reitkunst & Pferdedressur zur Darstellung, die in physiologischer & pädagogischer Hinsicht viel Interesse boten.

Absolut neu war mir die Scenerie für die Pantomime Helgoland. Es wurde nämlich in farbigem Lichte ein tosender & schäumender Wasserstrom von etwa 2 Meter Breite in die Arena geleitet & diese zu einem schiffbaren See umgestaltet. Dass darin der Rudersport mit absichtlichem Umwerfen der Schiffe & herzerhebenden Rettungen begleitet war, gehörte noch zur gewöhnlichen Effekthascherei. Dann aber öffneten sich die Vorhänge des Damenbades & 3 Weiber in quasi sittsamen Badekostüm stürzten sich in die Wellen & führten daselbst graziöse Schwimmtänze auf. Durch ihre über Schultern & Rücken herabwallenden, triefenden Haare geschützt, konnten sie denn auch einen plötzlich aus der Höhe hervorbrausenden Feuerregen über sich ergehen lassen, der dem ganzen Spektakel einen würdigen Abschluss gab.

Bei Kronacher, wo während der Vorstellung auch Speise & Trank zu haben war, produzirten sich Wiener Volks- & mindere Bühnensänger nebst Akrobaten beiderlei Geschlechts. Auf allen Gebieten der Kunst scheinen in Wien, fast noch mehr als in Berlin & Paris die Reize des weiblichen Körpers das beliebteste Thema zu sein.

Die Umgebung Wiens entbehrten zu Ende April noch ihrer landschaftlichen Schönheit, da die meisten Bäume eben erst ihre Laubknospen eröffneten. Wir besuchten die weitläufigen Parks von Schönbrunn & Laxenburg, am letztern Orte auch das malerisch angelegte & mit allerlei Bildern & sonstigen Erinnerungen aus Oesterreichs Glanzperiode angefüllte Schloss.

Baden & die Brühl, den Wienern als Sommerfrische dienend, zeichnen sich durch eine Menge kleiner eleganter Villen aus & um die Gegend noch malerischer zu machen, sind auf den Höhen "künstliche" Ruinen erbaut.

Mit Pferdebahn, Dampftram & Zahnradbahn ist der Kahlenberg jetzt ohne Mühe zu erreichen, doch that man besser, Proviant mit sich zu führen als im dortigen Gasthof einzukehren, wo die Aussicht von der geräumigen Terrasse durch einen etwas tiefer liegenden Pavillon wesentlich beschränkt wird. Auch eignet sich die Mittagszeit am wenigsten zu einer klaren Anschauung der Hauptstadt, weil man sie hier gerade von Norden her sieht. Weit schöner ist vom nahen Leopoldsberg der Ausblick auf die majestätisch blaue Donau sowol aufwärts bis Klosterneuburg als abwärts über Wien hinaus. Jenseits des Stromes liegen in weiter Ebene die aus den Napoleonischen Kriegen bekannten Ortschaften Aspern & Austerlitz. Wir gingen zu Fuss nach Nussdorf hinunter, ein Weg von etwa 1 1/2 Stunden & benützten dann wieder verschiedene Fahrgelegenheiten bis zur Belvederegasse.

Der 1. Mai war von den Arbeitervereinen zu einem Feiertag mit massenhaftem Besuch des Praters bestimmt worden. Wir hatten zu einer Praterfahrt einen frühern Tag gewählt & selbstverständlich dieselbe mit einem Abendtrunk im Wurstlprater gewürzt, wo 7 Mädchen in Uniformen musicirten & der Salamucci von Tisch zu Tisch gehend seine Waare auf ein Blatt Schreibpapier vorwog.

Am 1. Mai fuhren wir nach Dornbach & Waldegg im Westen von Wien. Fast der halbe Weg ging durch die verschiedenen Vorstädte Wieden, Mariahilf, Neubau, Oktabrin, deren Einwohner in festlichem Gewande der innern Stadt & wol auch dem Prater zusteuerten, oder sich in der Nähe ihrer Wohnung eine Erholung gönnten. Ohne wesentlichen Zeitverlust fuhren wir im Rückweg durch die Alserhauptstrasse (am k.k. allgemeinen Krankenhause vorbei) in die innere Stadt & durch die Herrngasse an der Hofburg vorbei zur Elisabethenbrücke, dem Ausgangspunkt für den 4. Bezirk. Auf diesem Wege begegneten uns grössere & kleinere Gruppen der Arbeiterklasse ohne Fahnen oder sonstige Abzeichen. Sie hatten durch ihr ruhiges Verhalten eine würdige Antwort auf die pompösen Ankündigungen polizeilicher Massregeln gegeben. Da die hohe Aristokratie sich an diesem Tage gesellschaftlich vom Prater fernhielt, mochte es wol einem ehrsamen Philister in anständiger, wenn auch nicht salonmässiger Toilette passiren, dass er von den übermüthigen Kellnern im Prater als "blosser Arbeiter" angesehen & behandelt wurde. Unter denen, die allgemein zur Arbeiterklasse gerechnet wurden, soll es dagegen Personen geben, welche sich durch längere Zeit das Brod vom Munde sparen, um Ein Mal des Jahres in elegantem, wenn auch nur geborgtem Anzug eine öffentliche Promenade zu benützen.

Nach 14 Tagen hatten wir, wenigstens ich, des grossstädtischen Lärms & Schwindels genug & kehrten zunächst nach Salzburg zurück. Heller Sonnenschein, trockner Boden & angenehme Frühlingsluft liessen uns jetzt eher begreifen, warum diese malerisch gelegene Stadt von depossedirten Fürsten & andern Capitalisten so gern zum Wohnsitz erwählt wird. Die Baumalleen am Franz Josefs Quai & der Schiffswerft prangten im frischen Grün & vielleicht hätte auch das Hotel Pitter am Bahnhof uns innen wie aussen besser gefallen als die "Krone". Wir verweilten aber nur wenige Stunden in der Bischofsstadt & fuhren gleichen Abends noch, mit 1stündigem langweiligen Aufenthalt in Reichenhall auf sehr langsamer Bergbahn in heftigem Gewitter nach Berchtesgaden.

Das Hotel Bahnhof, angeblich zwei Jahre zuvor neu erbaut, war zwar möblirt & in Betrieb, aber die meisten Fremdenzimmer wurden eben angestrichen, ein Farbgeruch erfüllte das ganze Haus & sämmtliche Möbel waren wie bei einer Hausreinigung oder einem Umzug auf den Gängen zusammengehäuft. Wir wurden in 2 hübsche Dachzimmerchen gewiesen. Da auch der Speisesaal noch nicht fertig war, mussten wir das Nachtessen in der ungetäferten allgemeinen Wirthsstube einnehmen, deren übrige Insassen, ausser unserm Eisenbahnkondukteur Bauern aus der Ortschaft selbst, den Raum mit schlechtestem Tabakrauch parfümirten. Wir zogen uns daher baldigst zurück.

Ueber Nacht hatte sich das Wetter wieder aufgehellt & wir konnten das Frühstück in einer Veranda geniessen, von wo zwar nur die nächste Umgebung, ein enges waldiges Thal mit schäumendem Bergbach & am Abhang jenseits der Eisenbahn das Dorf (oder Städtchen?) Berchtesgaden zu sehen war. Dann fuhren wir in einem guten Einspanner zu dem ebenfalls zwischen hohen Bergen eingeschlossenen Königssee, der mich seiner senkrecht aus dem Wasser emporsteigenden Felswände wegen lebhaft an den Urnersee erinnerte. 2 Kerle in dortiger Landestracht mit kurzen Hosen & nackten Knien führten uns in einem Kahne nach S. Bartholomä hinüber & feuerten unterwegs 2 Pistolenschüsse ab, um uns das Echo hören zu lassen & weitere 40 Pfennige zu verdienen. Da der Fahrlohn 3 1/2 Mark betrug, so rundete man natürlich den ganzen Betrag auf 4 Mark ab. Die Kahnfahrt, hin & zurück hatte etwa 2 Stunden gedauert, dann bestiegen wir wieder unsern Wagen, nahmen in

Berchtesgaden ein zweites Frühstück & fuhren um Mittag nach Reichenfall hinunter, einem eleganten Kurort mit Salzquelle.

Wir assen in der Nähe des Bahnhof zu Mittag & fanden noch Zeit zu einem Spazirgange, wobei ich meiner Schwester ein Gradirhaus zeigen konnte. Dasselbe besteht aus einem überdachten Holzgerüste von etwa 10 M. Höhe & 15- 20 M. Breite, das mit einer Wand aus dürrem Reisig ausgefüllt ist. Das aus Salzquellen stammende oder durch salzhaltiges Erdreich geleitete Wasser wird nun durch Pumpen in eine Rinne oberhalb der Gradirwand gebracht, vertheilt sich von hier gleichmässig über das Reisig & tropft allmälig an demselben herab in einen darunter befindlichen Trog. Bei diesem Abtropfen bleiben erdige, schwerlösliche Beimischungen an dem Reisig hängen, das Wasser aber verdunstet zu einem grossen Theil, wodurch die unten angesammelte Soole verhältnissmässige reicher an Salz wird & also mit minderem Aufwand an Zeit & Mühe zur Darstellung reines Salzes eingedampft werden kann.

Noch am gleichen Abend erreichten wir München, wo Frau Prof. v. Nägeli geb. Ott sammt Tochter uns am Bahnhof empfing. Meine Schwester war zu längerem Aufenthalt dahin eingeladen, ich hingegen gedachte am nächsten Morgen heimzureisen. Nachdem ich im "Kaiserhof" ein Zimmer bestellt & Toilette gemacht hatte, brachte ich noch einige Stunden im Familienkreise des berühmten Botanikers zu, der sich jetzt aber als gebrechlicher, äusserst hülfsbedürftiger Greis zeigte, wogegen seine Gattin mir noch rüstiger schien als ich selbst, obwol sie mindestens 10 Jahre älter sein mag.

Am letzten Reisetag den 6. Mai unterhielt ich mich von München bis Lindau sehr angenehm mit einem Geschäftsreisenden & langte um 1/2 5 Uhr glücklich in Zürich an, wo die ganze liebe Familie Walder mich im Bahnhof empfing. Wenige Tage später wurde meine Schwester durch den rasch erfolgten Tod des Prof. Nägeli ebenfalls zur Heimreise veranlasst.

Die vorbeschriebene Reise hatte ich unternommen, um dem Zusammenhang meiner Familie eine weitere Stütze zu geben. Wilhelm & Minnie behandelten uns beide mit aller möglichen Aufmerksamkeit. Aber über ihre innere & äussere Lebensstellung sprach meine Schwiegertocher sich offener aus als mein Sohn, der doch auf dem Abstieg vom Leopoldsberg längere Zeit mit mir allein war. Ich überzeugte mich, dass Minnie ihre Pflichten als Gattin voll & ganz erfasse, & dass gewisse Mängel in ihrer Gesundheit eher wohlthätig auf ihren Charakter eingewirkt hatten. Einigen Meinungsverschiedenheiten betreffend Oekonomie & Gesundheitspflege suchte ich freilich auszuweichen, da ich in letzter Zeit öfter die Erfahrung gemacht hatte, dass meine Autorität nicht überall Anerkennung finde.

Im Sommer brachte mein Freund Kürsteiner sammt Gattin eine Woche bei mir zu, da sie ihren Sohn Paul, dessen Pathe ich bin, im Institut Wiget zu Rorschach untergebracht hatten & sich daher sehr vereinsamt fühlten. K. hatte eben eine Arbeit über den berühmten Appenzeller Geburtshelfer Oberteufer[292] unternommen &

wünschte mein Gutachten über dessen Leistungen[293]. Das gab mir Anlass zu einer Zusammenstellung meiner eignen geburtshülflichen Operationen in den Jahren 1858-1888. Leider hatte ich dabei weder Diagnosen noch Erfolge vorweg notirt, war also grösstentheils auf mein Gedächtniss angewiesen & scheute mich, diese mangelhafte Statistik der Oeffentlichkeit zu übergeben.

In mir weckte dieselbe sowol freudige als schmerzliche Erinnerungen; immerhin ergab sich daraus, dass die neuern Behandlungsmethoden, so weit ich mir solche überhaupt aneignete, auch meinen Klientinnen zu gute kamen.

Ich erwiederte Kürsteiners Besuch einige Wochen später & nahm dabei Gelegenheit zu einem Abstecher nach Bruggen, S. Fiden & Rorschach. In Bruggen verweilte ich einige Stunden bei August Walder[294], dem Bruder meines Schwiegersohnes, derselbe praktizirte daselbst als Arzt seit etwa 6 Monaten & was er mir da von seiner bisherigen Wirksamkeit erzählte, bewies mir aufs Neue seine vielseitige Tüchtigkeit. Nachmittags besuchte ich Paul Kürsteiner in Rorschach. Die äussere Einrichtung der Anstalt, die schon vom Grossvater des jetzigen Besitzers gegründet wurde, ist sehr schön & allen Bedürfnissen angepasst. Auch der Direktor & seine Frau, eine Tochter des Dr. Sonderegger in S. Gallen, machten mir den besten Eindruck. Es gefiel mir namentlich zu sehen, dass nicht bloss der Unterricht, sondern die eigentliche Erziehung & Charakterbildung diesen Leuten Herzenssache ist, womit sie auch Anstandslehre & andre scheinbar nebensächliche Aufgaben in passender Weise zu verbinden wissen. Wenn einer da nicht lernt, seinen Kopf & seine Glieder zu brauchen, dachte ich, so lernt er es nirgends. Die Unterrichtsfächer entsprachen der realistischen Richtung & sollen den unmittelbaren Uebertritt ans Polytechnikum ermöglichen. Es geschieht auch nicht selten, dass Professoren der letztern Anstalt an den Prüfungen der Wigetschen Zöglinge aktiven Antheil nehmen. Zur Pflege des religiösen Sinnes dienen theils regelmässige Hausandachten theils der reformirte & katholische Cultus in der Gemeinde Rorschach.

Im Zusammenhang mit dem altbewährten Rufe des Instituts steht seine Rekrutirung aus aller Herren Länder resp. auch aus aussereuropäischen Erdtheilen. Diese Mannigfaltigkeit der Herkunft wirkt ohne Zweifel sehr anregend auf die Zöglinge & hat schon dadurch einen pädagogischen Werth, vorausgesetzt dass unter denselben sich keine Schlingel finden, die man bloss darum anderwärts unterbrachte, weil ihnen zu Hause Niemand Meister wurde. In den Monaten Juli & August sind Ferien, sonst das ganze Jahr nie. Bei dieser Einrichtung können alle Zöglinge ihre Heimat besuchen & in der Anstalt selbst die gründlichsten Reperaturen vorgenommen werden. Ob dann während ganzer 10 Monate der Unterricht mit gleicher Geistesfrische ertheilt & empfangen wird wie an Schulen mit Trimesterpausen dürfte für manche Pädagogen noch eine offne Frage sein.

Pauls Aufenthalt in Rorschach war noch zu kurz, als dass ich eine wesentliche Veränderung an ihm hätte beobachten können zumal eine gewisse Langsamkeit in den Gedanken & Entschlüssen zu seinen wesentlichsten Eigenschaften gehört. Ich hätte ihm noch eine weitere Stunde widmen können & sollen, wollte aber noch die

Familie Brütsch in S. Fiden besuchen, mit der ich seit ihrem Aufenthalt in Wangen noch auf freundschaftlichem Fusse stand. Dahin kam ich gerade recht um zu vernehmen, dass der jüngere Sohn Samuel, an der Gotthardbahn in Bellinzona angestellt, sich mit einer Katholikin aus Rorschach verlobt habe, die aber schon längere Zeit zum Uebertritt in die evangelische Landeskirche entschlossen sei. Die in religiösen Dingen sehr gewissenhafte Mutter nahm gern Gelegenheit, mir in dieser doppelt wichtigen Sache ihr Herz auszuschütten & das konnte auch nur an diesem Tage geschehen, da mich Kürsteiners noch länger bei ihnen zu bleiben nöthigten, als ich eigentlich beabsichtigt hatte.

Damit waren meine Reisen für dieses Jahr abgeschlossen. Gern wäre ich einmal nach Dynhard gegangen, erwartete aber vergeblich einen Besuch von dort, & so ging der Sommer & Herbst unbenutzt vorüber. Auch nach Bauma kam ich nicht, so lieb mir mein Vetter Theodor[295] & seine Tochter ist. Ich war bei einem früheren Anlass daselbst mit Leuten zusammengetroffen, denen ich grundsätzlich aus dem Wege gehe, was aber von meinen Verwandten dort übel vermerkt wurde. Auch geht die Reise über Wallisellen & Winterthur sehr umständlich & langsam, & die überreichliche Bewirthung sagt mir umso weniger zu, da die Frau des Hauses in den äusserst seltenen Fällen eines Besuches bei mir durchaus gar nichts annimmt. Ausserdem bin ich in den letzten Jahren durch wiederholte bittere Enttäuschungen sehr menschenscheu geworden. Die schönsten Augenblicke meines vorzeitigen Greisenlebens bietet mir der Verkehr mit meinen lieben Enkeln, die ich so oft als möglich sammthaft oder einzeln in meinem Hause beherberge & nach bestem Wissen & Gewissen zu unterhalten & zu beschäftigen suche. Auch an Fräulein Schuster haben die Kinder eine einsichtige & liebevolle Tante gefunden. Eine wohlthätige Anregung andrer Art liegt in der zeitweiligen Besorgung von Ernsts Praxis, wozu mir in diesem Jahre seine Theilnahme am Divisionszusammenzug & an den Rekrutenuntersuchungen Anlass gab.

1892

Dieses Jahr verstrich in ähnlicher Weise wie das vorhergehende, doch mit dem Unterschied, dass ich keine grössere Reise machte & hingegen Wilhelm & Minnie einen grossen Theil der Ferien, allerdings mit Unterbrechungen, bei mir zubrachten. Auf der Rückreise begleitete ich sie bis Obstalden, wo wir über Nacht blieben. Nach Dynhard ging ich in diesem Jahr 2 Mal & hatte aufs neue meine Freude an diesem Muster einer Pfarrfamilie.

1893

Gegen Ende April hatte ich eine Reise nach Wien beabsichtigt, welche aber vereitelt wurde durch die Erkrankung & den Tod eines Bruders meiner Schwiegertochter.

Ich machte dann im Mai einen Besuch in Bauma, wo ich mein Pathenkind Sophie als blühende Jungfrau mit sehr guten Anlagen des Geistes & des Gemüthes fand, wovon sie jedoch, wie mir schien, noch nicht den rechten Gebrauch zu machen wusste. Ich suchte ihr hierin zu Hülfe zu kommen durch Einleitung eines Briefwechsels.

Am 6. Juni feierte die ärztliche Gesellschaft des Zürcher Oberlandes ihren 40jährigen Bestand. Sie hatte mich kurz vorher zu ihrem Ehrenmitglied ernannt mit kalligraphisch ausgeführtem Diplom. Leider wurde mein Sohn Ernst durch Berufsgeschäfte an der Theilnahme verhindert. Man versammelte sich mit zahlreichen Damen um 11 Uhr im Schwanen zu Rapperswyl, nahm daselbst einen einfachen Trunk & spazirte dann noch zum Schloss hinauf. Der Präsident Dr. Odermatt[296] behandelte mich als Veteranen & Altersgenossen seines kürzlich verstorbenen Vaters[297] mit besonderer Liebenswürdigkeit & setzte mich beim Mittagessen zwischen sich & seine ebenso liebenswürdige Gattin. In seiner schwungvollen Ansprache berührte aber Dr. O. schon die Punkte, die den Inhalt eines Vortrages von mir bilden sollten. Ich hatte denselben nicht auswendig gelernt & las ihn nun unverändert vor. Seine Tendenz ging dahin, dass der Landarzt seine Standesehre durch Pflichttreue zu wahren habe. Nach Tisch wurde mit einer eigens aus Zürich bestellten und mit Flaggen geschmückten Dampfschwalbe eine Spazirfahrt auf dem See unternommen, auf der Ufenau eine Erfrischung genossen & der Abend noch mit Nachtessen & Tanz ausgefüllt. Man hatte alles getan, um das Fest recht angenehm zu gestalten & ich bekam den Eindruck, dass die Gesellschaft an ihren jüngsten Mitgliedern mehr gewonnen als an manchen frühern verloren habe.

Meine Wiener Reise trat ich dann am 15. Juni an & fuhr über Sargans, Buchs, Arlberg, Innsbruck bis Jenbach, der Absteigstation für Achenser & Zillertal, wo ich im Hotel Toleranz des Franz Prantl nächst der Bahnlinie gute Unterkunft fand. Das Dorf zieht sich sehr malerisch an den Ufern eines tosenden Baches mit primitiven Wasserwerken die Höhe hinan & besitzt ausser einer grossen Giesserei eine Menge altertümlicher Häuser mit gewölbten Thüren, Erkern, verblassten Freskenmalerei & andern, mehr interessanten als schönen Zutaten.

Ich hatte schon am 1. Reisetag in Herrn Vieser, einem geborenen Badenser, sesshaft in Wien, einen sehr liebenswürdigen Reisegefährten gefunden. Bei der Abreise von Jenbach stiess ich zu Herrn *Ange Custo*, der mit seiner Schwägerin & einem sehr widerspenstigen 6jährigen Knaben aus Italien nach Salonichi reiste, wo er *Comptable des chemins de fer Orientaux* ist. Die Leute sprachen ordentlich Deutsch, aber noch lieber Französisch, was mir auch recht war. In Kitzbühl stieg Herr Vieser wieder ein, zu dem sich bald auch Herr Vogt aus Goldbach, in Rapperswyl wohnhaft, gesellte.

Wir passten alle vortrefflich zusammen & unterhielten uns sehr gut. Auch trug die schöne Landschaft des Pinzgaus, Pongaus & Salztals wesentlich zur Annehmlichkeit der Fahrt bei. Erst von Amstetten an verflachte sich die Gegend, doch war Herr Vieser immer mit geographischen Belehrungen zur Hand. Als wir Abend 9 Uhr im

Westbahnhof zu Wien anlangten, war eben erst die Dämmerung hereingebrochen & ich konnte mich noch in den Strassen umsehen, während ein offner Wagen mich mit Wilhelm & Minnie nach Währing brachte. Ihre Wohnung im 1. Stock des Hauses Nr. 18 Ferstelgasse hat nachstehenden Grundriss. [ausgelassen]

Die in den ersten Tagen nach meiner Ankunft unternommenen Ausflüge in die innere Stadt, den Prater & den Wiener Wald (Waldmühle) mit dem Wagengetöse auf den gepflasterten Strassen & dem heissen Sommerwetter ermüdeten mich in kurzer Zeit so sehr, dass ich sowol auf die Sehenswürdigkeiten der Stadt als auf sonstige Vergnügungen bald verzichten musste & nur hie & da einen Spazirgang machte, um einige Abendstunden im Freien zu geniessen. Bei aller Anerkennung der mir erwiesenen Aufmerksamkeiten vermochte ich mich weder in die Wiener- noch in die Berliner bzw. Steglitzer Gebräuche & Anschauungen einzuleben & nahm nur noch darauf Bedacht, die Heimreise in relativer Gesundheit & so bald als möglich anzutreten.

Ich verliess Wien nach 12tägigem Aufenthalt & fuhr in angenehmer Gesellschaft wieder durch das Salztal zurück am 1. Tag bis S. Johann i. Pongau, wo ich im Pongauer Hof nächst der Bahnstation sehr gute Unterkunft fand & Abends noch die stattliche gotische Kirche des auf einer Anhöhe liegenden Dorfes besichtigen konnte.

Den 2. Tag gelangte ich unter wechselnder Gesellschaft nach Landeck & übernachtete daselbst im Gasthof zur Post, ebenfalls gut & nicht sehr theuer.

Am 3. Tag kam ich über Sargans Abends 4 1/2 Uhr nach Hause. Da ich nicht immer Schnellzüge benutzen konnte, so hatte ich an jedem dieser 3 Tage ungefähr 8 Stunden zu fahren.

Im Ganzen kostete mich die beschriebene Reise Fr. 196.85, wovon die Ausgaben in Wien selbst für Geschenke in die Heimat ungefähr 28 Fr., für anderes 35 Fr. betrugen. Für das eigentliche Hin- & Herreisen sind also kaum 135 Fr. zu rechnen.

Dem Verlangen meines Sohnes Ernst entsprechend, liess ich in diesem Sommer den alten & allerdings nicht mehr schönen Weissdornhaag um den Garten durch ein leichtes Drahtgeflecht ersetzen, & den alten Pavillon aus der vordern Gartenecke in die hintere stellen. Diese Aenderungen erforderten sehr viel Zeit & trug nebst der Wiener Reise dazu bei, dass eine Einladung an die Sonntagskameraden für dieses Jahr unterblieb. In den Sommerferien erfreute mich wieder die Familie Walder mit ihrer Anwesenheit & während derselben besuchte ich auch mit meiner Tochter die anhänglichste meiner frühern Dienstmägde Lisette Gisler in Flaach.

Bald nachher brachte ich einige Wochen in Gais zu & besprach mit Kürsteiner meine Ortsbeschreibung & Geschichte der Gemeinde Dübendorf, an der ich allerdings mit Unterbrüchen etwa 3 Jahre lang gearbeitet hatte. Da ein Gesuch an die Behörden, mir die Publikation zu erleichtern, keinen Anklang fand, so liess ich die

Sache vorläufig wieder liegen, schrieb aber eine kleine, mit Photographie begleitete Lektüre über "das Doktorhaus in Dübendorf" & beschenkte damit auf den Jahreswechsel meine nächsten Verwandten & Freunde.

Im Herbst wohnte ich der Hochzeit meiner Nichte Nanny Schulthess[298] mit Dr. jur. Hermann Pestalozzi[299] bei. Die zahlreiche Gesellschaft entstammte grössten theils den feinsten Kreisen der Stadt Zürich von ehemals; womit nicht gesagt sein soll, dass äussere Vornehmheit & edler Charakter oder hoher Standpunkt der Lebensanschauung ohne weiteres zusammengehören.

Obwohl in diesem Jahre die gefürchtete Cholera unsere Gegend verschonte, hatte Ernst ausserordentlich viel Arbeit & beschäftigte zeitweise 2 Pferde gleichzeitig. Mir gewährte mein Assistentendienst manche Befriedigung, obwol meine Kräfte den gestellten Aufgaben auf die Länge nicht genügt hätten.

1894

Im Frühling bildete sich eine Genossenschaft für die Wasserversorgung im Gebiete der Civilgemeinde Dübendorf. Obwohl sonst der Theilnahme an öffentlichen Unternehmungen abhold, wohnte ich einer Versammlung bei & ergriff daselbst mehrmals das Wort in der stillen Absicht, dadurch auf ein neues Arbeitsfeld zu gelangen, da mir meine Apothekerdienste mir noch genug freie Zeit liessen. Eine gewisse Leere in gemüthlicher Hinsicht überwog die Bedenken wegen Verdruss oder ökonomischen Schadens. In die Baukommission gewählt, bot ich mich zum Aktuar an, & fand allseitige Zustimmung.

Der Präsident Gossweiler-Bantli[300], zugleich Gemeindrathspräsident wusste mit Geduld & Zähigkeit allen Einwendungen gegen seine Pläne zu begegnen & setzte es durch, dass die ersten Arbeiten & Bestellungen gemacht wurden, bevor über Beschaffung des Geldes das Nöthigste vereinbart war. Immerhin thaten wir alle, was in unsern Kräften lag, um die Unternehmung nach jeder Seite zu fördern. Mit dem Quästor Fürst kam ich ebenfalls gut aus, da er mit grosser Pünktlichkeit arbeitete & sich allfällige Belehrungen von mir gern gefallen liess. Zum Vizepräsidenten wählten wir den zweitältesten unter uns, Eduard Weber zum Feldhof. Während Heinrich Weber zum Morgenthal & Heinrich Gossweiler-Schenkel keine hervorragende Rolle spielten, übergaben wir meinem Nachbar, dem Bauunternehmer Bonaldi[301], den ich selbst zur Wahl in die Commission vorgeschlagen hatte, in Verbindung mit dem Schmied Wuhrmann die ganze Anlage, da die beiden als Genossenschafter & Dorfbewohner in mehr als einer Hinsicht am Gelingen des ganzen Werkes interessirt waren & jeder in seinem Fach schon Tüchtiges geleistet hatte. Da ich am besten über meine Zeit verfügen konnte, übernahm ich für den Quästor die Anlage des Obligationen- & Hauptbuchs & besorgte nebst Protokoll & den meisten Correspondenzen auch die mündlichen Commissionen in Zürich. Hierher gehörte namentlich der Bezug von Geld bei der Kantonalbank, da die Zeichnung & Einzahlung auf Obligationen mit unsern Zahlungsverpflichtungen nicht gleichen Schritt hielt. Ebenso wichtig, umständlich & für mich neu waren die Formalitäten bei der Eintragung der Genossenschaft ins Handelsregister. Bei all diesen Dingen muss ich den guten Ton rühmen, womit die betreffenden Beamten mir begegneten & mir die nöthigen Anweisungen ertheilten.

Die Bauarbeit selbst ging allerdings nicht nach Wunsch von Statten, theils wegen Verspätung einzelner Lieferungen, theils wegen des unbeständigen Wetters. Während aber die ersten Anfänge bei den Einen Begeisterung, bei den Andern Misstrauen erweckten, wollten zuletzt fast alle bei der Sache sein & fragte es sich nur noch, ob wir auch genug Wasser hätten. Anstatt nun eine an der Stadtgrenze liegenden Quelle ohne weiters zu fassen, liessen wir uns durch zu weit gehende Guthmüthigkeit verleiten, beim Stadtrath um Abtretung dieser Quelle in dem Sinne einzukommen, dass wir die Befugniss hätten, auf Stadtgebiet nachzugraben & eine Brunnenstube zu erstellen, gegen Bezahlung von 1800 Fr. Die Antwort liess so lange auf sich warten, dass unterdessen die ganze Wasserleitung vollendet & in Betrieb gesetzt wurde. Als wir uns hierauf als rechtmässigen Eigenthümer der von uns tathsächlich benutzten Quelle erklärten, wurde dieselbe hinterlistig von unsrer Leitung abgehenkt & durch einen dritten Missgriff unseres Präsidenten, der immer seinen persönlichen Willen durchzusetzen vermochte, zogen wir uns einen Civilprozess zu.

Mein diesjähriger Besuch in Gais beschränkte sich auf wenige Tage, da ich unterwegs auch bei College Walder in Bruggen, bei Paul Kürsteiner in Rorschach & der Familie Brütsch in Sevelen vorsprach. Letztere scheint insgesammt eine segensreiche Thätigkeit zu entfalten, da auch die Mutter & Schwester des jungen Pfarrers von der Gemeinde vielfach in Anspruch genommen werden. Mein Sohn Wilhelm nebst Gattin brachten 3 Wochen im Elternhause zu. Den grössten Theil dieser Zeit verweilte Ernst im Operationswiederholungskurs zu Bern, sodass ich die Praxis besorgen musste. Aber auch des Wetters & andrer Umstände wegen konnten keine grösseren Ausflüge unternommen werden. Bald nachher reiste Dr. Kürsteiner mit Familie hier durch, um den nun 18 jährigen Paul ans Technikum in Biel zu bringen. Auf dem Rückweg blieben die Eltern wieder einige Tage hier.

Meine Enkelinnen brachten abwechselnd einen Theil ihrer Schulferien bei mir zu, dem kleinen Karl[302] aber gewährte der Landaufenthalt nicht den erhofften Nutzen, indem er auch hier an asthmatischen Anfällen zu leiden hatte, die uns hin & wieder mit schwerer Sorge erfüllten.

Im Herbst verlor ich auch meinen trefflichen Freund Adolf Bürkli, der sein hohes Alter mit schwerem Leiden büssen musste, aber auch noch da seine Seelengrösse an den Tag legte.

1895

Der ausserordentlich strenge Winter, in dem man mehr als 10 Wochen lang ohne Unterbruch Schlitten fahren konnte & der Zürichsee im März bis an die Quaibrücke fest zufror[303], liess meine Gesundheit ziemlich lange unangetastet. Da ich mich aber wiederholt Erkältungen aussetzen musste, & einerseits die Wasserversorgung, anderseits das Steuerwesen mich in widerwärtiger Weise aufregten, musste ich mich in der 2. Hälfte des Februar für 14 Tage zu Bett legen.

Einige Wochen später starb nach kurzer Krankheit mein Jugendfreund & College Adolf Nüscheler, dem ich im ärztlichen Corresp. Blatt, in der ärztlichen Kantonalgesellschaft & bei den Sonnntagskameraden Nekrologe widmete. Er war so wenig als ich zu einer hervorragenden Lebensstellung berufen, zeichnete sich aber durch grosse Liebenswürdigkeit & Dienstfertigkeit aus. Ihm folgte in ein besseres Leben der ebenso tüchtige & noch vor wenig Jahren viel kräftigere Wilhelm Haffter aus Weinfelden, mit dem ich s. Z. in Berlin das gleiche Haus bewohnt & die Reise von da über Hamburg nach Paris gemacht hatte. Während diese beiden Todesfälle mir die Unsicherheit meines eignen Lebens zu Gemüthe führten, brachte mein Sohn Ernst mir die Nothwenigkeit in Erinnerung, endlich einmal ein Wartzimmer zu schaffen & überhaupt das Haus zu erweitern.

Nach reiflicher Erwägung des Wünschbaren & Möglichen einigten wir uns dahin, die bisherige Apotheke solle zum Wartzimmer, der vordere Theil der Wohnstube zur Apotheke umgestaltet & gegen die Scheune hin ein Anbau mit 2 übereinanderliegenden Zimmern erstellt werden. An jedes dieser Zimmer sollte sich eine Veranda anschliessen. Der Raum unter dem Neubau wurde zu einem Gemüsekeller, das flache Zinkdach über demselben zum Aufhängen von Wäsche bestimmt. Die Ausarbeitung der Pläne wurde dem Architekten Kuhn-Kranz in Unterstrass anvertraut, der gleichzeitig mit dem Bau eines neuen Sekundarschulhauses zwischen Neuweg & Gokhauserstrasse beauftragt wurde. Derselbe veranschlagte die Gesammtkosten, bevor noch der Gemüsekeller in Frage kam auf 8-9000 Fr., welche mein Sohn Ernst zu bezahlen sich verpflichtete, in Betracht, dass die ganze Unternehmung auf sein Begehren hin, nach Massgabe seiner speziellen Wünsche & voraussichtlich grösstentheils zu seinem Vortheil durchgeführt wurde. Ich vefügte dann durch eigenhändiges Testament, dass ihm die gesammte Liegenschaft nach meinem Tode um den Preis von 22000 Fr. zufallen solle, behielt mir aber das Recht vor, bei Abtretung in einem früheren Zeitpunkt die Kaufsumme von mir aus zu bestimmen.

Am 6. Juni wurde das Baugespann errichtet, in den folgenden Tagen die einzelnen Handwerker zu Eingaben veranlasst. Bevor noch die Hauptarbeiten begonnen wurden, brachte ich die Woche vom 20. - 27. Juni in Gais zu & wohnte am 23. der Aufführung des Festspieles: Schlacht am Stoos - in Altstädten bei. Bald nach meiner Heimkehr mussten die hintern Zimmer ausgeräumt werden & von der grossen Wohnstube blieb einstweilen nur die vordere Hälfte als solche in Gebrauch; ich bezog das obere Ostzimmer, fand aber da keinen Platz für meine Bibliothek & fühlte mich überhaupt nicht mehr recht zu Hause. Am 3. August hatte der Anbau seine ganze Höhe erreicht, konnte aber zunächst wegen Regenwetter nicht eingedeckt werden.

Die nothwendige Umgestaltung der Küche & die sonstigen Störungen des Hauswesens gaben der ohnehin eigensinnigen & störrischen Dienstmagd den Anlass zum

Austritt, worauf Frl. Schuster es vorzog, die Geschäfte allein zu besorgen, so lange noch Bauleute im Hause sein mussten.

Vor dem Beginn der Baute hatte Fanny v. Wyss[304] eine Woche bei uns zugebracht, dagegen musste ich auf den Empfang sonstiger Feriengäste verzichten, denen in Schönberg, Frauenfeld & Neugut eine Sommerfrische geboten wurde.

So unangenehm das Herumschleppen der Möbeln & sonstiger Geräte aus einem Zimmer ins andere, & das wochenlange Getöse von Hämmern, Axten, Sägen & herabfallenden Steinen & Holzstücken war, so benahmen sich doch die italienischen Maurer des Nachbars Bonaldi & die inländischen Arbeiter fortwährend anständig & höflich. Natürlich hatte man die Arbeiten hinsichtlich Vollendungsfrist & Zahlungsbedingungen mit den Meistern verakkordirt; dann genügte eine Flasche Bier auf den Mann, eine Stunde vor Feierabend gereicht, um die Leute bei gutem Willen zu erhalten.

Wie bei allen Bauten, zeigte sich auch hier, dass Zeitaufwand & Kosten den Voranschlag bedeutend überschreiten mussten, was auch mir insoweit nicht gleichgültig war, da ich die Uebernahme der ordentlichen Reperaturen zugesagt hatte. Zu diesen gehörte namentlich das Umdecken des ganzen Daches mit Falzziegeln. Ich sah also mit Sicherheit einer Verminderung meines liquiden Vermögens entgegen, die durch keinerlei Verzinsung aufgewogen werden konnte.

Anhaltend schönes Wetter förderte die Arbeiten, brachten aber in meine Gesundheit eine kleine Störung, indem ich nach 3 kleinen Ausflügen in die Umgebung von Zürich plötzlich von Diarrhoe befallen wurde, die mich mehrere Tage ins Zimmer bannte. Ich hätte schon darum den Hochzeitsfesten meines Neffen F. Schulthess[305] & 8 Tage später der Tochter des Hrn Guyer-Zeller[306] nicht beiwohnen können. An letzterm Orte hatte ich gleich anfangs grundsätzlich abgelehnt, theils aus Abneigung gegen das gar zu grossartige Gepränge, theils weil ich nicht mehr bis tief in die Nacht hinein munter bleiben konnte.

Während sowol die technische als die finanzielle Seite der Umbaute mir das Gefühl der Selbständigkeit immer mehr schmälerten, erfuhr auch mein Verkehr mit Tochter & Enkeln eine bleibende Einschränkung. Das Schicksal wollte, dass Dr. Eduard Hess[307] in Cairo zur Ausbildung seiner 3 Söhne einen Kostort suchte, bezw. eine Familie, die in seiner Villa an der Heliosstrasse in Hottingen Wohnung nehmen & daselbst die jungen Leute überwachen sollte. Dr. Hess pflegte einige Sommermonate daselbst zuzubringen, während welcher Zeit die Meinigen von ihrer Aufgabe entlastet würden. Hatte ich letztere wegen unsrer Bauten seit dem Frühjahr nicht mehr beherbergen können & nach dem Austritt der Dienstmagd nie zum Mittagessen um mich vereint, so wurden auch meine Besuche bei ihnen durch die grosse Abgelegenheit der neuen Wohnung erschwert, in welche sie am 20. September einzogen.

Im Oktober überraschte mich mein Sohn Wilhelm mit der Nachricht, dass er an Lungenschwindsucht erkrankt sei & sofort nach San Remo abreisen müsse. Das geschah dann auch so rasch, dass sein Bruder Ernst nicht Zeit gehabt hätte, nach

Wien zu reisen & einen schweizerischen Winterkurort in Vorschlag zu bringen. Dagegen trafen sie sich in Mailand & reisten von da zusammen an den Bestimmungsort, wo Ernst den Dr. Sacchi konsultirte & den Eindruck bekam, die Krankheit sei noch im Anfangsstadium & vollkommen heilbar. Dass Wilhelms Gattin keine Mühe scheute um zu seiner Genesung mitzuwirken, stand ausser allem Zweifel. Einmal von Hause weg, eilte Ernst nicht mit der Rückreise, sondern sah sich noch Monte Carlo, Genua, Mailand & Venedig an, welch letztere Stadt ihn besonders entzückte. In Betracht der rauhen Jahreszeit hatte er zur Besorgung seiner Praxis den jungen Dr. Albert Knaus[308] aus Bern bestellt, der sich durch Bescheidenheit & Dienstfertigkeit hervorthat. Seine Gesellschaft war mir insoweit sehr angenehm, als er meinen Gesprächen über medizinische & andre Dinge sehr aufmerksam zuhörte, obwol nicht ganz vorurtheilsfrei bei Gegenständen, die ihm wirklich fremd waren. Nach seiner eigenen Aussage fehlte es ihm nicht an körperlicher Kraft & Gewandtheit, & doch kam ihm die Uebernahme einer eigenen Praxis als ein Wagstück vor, dem er sich so lange als möglich entziehen wollte.

Als Ernst die Geschäfte wieder selbst besorgte, machte sich in mir das Bedürfniss nach Arbeit um so mehr geltend, da die vorangegangenen Ergeignisse nicht zu meiner Erheiterung dienen konnten. In der Sonntagsgesellschaft wo im ersten Mal nur unser fünf beisammen waren, vergass ich die Jubiläumsfrage aufs Tapet zu bringen. Ich kam dann auf die Idee, meine Chronik von Dübendorf könnte vielleicht, angemessen reduzirt, im Feuillton eines Lokalblattes Raum finden & wandte mich an die Redaktion des "Bote von Uster", die in 2 Nummern ihres Blattes ein Resume der ganzen Arbeit mit redaktioneller Empfehlung brachte, aber den Verlag nicht übernehmen wollte & mich überhaupt zu keinen weiteren Schritten ermuthigte.

1896

Das Jahr 1896 begann damit, dass am 7. Januar mein Sohn Ernst durch einen Sprung in der Dunkelheit sich einen Bruch des Unterschenkels zuzog. Die Behandlung übernahm sein Freund Dr. Keller in Uster[309] & für die Besorgung der Praxis kam, da Dr. Knaus dies Mal nicht zu haben war, Abraham Jakob Halperin[310] aus Kischinew (Russland) der an verschiedenen schweizer Universitäten studirt & sich das eidgenöss. Patent erworben hatte. Ein Jahr älter als Ernst, besass er ordentliche Kenntnisse, aber sehr wenig Takt, & seine Rücksichtslosigkeit namentlich gegen Frauen erregte grossen Widerwillen. Nachdem er durch Ungeschicklichkeit 2 Fuhrwerke unbrauchbar gemacht hatte, musste man ihm immer einen Begleiter mitgeben & im Hause machte er sich vielfach lästig durch besondre Ansprüche & Eigenheiten.

Als daher Ernst nach 9 Wochen das Bett wieder verlassen konnte, entliess er den Assistenten, der später an andern Orten weder durch sein Verhalten noch durch seine Aeusserungen über den hiesigen Aufenthalt sich Freunde erwerben konnte.

Unterdessen machte Wilhelm in San Remo ganz eklatante Fortschritte, die sich im Aufhören des Hustens & unerhörter Zunahme des Körpergewichts kund gaben. Im April verweilte er noch einige Zeit in Meran, wo ich ihn besuchte & in sehr gutem Zustand fand. Ich brachte daselbst 2 volle Tage zu, das müssige Kurleben & die *table d'hôte* hätten mir nicht länger zugesagt, abgesehen von den hohen Kosten des dortigen Aufenthalts. Auf der Hinreise hatte ich in Innsbruck übernachtet, den Rückweg machte ich am 1. Tag bis Landeck. Sehr interessant war mir von da an die Unterhaltung mit Frau Emmy Kretschy-Buckeisen aus Innsbruck, der Wittwe eines Wiener Arztes, welche nach Zürich reiste & mir zu Liebe den Umweg über Uster machte.

Im Juni machte ich wieder meinen langgewohnten Besuch in Gais & verband damit einen 24stündigen Aufenthalt bei der Pfarrfamilie Brütsch in Sevelen, der mir sehr wohl that. Bald nachher konnte ich meine lang entbehrten Feriengäste aus der Familie Walder berherbergen, die theils nur einzelne Tage, theils ganze Wochen hier zubrachten. Das geistige & körperliche Gedeihen der lieben Enkel stellte mir die Stabilität meines eignen Wesens deutlich vor Augen. Weil ich eine stetige Abnahme meiner Kräfte nicht wahrnehmen konnte, & nach dem Beispiel meiner Eltern ein hohes Greisenalter in Aussicht stand, musste ich mich fragen, wie ich den Rest meiner Jahre am besten ausfüllen könnte. Meine finanzielle Lage, die Steuerverhältnisse & das stetige Sinken des Zinsfusses erforderten ohnehin ein eingehenderes Studium aller Geldfragen & die moralische Pflicht der Wohlthätigkeit konnte ich um so weniger von der Hand weisen da ich mir gestehen musste, in dieser Richtung eher zuwenig als zuviel gethan zu haben. Ich überzeugte mich aufs Neue, dass pünktliche Ordnung noch über einfache Sparsamkeit geht & fand in der mittelalterlichen Einrichtung des Zehntens, die sich bis in unser Jahrhundert erhalten hatte, einen Massstab, der auch in einer streng kirchlichen, mir früher befreundeten Pfarrfamilie gültig gewesen war. Bei den gewaltigen Veränderungen, die der Sozialismus im Staats- & Gemeindehaushalt schon erzielt hatte, glaubte ich folgendes Verfahren verantworten zu können:

Einkünfte (Zinsen)	x
davon ab allgem. Steuern	x - y = y / z
1/10 hievon zu Kirchen- & Armenzwecken verwendet	
	z / 10 = a
davon ab die offiziellen Steuern	
unter diesem Titel	b
als freiwillige Liebesgabe zu verwenden	a - b

Im September war ein grosser Theil des Kantons Zürich der Schauplatz von Manövern der 6. & 7. schweizerischen Armee Division. Mein Sohn Ernst nahm daran Theil als Bataillonsarzt des Batt. 70. In Betracht der milden & gewöhnlich nicht sehr ungesunden Jahreszeit glaubte ich während 3 Wochen den Anforderungen der ärztlichen Praxis genügen zu können & übernahm dieselbe mit dem angenehmen Gefühl, mich wieder nützlich zu machen. Die Sache war im Ganzen nicht sehr mühsam, doch wurde meine Nachtruhe einige Male durch Krankheitsfälle & ausserdem durch Einquartirung gestört. Unsre militärischen Gäste, lauter Sanitätsoffiziere mussten nämlich theilweise schon um 2 Uhr Morgens aufbrechen & ich wollte sie nicht ohne Abschied ziehen lassen. Vielleicht zog ich mir durch längeres Gespräch mit einem derselben eine Erkältung zu. Gleichzeitig langte mein Sohn Wilhelm nebst Gattin aus Wien an. Ohne bestimmte Veranlassung stellten sich nun bei mir reissende & brennende Leibschmerzen ein, die anfangs nur kurze Zeit dauerten, ohne meiner Thätigkeit hinderlich zu sein. Aber nach Ernsts Rückkehr steigerten sie sich dergestalt, dass ich mich am 27. zu Bett legen musste. Dabei wurde die Anwesenheit eines Leistenbruches konstatirt & sah mich in die Nothwendigkeit versetzt, fortan ein Bruchband zu tragen. Die Angewöhnung desselben belästigte mich nicht weniger als der Gadanke, zu jeder grösserer Anstrengung unfähig zu sein[311]. So konnte ich auch nur wenig zur Unterhaltung meiner Wiener Gäste mitwirken & sie weder nach Zürich noch nach Bauma begleiten. Immerhin erfreute mich Wilhelms Wohlbefinden & heitere Stimmung. Derselbe war kurz zuvor vom König von Italien mit dem Orden der italienischen Krone beehrt worden.

Am 10. Oktober reisten Wilhelm & Minnie wieder nach Wien ab & am 11. kamen meine Enkelinnen zum Ferienaufenthalt in mein Haus. Ihr Interesse für Kunst & Wissenschaft machten mir grosse Freude, besonders da sie sich gern von mir in der Botanik unterrichten liessen, die vor Zeiten mein Lieblingsfach gewesen war.

1897

Der milde Winder kam meiner Gesundheit & meinen Kräften so zu gute, dass nur der Gedanke an ein relativ nutzloses Dasein mich drückte. Auf Anrathen meines Freundes Dr. Friedrich Ernst machte ich mich darum an geschichtliche Forschungen über die ärztliche Kantonalgesellschaft, deren Archiv zunächst gründlich revidirt & neu geordnet werden musste. Diese Arbeit gewährte mir um so mehr Befriedigung, da ich das Material nach Hause nehmen & hier mit aller Musse sichten durfte. Auf ein Honorar hatte ich aus triftigen Gründen verzichtet & begnügte mich mit wiederholten Dankesbezeugungen. Mein in der Frühjahrssitzung vorgetragener Bericht schien zunächst Niemanden zur Benützung des Archives anzuregen, weshalb ich selbst die einzelnen Gruppen im Sinne einer historischen Darstellung bearbeitete. Dazwischen kam dann wieder die Frage meiner Geschichte von Dübendorf, deren Publikation ich bis dahin vergeblich angestrebt hatte. Endlich entschloss sich die Konsumgesellschaft Dübendorf den Druck & den Vertrieb zu übernehmen & dabei ebenso wie ich von jedem materiellen Gewinn abzusehen.

Von meinem diesjährigen Aufenthalt in Gais kehrte ich mit dem Eindrucke zurück, als ob meine Anwesenheit weniger als in früherer Zeit zur Erheiterung der freundlichen Gastgeber gedient hätte.

Bald darauf rückte die Familie Walder zur Sommerfrische ein & genoss dieselbe gründlicher als je, gleichsam in der Ahnung, dass meine patriarchalische Stellung ihrem Ende nahe sei. Unmittelbar nachher folgten Wilhelm & Minnie, die in Engelberg eine erfolgreiche Luftkur genossen hatten. Die Zeit vom 10. August bis 15. September unterbrachen sie durch einen mehrtägigen Aufenthalt in Bauma. Inzwischen hatte Ernst von Schaffhausen aus, wo er den Rekrutenuntersuchungen beiwohnen musste, seinen Freund Brauchli in Bern besucht, an dessen Hochzeit er einige Jahre früher mit Fräulein Albertine Rollé[312] bekannt geworden war. Die förmliche Verlobung wurde auf den 29. August, der erste Besuch der Braut in ihrem künftigen Heim auf den 5. September anberaumt. Dieselbe machte mir, wie auch ihre Eltern, einen sehr guten Eindruck, doch konnte ich ihnen nicht verhehlen, dass meine Freude etwas getrübt werde durch den Gedanken, nur dieses Eine Mal alle meine Kinder in meinem Hause beisammen zu sehen. Denn Ernst hatte mir schon vorher das Verlangen ausgesprochen, mit dem Eintritt in den Ehestand auch Eigenthümer der dafür bestimmten Räume resp. der ganzen Liegenschaft zu werden.

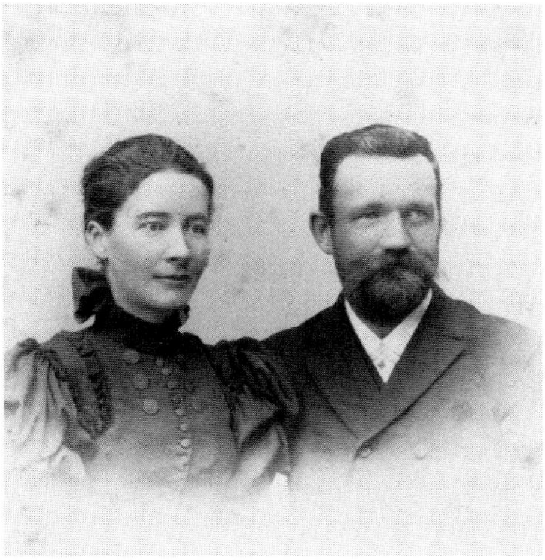

Abb. 30: Das Ehepaar Ernst und Albertine Meyer-Rollé.
(PA Meyer-Abplanalp)

Ich konnte dagegen ebenso wenig einwenden wie gegen die Heirath selbst, die nach allgemeinem Urtheil lange genug hatte auf sich warten lassen. Nun hiess es aber, man müsse für die Aussteuer des jungen Paares Platz machen. Es wurde daher ein Inventar über alle meine Fuhrhabe aufgenommen, soweit ich sie nicht für eignen Gebrauch bedurfte, & deren Theilung unter die Geschwister vorgenommen. Meine nächste Aufgabe war nun die Beseitigung alles dessen, was weder für mich noch für die präsumtiven Erben einen reelen Werth hatte. Ich behielt mir nur eine möglichst grosse Bibliothek & die nöthige Möblirung für ein grosses Zimmer vor. An Autorität in häuslichen Dingen hatte ich nicht mehr viel zu verlieren & musste selbstverständlich der neuen Schwiegertocher mehr Rechte einräumen, als die Haushälterin unter dem Schutze ihres jüngeren Freundes ertrotzt hatte. Für den Fall, dass ich mich bei dem jungen Paare unwerth fühlen sollte, blieb mir nach Abtretung des Grundeigenthums der Versuch übrig, im Schosse der Familie Walder meine Tage zu beschliessen. Zu all diesen Erwägungen kam noch die Aussicht auf einen Familienzuwachs in Wien, wo die bestgemeinten Rathschläge zur Regulirung der ökonomischen Lage kein Gehör fanden. Was mir bis dahin am meisten Freude gemacht hatte, der Empfang & die Bewirthung meiner Angehörigen & andrer Freunde, musste fortan dem guten Willen der neuen Hausfrau anheim gestellt werden, die natürlich auch ihrerseits Gäste heranziehen konnte. Diese grosse Zahl von Ungewissheiten war mehr geeignet, meine Stimmung herabzudrücken als sie zu heben. So kam der Winter heran & am 27. Dezember fand die Hochzeit in Aarburg statt, wo ich auf Seite der Berner Gäste ebenso viel Liebenswürdigkeit als künstlerischen Sinn vorfand. Ich nahm nun meinen Aufenthalt für 7 Wochen in Zürich & es wäre mir nicht schwer gefallen, noch länger da zu bleiben, soweit es auf die Familie Walder ankam. Aber die Unruhe & die Unregelmässigkeiten im ganzen Hauswesen, wie die sonderbaren Gewohnheiten der Pensionäre Hess sie mit sich brachten, behagte mir durchaus nicht.

1898

Nachdem die wesentlichen Veränderungen im Haus durchgeführt waren, lud mich meine Schwiegertochter auf den Gebrtstag ihres Gatten, 16. Februar, zur definitiven Rückkehr ein & ich folgte um so lieber in der Hoffnung, mich wieder mehr nützlich machen zu können. Meine literarische Thätigkeit war in dieser Zeit den Arbeiten der kantonalen Aerztegesellschaft gewidmet & ich sandte im März eine längere Abhandlung über die Geschichte des Typhus an die Redaktion des Corresp. Bl. für Schweizer Aerzte. Das häusliche Leben machte mir meine neue Schwiegertochter so angenehm als möglich. Dass dabei ihre ehelichen Rechte & Pflichten in erster Linie zur Geltung kamen, verstand sich von selbst, so dass ich darin keine Zurücksetzung sehen konnte. Während der Hochzeitsreise, die den grössten Theil des Monats April ausfüllte, besorgte meine Tochter Mathilde die Haushaltung, theilweise in Gesellschaft ihrer Kinder. Um dieselbe Zeit wurde ich durch den Tod meines Gevattermanns Pfenniger in Italien veranlasst, für dessen Waisen zu sorgen. Zwei derselben wohnten bei ihrer Grossmutter & Tante in Uster & ich fand mit dem Antrag, dieselben im Waisenhaus Zürich unterzubringen, allseitge dankbare Zustimmung. Bei den bezüglichen Unterhandlungen erhielt ich von den städtischen Beamten einen sehr guten Eindruck. Weniger Erfolg hatte ich mit der Uebernahme des Bezirksquästorats für den Hülfsverein für Geisteskranke.

Mehrere Anfragen in den bis dahin theilnamslosen Gemeinden wurden abschlägig beschieden oder gar nicht beantwortet. In Dübendorf konnte ich mich nicht entschliessen von Haus zu Haus zu gehen & ein Aufruf in den Lokalblättern blieb ebenfalls ohne Erfolg. Das gute Einvernehmen mit der Familie Rollé bestimmte mich zum Besuch des schweizerischen Aerztetages in Bern, wo ich mit grossem Interesse den klinischen Demonstrationen Kochers[313] beiwohnte & zu den dramatisch-musikalischen Produktionen auf dem Schänzli sowie zu dem Ausflug auf den Beatenberg die jüngste Schwester meines Sohnes Frau zur Begleiterin hatte. Bei diesem Anlass brachte ich in Erfahrung, dass Eduard Pillichody, mit dem ich 1854 in Wien eine intime Freundschaft gepflogen hatte, noch am Leben sei. Ein Brief, den ich ihm in den folgenden Tagen schrieb, blieb unbeantwortet. Bald darauf brachte Emmy Rollé[314] & etwas später Frau Rollé aus Liestal (Tante Gritli)[315] nebst ihrer Nichte Sophie Balmer mehrere Tage bei uns zu, was mir zur grossen Freude gereichte. Mein Sohn Wilhelm hatte für die diesjährigen Ferien eine Wohnung in Bauma gemiethet, wo sein Söhnchen[316] am 14. August getauft wurde. Ich musste auch bei diesem Anlass erfahren, wie Wilhelms Frau mehr auf ihren äussern Glanz als auf ökonomische Unabhängigkeit hält & hätte, wenn ihr Kind an einer bald nachher ausgebrochenen Krankheit gestorben wäre, mich mit dem Gedanken trösten können, ein früher Tod sei besser als eine verfehlte Erziehung. Um dieselbe Zeit wurde es mir klar, dass bei den herrschenden Steuersätzen meine Finanzlage sich Jahr um Jahr ungünstiger gestalten müsse, da die Steuern mindestens den 4. Theil der Zinsen aus machen, aus denen ich nunmehr alle Ausgaben bestreiten musste. Es war mir dabei weniger um meine Person zu thun als um die Ungewissheit, wie ich bei dem willkürlichen Verfahren der Steuerkommissäre mein Budget einrichten könne. Dass ich zu freiwilligen Opfer fähig sei, bewies meine aktive Theilnahme an der Wasserversorgung, welche mich anderseits auch schon darüber belehrt hatte, dass von den Organen des Staates gar nicht alles zum besten gemacht wird.

Während also meine Beziehungen zum öffentlichen Leben mich keineswegs befriedigen konnten, wurde mir im Hause gar manche Freude zu Theil durch die Gastfreundschaft meiner Sohnesfrau, indem eine Reihe jüngerer Damen für kürzere oder längere Zeit bei uns einkehrten. Theils zur eignen Erholung, theils als liebreiche Stütze der Hausfrau brachte Marie Rollé[317] einige Herbstwochen bei uns zu & setzte in meine Gelehrsamkeit ein eben so grosses Vertrauen wie in meinen Charakter. Dieses herzliche Entgegenkommen musste mich einigermassen entschädigen für das Wegbleiben der Familie Walder, deren Kinder theils in Schönenberg, theils in Aegeri ihre Ferien zubrachten.

Die lebhafte Unterhaltung mit den Gästen sowol zu Hause als bei Spazirgängen in der Herbstluft zog mir einen Kehlkopf- & Bronchialkatarrh zu, der den ganzen Winter anhielt. Zur Erleichterung meiner Sohnsfrau, deren Niederkunft im März erwartet wurde, siedelte ich Mitte Februars für einstweilen nach Zürich über & brachte später 4 Wochen in Gersau zu, wo aber das Wetter meine Genesungsaussichten vereitelte. Ich erhielt daselbst die Nachricht von der Geburt meines 5. Enkels Ernst[318]. Dieses Ereigniss einerseits & anderseits die Ueberzeugung, dass ich auch in der Familie Walder willkommen & gut aufgehoben sei, bestimmte mich im Interesse aller Betheiligten, auf den Herbst, nachdem meine Tochter von dem Hessischen Servitut befreit wäre, für immer bei ihr Wohnung zu nehmen. Vorläufig kehrte ich aber auf meinen Geburtstag wieder nach Dübendorf zurück & beobachtete mit inniger Freude das Gedeihen des lieblichen Knäbleins. Im Sommer folgte ich einer Einladung der Familie Rollé nach Bern & begleitete von da die "Tante Gritli" nach Liestal. Ich hatte dabei wieder viel Liebe & Freundlichkeit genossen, wiewol der Husten & die Engbrüstigkeit mich nie ganz verliessen. Als später Wilhelm mit seiner Familie in Hütten[319] Aufenthalt nahm, besuchte ich ihn für einige Tage, wo mir Luft & Gegend zusagten, während wiederum das Kurleben als solches mich nicht zu fesseln vermochte. Um diese Zeit wurde meine langjährige Freundschaft mit Dr. Kürsteiner auf eine harte Probe gestellt. Sein Sohn wollte sich nach längerem Besuch des Technikums in Biel der Elektrotechnik widmen & trat als Volontär auf meine Veranlassung bei Reinhold Trüb in Dübendorf ein. Er konnte sich trotz eindringlicher Mahnungen nie an regelmässige Arbeit gewöhnen & zog nach einem halben Jahre wieder fort. Auch bei der Wasserversorgung machte ich immer mehr unliebsame Erfahrungen, die mich den Austritt aus dem Vorstand wünschen liessen. Im September ging mein Sohn Ernst nebst Frau & Kind zur Luftkur nach Obstalden, während welcher Zeit die oben erwähnten Marie Rollé nebst ihrer fast blinden Freundin Lina Bühler mir das Hauswesen besorgten. Die beiden Damen schienen dabei an meiner Gesellschaft ebensoviel Freude zu finden als ich an der ihrigen. Die Praxis besorgte nun schon zum vierten Male Fritz Bucher, der beim Publikum sich grösster Beliebtheit erfreute.

Am 28. Sept. wurde in Wien meine Enkelin Wallburge[320] geboren. Da ich bei Anlass der Heirath meines Sohnes wieder in Erwartung der Niederkunft seiner Frau auf unbestimmte Zeit zum Aufenthalt in Zürich veranlasst worden war, so trat mir der Gedanke an eine definitive Uebersiedlung dahin immer näher. In Dübendorf konnte man schon etwas mehr Platz brauchen & die Familie Walder wurde endlich ihres Hessischen Servitut in der "Villa Helouan" los & sah sich auf einen Wohnungswechsel angewiesen. Sie richtete sich gegen Ende September Minervastrasse 8 ein, wohin ich am 1. November folgte.

Die gänzliche Herstellung meiner Gesundheit schien nur auf diesen Umzug gewartet zu haben. Die gleichmässigere Temperatur im Hause & die kleinern aber häufigern Ausgänge auf rein gehaltenen Strassen brachten mich bald in Ordnung.

1900

Die Aussicht auf einen neuen Familienzuwachs in Dübendorf rechtfertigte vollauf meine Rückkehr in die Vaterstadt, hingegen erhob sich auch hier die Frage nach einer regelmässigen Thätigkeit. Die Familien Walder & Meyer-Lübke hätten mir vielleicht in eigenem Interesse einen besoldeten Posten gönnen mögen, wogegen mein Sohn Ernst theils durch den Ertrag seiner Praxis, theils durch die Mitgift seiner Frau sich unabhängig fühlen konnte. War mir schon in der ärztlichen Praxis & bei Lebzeiten meiner Eltern der Erwerb als ein Unrecht ausgelegt worden, so konnte ich jetzt als Kapitalist & von Erziehungssorgen befreit, noch weniger Ansprüche erheben für allfällige Schreibereien, die meinen Kräften noch angenehm waren. Ich musste froh sein, dass Prof. Oskar Wyss[321] mir die Katalogisirung der Sammlungen des hygienischen Instituts anvertraute. Diese Arbeit entsprach qualitativ ganz meinem Geschmack, ebenso die Beschaffenheit des Lokals & der Weg dahin. Ich verwendete darauf in der Regel den Vormittag mit Ausnahme des Freitags, der für Besuche in Dübendorf vorbehalten blieb. Dieses Vergnügen wurde gerade an Ernsts Geburtsfest durch die Nachricht des plötzlichen Hinschieds seines Schwiegervaters Eduard Rollé[322] getrübt. Ich hatte an dem in jeder Hinsicht tüchtigen Manne einen lieben & höchst achtungswürdigen Freund gefunden. Jetzt wurde die Haushaltung aufgelöst, indem die Wittwe mit der jüngsten Tochter Bern verliess, & nur Marie bei ihren Brüdern blieb. So war es für mich zweifelhaft, ob ich je wieder das gastliche Haus in der Matte betreten werde.

Da meine Arbeit durch äussere Umstände bisweilen unterbrochen wurde, mehr als ich wünschte, so sah ich mich vor Ueberanstrengung völlig gesichert. Meine Enkel dagegen, die neben der Schule noch Musik-, Tanz- & Religionsstunden hatten, bedurften von Zeit zu Zeit einiger Ruhetage. Die am meisten belastete Emma erhielt gleichwol in der Aufnahmeprüfung zum Töchternseminar ein sehr gutes Zeugniss.

Dem Abschied meines 70. Lebensjahres legte ich eine aussergewöhnliche Bedeutung bei & lud nebst den Kindern in Dübendorf meinen Bruder nebst dessen Tochter & jüngsten Sohne, & meine Schwester Nanny ein. Es wurden keine Reden gehalten, aber ich freute mich im Stillen, dass mein Lebenslauf so reich gesegnet war. Als Früchte & Zeugen davon zählte ich ja eine Nachkommenschaft von 3 Ehepaaren & 6 Enkeln, alle gesund an Leib & Seele. So war auch meine Gemüthsverfassung, die ich in verschiedenen Briefen zum Ausdruck brachte, besser als zu mancher früherer Zeit. Aus eignen Erlebnissen & anderweitigen Beobachtungen war mir die Wohltat des Wechsels von Lust & Leid klar geworden & ich hatte, frei von den Kleinlichkeiten geschäftlicher Fragen, nur den einen Wunsch, den Rest meiner Tage nach Massgabe der mir noch verbliebenen Kräfte zum Nutzen meiner Mitmenschen zu verwerten.

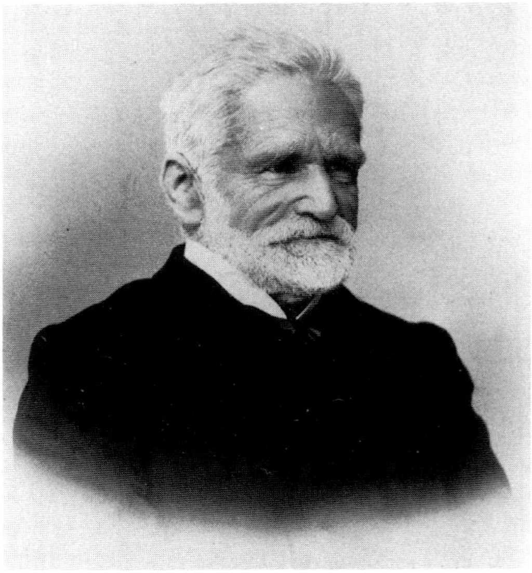

Abb. 31: Wilhelm Meyer, im Alter von ca. 70 Jahren.
(PA Meyer-Abplanalp)

Am 15. Juni wurde mein 7. Enkel Walther[323] in Dübendorf geboren. Von der vorerwähnten Arbeit im hygienischen Institut musste ich, als sie im ersten Entwurf beinahe vollendet war, abstehen, weil Prof. Wyss sich über die definitive Gestaltung zu keinem Entscheid herbeiliess. Ich war also wieder auf gelegentliche Einsendungen ins Corresp.Bl. angewiesen, wozu mir u. A. der Tod des Dr. Bolleter Anlass[324] gab, dessen heldenmüthige Ergebenheit auf langwierigem Krankenlager allgemein bewundert wurde. Im August folgte ich einer Einladung meiner Schwester Nanny nach Iseltwald, brachte daselbst 5 Tage zu & fühlte mich durch die überaus reine Luft ganz aufgefrischt. Die nächsten 10 Tage brachte ich in Dübendorf zu & erlitt durch Aufenthalt in der Veranda bei kühlem regnerischen Wetter einen Fieberanfall. Da mein Sohn Ernst im Militärdienst abwesend & sein Stellvertreter selbst halb krank war, brachte mich meine l. Schwiegertochter in einer Droschke nach Zürich, wo Dr. W. v. Muralt[325] eine Lungenentzündung konstatirte. In Lydia Seiler, gewesener Schwester vom roten Kreuz, wo sie aus Gesundheitsrücksichten hatte austreten müssen, fand ich eine sorgfältige Pflegerin, die auch meine Gespräche über leibliche & geistige Dinge mit vielem Interesse anhörte. Ich behielt mir vor, sie gegebenenfalls wieder zu berufen & entliess sie nach 6 Tagen, da meine Krankheit inzwischen abgelaufen war. Bald nachher kam Wilhelm aus Wien mit Frau & 2 Kindern. Sie nahmen Wohnung in unserer Nähe, & Minnie schien sich an den Liebesdiensten, die Mathilde freiwillig anbot, genügen zu lassen.

Der lebhafte & kräftige kleine Hans glaubte alles nach seinem Willen erzwingen zu können & machte sich lästig durch sein Mark & Bein erschütterndes Geschrei, womit er auch das sonst sanftere Schwesterchen anzustecken drohte. Am Geburtstage des letztern wurde mir das Vergnügen, die ganze Nachkommenschaft um mich versammelt zu sehen.

In der Ungewissheit, ob & wann ich die Arbeit am Hygienischen Institut fortsetzen & vollenden könne, unternahm ich die schriftliche Uebersetzung des italienischen Buches *Riccolo mondo antico*, um sie meiner Schwiegertochter in Dübendorf auf den Geburtstag zu überreichen.

1901

Obwohl noch mit etwas Husten behaftet & im Berg- & Treppensteigen gehemmt, verbrachte ich den Winter ohne weitere Störung & mit meinem Schicksal zufrieden, namentlich in Betracht der schweren Leiden, die schon seit mehreren Jahren meinen Schwager Schulthess heimsuchten. Im März nahm Schwester Nanny meine Hülfe in Anspruch wegen Lungenentzündung & Gesichtsrose[326], wobei ich unter Mithilfe des Dr. v. Muralts mich wieder ein wenig in die Praxis einlebte. Zu Ostern wurde meine älteste Enkelin Emma Walder konfirmirt. Ihre Grossmutter Frau Pfr. Walder[327] brachte in dieser Zeit mehrere Tage bei uns zu, erlag aber 4 Wochen später einer rasch verlaufenden Lungenentzündung.

Auf den Besuch meiner Sonntagsgesellschaft verzichtete ich, nachdem einige Mitglieder denselben zu einer blossen Wirthshaussitzung herabgewürdigt hatten. Die Rathausvorträge kollidirten oft mit den Sitzungen der Hülfsgesellschaft, wesshalb ich von erstern abzustehen beschloss. Auch im Museum fand ich nichts was meinen Bedürfnissen entsprochen hätte. Dagegen besserte sich meine Gesundheit zusehends, wozu Anfangs Juni ein 7 tägiger Aufenthalt in Bellelay wesentlich mitwirkte.

Die dortigen Klostergebäude, seit 100 Jahren teils in Privathänden teils vernachlässigt, waren seit 1898 zu einer Versorgungsanstalt für Geisteskranke eingerichtet unter Leitung des Dr. Brauchli[328], der zu den intimsten Freunden meines Sohnes Ernst gehörte. Derselbe tat sein Möglichstes, um den abgelegenen Ort durch die Anlage von Gärten & andre Verschönerungen freundlicher zu gestalten. Er hoffte davon auch einen günstigen Einfluss auf das ihm untergebene Dienstpersonal von etwa 60 Köpfen, deren häufiger Wechsel viel unangenehmes mit sich brachte. Auf der Hochebene, die sich von Bellelay bis Saignelegier erstreckte, wechseln Weiden der Kühe & Pferde mit schönem Tannenwald ab. Die wenigen Dörfer haben ein ärmliches Aussehen; ihre Bevölkerung ist meist katholisch, französisch & mit Uhrenindustrie beschäftigt. Imposante Felsschluchten findet man nordwärts am Wege nach Underviliers.

Die ebenso begabte als liebenswürdige Schwägerin des Anstaltsdirektors, Fräulein Hedwig Farner lud mich dringend ein, auf der Heimreise durch Bern im Hause ihrer Eltern vorzusprechen, wo ihre Schwester mich schriftlich anmeldete. Dr. Brauchli begleitete mich bis Bern. Hier besuchte ich zuerst die Familie Kuster im historischen Museum, sodann die Herren Otto[329] & Fritz Rollé[330]nebst letztern Gattin, & meinen Neffen Paul Meyer. Gegen 7 Uhr holte ich im Bahnhof meinen Koffer & fuhr in das entlegene Elfenauquartier, wo jedoch der Vater Farner weder den freundlichen heitern Sinn seiner Töchter, noch meine objektiv ruhige Weltanschauung theilte, so dass ich für ein andres Mal die Wohnung meines Neffen in Aussicht nahm.

Am anderen Morgen besuchte ich in Luzern die mir von Gersau her befreundete Familie Schrie[..] & meinen Kollegen Käppeli & kam Abends nach Brestenberg, wo meine Schwester Nanny sich zur Erholung aufhielt.

Sonntag den 9. Juni fand ich in Zürich die Einladung, am 11. nach Dübendorf zu kommen. Während meines dortigen Aufenthalts mit Frau Margaretha Rollé aus Liestal wurde das Wetter sehr kühl & nass, so dass wir den Garten nur ganz kurze Zeit geniessen konnten. Gleichwol fühlte ich mich in Folge der gelungenen Jurareise vollkommen gesund & seufzte nur hin & wieder nach einer regelmässigen Arbeit. Da sich hiezu keine Gelgenheit fand, beschrieb ich einige Bogen mit "Gedanken über Civilisation & Krieg", die von verschiedenen Lesern im Einzelnen gutgeheissen wurden, wogegen die Gesammtfassung weniger gefiel. Ich lieferte ferner in die Zeitschrift "das rote Kreuz" eine Abhandlung über den "Staub als Krankheitsursache", welche aufgenommen & sogar honorirt wurde[331].

Von einer Umgestaltung der erstgenannten Arbeit zu einer im christlichen Volksfreund gewünschten Soldatenbroschüre konnte ich mir keinen Erfolg versprechen & fragte mich, ob es nicht klüger wäre, auf weitere literarische Versuche überhaupt zu verzichten.

Im gleichen Sommer machte ich noch kurze Besuche in Flaach, Männedorf, Sevelen, Gais, sodann in Schönwald Ghzt. [Grossherzogtum] Baden, wo mein Sohn Wilhelm die grossen Ferien zugebracht & einen Ruf an die Zürcher Universität ablehnte. Endlich weilte ich noch eine Woche mit Ernst & seiner Familie in Spinabad bei Davos[332]. An all diesen Orten fand ich sehr freundliche, z. T. recht herzliche Aufnahme & machte neue Bekannschaften, die sich vielleicht auch auf Dauer bewährt hätten. Auch glaubte ich von der Bündner Bergluft (1450 m.ü.M.) eine deutliche Stärkung zu empfinden. Gleichwol scheuchte mich der Wetterwechsel wieder fort & längere Eisenbahnfahrten entsprachen meinen Kräften auch nicht mehr.

Gegen den Winter hin wurde mein körperliches Befinden eher noch besser & ich fühlte so recht das grosse Glück, das die Liebe meiner Geschwister & Nachkommen mir gewährte. Bei dem leidenden & hilfsbedürftigen Zustande meiner beiden Schwäger & andrer mir im Alter nahe stehenden Leute wusste ich mein eignes Loos umso höher zu schätzen. Eine neue Freude erwuchs mir in der am 12. Dezember geborenen Enkelin Maria Emma[333] in Dübendorf, nachdem deren Brüder mich das Jahr hindurch fast wöchentlich ihrer Anhänglichkeit versichert hatten. Ich sprach mich darüber in einem Briefe an Lina Bühler besonders lebhaft aus. Wenige Tage nach der Geburt der kleinen Maria erlitt ihr älterer Bruder bei einer Ausfahrt, wobei er mit dem Kopfe unter den umgestürzten Wagen zu liegen kam, eine schwere Verletzung & brachte desshalb 3 Monate im Kinderspital zu, erholte sich aber mit der Zeit vollständig.

1902

Während mein Befinden in dem ungewöhnlich milden Winter so zu sagen ungetrübt blieb, erstand bald nach der Heimkehr des kleinen Ernst eine neue Familiensorge, in dem Mathilde Walder jun.[334] durch die Sorglosigkeit eines Lehrers an Scharlach erkrankte & die ersten 6 Wochen ihres 16. Lebensjahres ebenfalls im Kinderspital zubringen musste. Sie genass vollständig & gewann dabei an Liebenswürdigkeit & Genügsamkeit. Als im April mein Sohn Ernst nebst Frau & älterm Knaben einen Kuraufenthalt in Baden[335] machten, erprobte ich meine neuen Kräfte durch Ersteigung des Aussichtpunktes Schartenfels.

Da meine schriftlichen Versuche nicht den erhofften Anklang fanden, so ging ich zu Anfang des Jahres auf ein Inserat der Leherin Friederike Heusser ein, die sich u. a. zum Unterricht im Italienischen empfahl. Ich hatte diese Dame als Freundin der Anna Schuster kennen gelernt & verständigte mich mit ihr dahin, dass wir wöchentlich 2 Mal zusammenkamen um ein Buch *Stoppani: Il bel paese* - das ich zu Weihnachten erhalten hatte, gemeinsam zu lesen. Ich machte davon eine schriftliche Uebersetzung, übte mich aber nebenbei in italienischen Aufsätzen über Themata eigener Wahl, die meine Lehrerin korrigirte. Es waren die Früchte teils meiner Lebenserfahrungen, theils wissenschaftlicher Studien. Ich hoffte damit, nebst dem eignen Gewinn an Sprachkenntniss, auch für die Lehrerin den Unterricht anregender & nützlicher zu gestalten.

Bald nach der Rückkehr meiner Enkelin Mathilde Walder aus dem Kinderspital, Mitte April, wurde ihre Schwester Emma von der Mutter ins Pfarrhaus Cronay K. Waadt gebracht, um sich in französischer Sprache & in Haushaltungsgeschäften zu üben. Der häufige Wechsel von Empfängen & Ausflügen bot dazu vielfache Gelegenheit & die regelmässigen vergnügten Briefe zeigten, dass man eine glückliche Wahl getroffen hatte.

Im Juli reiste ich zuerst nach Gais, bald nachher auf Bellelay. An ersterm Orte war mir wieder das Wetter nicht günstig & obwohl ich mit Befriedigung sah, dass Dr. Kürsteiner mehr als in früheren Jahren von der ärztlichen Praxis in Anspruch genommen war & Interesse daran fand, & auch seine Gattin über meinen Besuch erfreut schien, hatte ich das Gefühl, mit meiner relativen Lebhaftigkeit nicht mehr recht in das einförmige, gemessene Hauswesen dieses ganz auf sich selbst angewiesenen Ehepaares zu passen. Der erste Brief, den ich nachher aus Gais empfing, legte mir Zurückhaltung auf.

In Bellelay dagegen wurde ich von Jung & Alt mit einem Zutrauen & einer Herzlichkeit empfangen, die mir überaus wohl taten.

Von da aus machte ich noch Besuche in Ligerz & Liestal bei den beiden Wittwen Rollé, die jedoch meine Briefe nicht mehr beantwortet hatten, so dass ich für die Zukunft zurückhaltender wurde. Eintägige Ausflüge machte ich zu Wittwe Gisler in Flaach & zu meinem Neffen Pfr. Diethelm Meyer in Weinfelden. Der Hochzeit von Hans Schulthess[336] mit Helene Hühnerwadel[337] konnte ich mich nicht entziehen & behielt mir frühzeitiges Fortgehen vor. Ich liebe den Pomp überhaupt nicht & fand denselben hier unstatthaft wegen des schweren Leidens, das den Vater Schulthess von der Theilnahme fernhielt.

1903

Im Januar starb mein Schwager Moritz v. Wyss, & am 9. April wurde mein neunter Enkel Ernst Rudolf Walder[338] geboren zur grössten Freude nicht nur seiner Eltern, sondern auch der Geschwister. Fast um die gleiche Zeit wurde Thildy konfirmirt & Karl mit Note 1 in die 2. Klasse des Gymnasiums befördert. Dagegen erkrankte mein Sohn Ernst in Folge übermässiger Anstrengungen & Strapazen an Gelenkrheumatismen, die eine Kur in Baden nötig machten. Nach dem sehr milden Winter war im März eine ausserordentliche Wärme & dann gegen Ende April wieder sehr rauhes Wetter erfolgt, was auf mein Befinden so zu sagen gar keinen Einfluss hatte. Die zweite Hälfte des Mai brachte ich in Dübendorf zu, lehnte aber eine Einladung nach Gais für den Juni ab, der dann auch wie der Juli sehr regnerisch war, so dass ich auf alle weiteren Reisen verzichtete. Während nun meine Italienischlehrerin auf unbestimmte Zeit Ferien verlangte, ersuchte mich mein Jugendfreund Caspar Escher-Hess das Archiv der Hülfsgesellschaft systematisch zu ordnen. Diese Arbeit war mir sehr willkommen & ich brachte täglich 5-6 Stunden in der Engelburg[339] zu, unter Mithilfe des Herrn Otto Jominger, Quästors der Gesellschaft. Meine Enkel Walder benützten ihre Ferien teils zu Bergreisen teils zu Landaufenthalt, wobei sie frische Kräfte für Körper & Geist sammelten. Zum gleichen Zwecke hielt mein Sohn Ernst sich mit dem grössern Teil seiner Familie einige Wochen in Elm auf. So verstrich der Sommer zu allseitiger Zufriedenheit. Von meinem Sohne Wilhelm, der mit seiner Familie wenige Zeit in Bauma zubrachte, hatten wir nur einige kurze Besuche, gerade genug, um an den Kindern uns zu erfreuen unter Vermeidung von Misshelligkeiten. Der Herbst brachte uns Gelegenheit zu französischer Unterhaltung mit Frl. Christine Honoré aus Cronay, die etwa 10 Tage bei uns verweilte & von mir die Erklärung hörte, dass ich zwar als Greis keine weitere Bedeutung, dabei aber ein sehr glücklicher Grossvater sei.

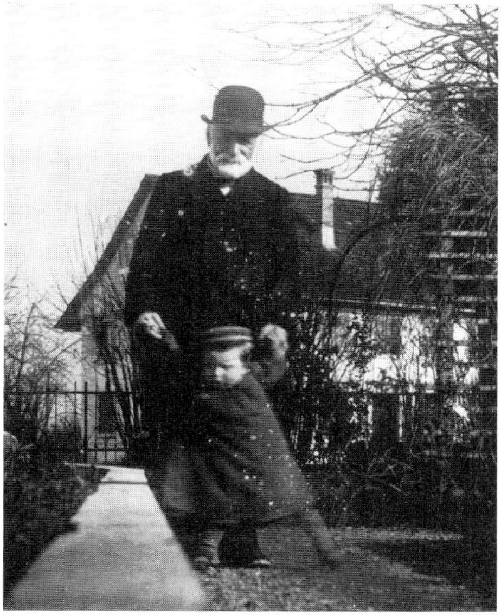

Abb. 32: Wilhelm Meyer mit seinem Enkel Ernst Meyer.
(PA Meyer-Abplanalp)

1904

Meine regelmässige, wenn auch etwas eintönige Lebensweise bewährte sich auch fernerhin, obwol der Winter sonst sehr ungesund war. Für die Archivarbeit in der Engelburg, die ich auch nach Vollendung & Druck des Katalogs fortzusetzen bereit war, ohne recht zu wissen wie, ernannte mich die Hülfsgesellschaft zu ihrem Ehrenmitgliede, was mich um so mehr freute, da die Uebermittlung eines neuen Doktordiploms durch den Dekan der medizinischen Fakultät sich um einige Wochen verzögerte. Doch beehrten mich meine Enkel am 11. Februar mit einem Lorbeerkranz & lateinischer Gratulation, wozu sich noch Glückwünsche von einigen andern Seiten gesellten.

Die herzliche Zuneigung meines jüngsten Enkels, der täglich einige Zeit in meinem Zimmer zubrachte, & mein relatives Wohlbefinden liessen mich nach Orts- & Luftwechsel fühlen; ein Aufenthalt in Dübendorf wurde durch andere Umstände vereitelt & so blieb ich denn wieder den ganzen Sommer zu Hause. Am 24. Juni starb der kleine, vielversprechende Hans in Wien, wohin selbst mein Sohn Ernst vergeblich reiste, da die tief erschütterten Eltern gleich vom frisch gefüllten Grabe weg verreisten, ohne Angabe eines Zieles.

In den grossen Ferien machten dieselben mit Wally wieder einen Aufenthalt in

Bauma & später im alkoholfreien Restaurant am Zürichberg, wohin ich mich nur ein einziges Mal bemühen konnte. Im September, gerade an seinem Hochzeitstage starb nach langjährigem entsetzlichen Leiden mein Schwager Schulthess, nachdem er noch in verschiedenen literarischen Arbeiten einige Zerstreuung gesucht & gefunden hatte. Um dieselbe Zeit brachte mir meine Gevatterin, Frau Pfenninger aus Genua 2 neue italienische Bücher, deren Studium mir einen guten Teil des Winters ausfüllte. Ein regelmässig fortgesetzter Besuch der Engelburg erwies sich teils als zwecklos, teils wegen Heizungsschwierigkeiten als nachteilig für meine Gesundheit, wesshalb ich über Winter davon abstand. Die Erfahrungen dieses Jahres gingen dahin, dass meine geistige Regsamkeit weniger Abbruch erlitten habe als die Körperkräfte, für die ein halbstündiger Gang selbst in der Ebene schon ein Mass wurde, mit dem ich rechnen musste. Umso mehr erfreute mich das fortwährende Gedeihen meiner Enkel, wobei freilich die beiden ältesten an ihrer Gesundheit Schaden litten.

1905

Im Februar erkrankte meine Schwester Nanny an Lungenentzündung wobei ich ihr meine Hilfe entsagen musste, da ich ja ganz aus der Uebung gekonmmen war, weil bei dem rauhen windigen Schneewetter meine eigne Gesundheit ins Wanken geriet.

Aber bei beiden erwahrte sich wieder die Zähigkeit unseres Stammes. Meine Enkelinnen Walder, auf den Schluss ihrer ganzen Schulzeit hin mit Arbeit überhäuft, mussten diese zeitweise unterbrechen, ohne jedoch in den Prüfungen einen Nachteil davon zu spüren. Ihr Bruder Karl gehörte zu den tüchtigsten Gymnasiasten & erprobte sich daneben als dauerhafter Fussgänger. - Da zwischen dem nominellen Bestand meines Vermögens & dem Steueransatze ein Unterschied bestand, den ich nach den Buchstaben des Gesetzes kaum hätte verantworten können, so strebte ich im Gebiete der Wohltätigkeit einen Ausgleich an, bis meine Jahresausgaben die Zinseinnahmen überschritten, der allgemeine Zinsfuss weiter sank & auch Verlust an Kapital bei der Liquidation des Genossenschaft "Eigenheim" zur Gewissheit wurde.

Meine persönlichen Bedürfnisse waren so gering, dass ich sie nicht wohl einschränken konnte, & das einmal angefangene Mass von Geschenken an meine Geschwister & Nachkommen wollte ich nicht herabsetzen. Wollten die Letztern mein Beispiel an Sparsamkeit befolgen, so blieben sie von den Gefahren des Reichtums wie der Armut verschont. Immerhin war es etwas Neues für mich, dass auch die Töchter d. h. meine Enkelinnen Walder auf eignen Broderwerb angewiesen wurden.

Als literarische Beschäftigung hatte mir der Präsident der Hülfsgesellschaft den Auftrag erteilt, auf Grund des reichhaltigen Archivs eine Geschichte des zürcherischen Schulwesens für das Neujahrsblatt von 1906 zu schreiben. Als ich das Manuskript fertig hatte, fand man es für den genannten Zweck nicht geeignet & lud mich ein, Erinnerungen aus meiner ärztlichen Praxis zusammenzustellen. Ich entsprach diesem Ansinnen mit einer Schilderung der Landpraxis im allgemeinen & liess den Leser erraten, wie weit dabei meine Persönlichkeit aktiv oder passiv beteiligt war. Das erneute Gefühl begangener Fehler & erlittenen Unrechts diente mir nicht zur Erheiterung, für diese genügte mir aber die Liebe meiner Kinder & Enkel. Nachdem ich im vergangenen Jahre die Einladung nach Gais & Bellelay abgelehnt hatte, musste ich auf solche natürlich weiter verzichten, brachte aber etwa 14 Tage in Dübendorf zu, wo inzwischen die vielseitige elektrische Installation durchgeführt worden war.

Meine Freundschaft mit Dr. Kürsteiner wurde in sonderbarer Weise getrübt. Derselbe hatte mich um Material zu einer Biographie unsers sel. Collegen Emil Fisch in Herisau angegangen & dasselbe in der Weise verwertet, dass nicht mir, aber meinem Bruder die Verschweigung meines Namens auffiel[340]. Eine Bemerkung, die sich einzig auf den Stil bezog, wurde von K. als ungerechtfertigter Vorwurf aufgefasst & so beantwortet, dass mein Wunsch, der Sache keine weitere Folge zu geben, mich fortan zum Stillschweigen nötigte.

Dieser Zwischenfall belehrte mich aufs Neue, wie vorsichtig man in allen Aeusserungen sein muss, besonders wenn sie von dritter Seite eingegeben werden. Ein solches Vorkommniss nach langjähriger Bekanntschaft kann natürlich nicht zur Anknüpfung neuer Verbindungen aufmuntern & ich war für die Bedürfnisse meines Gemütes umso mehr auf den engsten Familienkreis, meine Geschwister & Nachkommen angewiesen. Eine 10 tägige Abwesenheit meiner Tochter & ihres jüngsten Söhnchens berührte mich darum schmerzlich & ich musste auf neuen Zeitvertreib ausgehen.

III. Medizinhistorische Anmerkungen und Kommentare

1 **Abstammung**: Am 14. März 1614 wurde der Schneidermeister **Hans Meyer** von Eglisau - daher der schwarze Hirsch auf gelbem Grund im Familienwappen - Bürger von Zürich und in die Zunft zur Schneidern aufgenommen. Uebte **Hans Peter Meyer-Hauser** (*1622) noch den Beruf eines "Hinderfürmachers" (Haubenschneider und Kappenmacher) aus, gelangten die Hirschen-Meyer durch Pfarrer & Dekan **Johann Jakob Meyer-Scherb** (1659-1723) in den gebildeten "höheren Bürgerstand". Durch den Seiden- und Tuchfabrikanten **Melchior Meyer-Wüest "bim Stäg"** (1701-1787) - dieser galt als Zürichs "reichster Burger"- erwarb die Familie Ansehen und Reichtum. Dessen Sohn **Hans Heinrich Meyer-Landolt** (1732-1814) wurde 1774 in die Regierung gewählt und fand so den Anschluss der Meyer von Stadelhofen an die regierenden Geschlechter Zürichs, ans 'Patriziat'. Seine Heirat mit Regula Landolt wurde von einigen Angehörigen dieser Familie als Mésalliance mit einem emporgestiegenen Krämer bezeichnet, so dass dieser vornehmen Geschlechtern stets ein gewisses Misstrauen entgegenbrachte. Ebenso hielt sich trotz des beträchtlichen Vermögens über Generationen eine Bescheidenheit und Einfachheit der Lebensweise, dass ein 1798 im Stadelhofen einquartierter französischer General, von der Unterkunft bei der ihm als reichstes Geschlecht Zürichs geschilderten Familie, geradezu enttäuscht gewesen sein soll.
Wilhelm Meyer-Freys Grossvater, Oberst, Seiden- und Tuchhändler **Johann Jakob Meyer-Meyer** (1763-1819) verhandelte als Abgeordneter der Regierung während der französischen Invasion geschickt mit den neuen Machthabern. Staatsschreiber Johann Jakob Lavater (1744-1830) wusste in seiner 1820 publizierten Schrift "Erinnerungen aus dem Leben des seligen Herrn Oberst Johann Jakob Meyer" folgende Begebenheit zu berichten: *In Mellingen fand er den die Avantgarde kommandierenden Französischen Brigadegeneralen. Ich frage Sie auf ihr Ehrenwort (sprach dieser zu Meyern) ob wirklich gar keine Schweizertrupen oder bewaffnete Schaaren in der Gegend von Zürich sich befinden und ob ich ganz sicher vorrücken kann?... Gewiss! (antwortete Meyer) denn im Fall solche vorhanden wären und Ihnen den Einmarsch streitig machen wollten, so wär ich zuverlässig bey jenen, und nicht bey Ihnen, Herr General.*

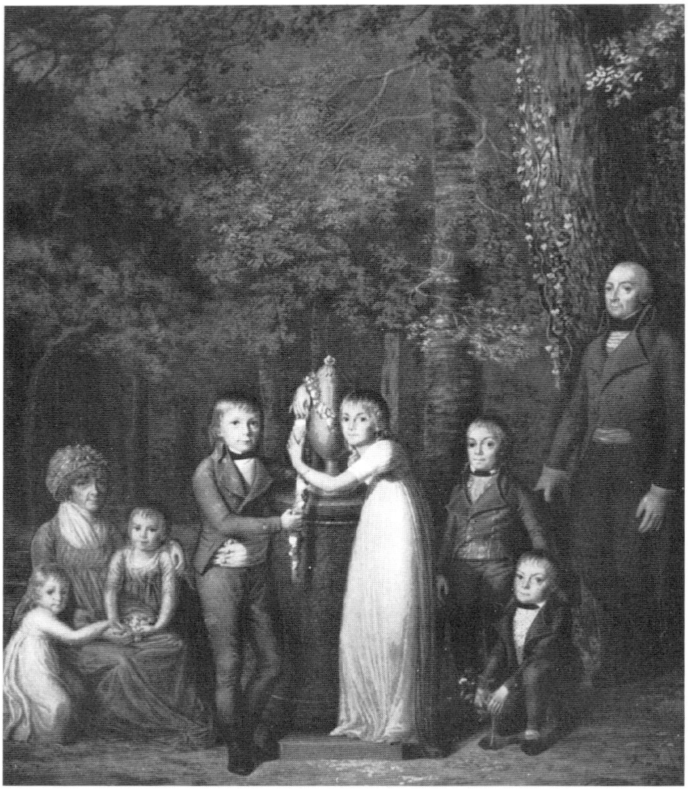

Abb. 33: Johannes Pfenninger: Johann Jakob Meyer (1763-1819) und seine Kinder. In den Armem seiner Schwester Regula Meyer Ferdinand Meyer-Ulrich (1799-1840) (li), Wilhelm Meyer-Ott (1797-1877) (re). (Privatbesitz)

Die Wirren um 1799 nötigten J. J. Meyer, gemeinsam mit seiner Gattin Susanna Meyer-Meyer (1770-1800) (eine entfernte Cousine) und verschiedenen Freunden nach Tübingen zu emigrieren. Unter den Flüchtlingen befand sich auch sein ehemaliger Kommandant Salomon Landolt (1741-1818) (vgl. Gottfried Keller, "Der Landvogt von Greifensee"). In Tübingen verstarb die neunfache Mutter Suzette, noch bevor Meyer 1800 mit Hilfe englischer Pässe in seine Heimat zurückkehren konnte. Während der Beschiessung Zürichs im September 1802 durch die helvetischen Truppen unter General Joseph Leonz Andermatt gelang es Meyer als Stadtkommandant Zürich erfolgreich gegen die 'Helvekler' zu verteidigen. Als späterer Oberamtmann von Grüningen erwarb sich dieser so sehr die Liebe und Achtung der Landbevölkerung, dass er in einem Zürcher Oberländer Volkslied als "Landesvater Meyer" geehrt wurde.

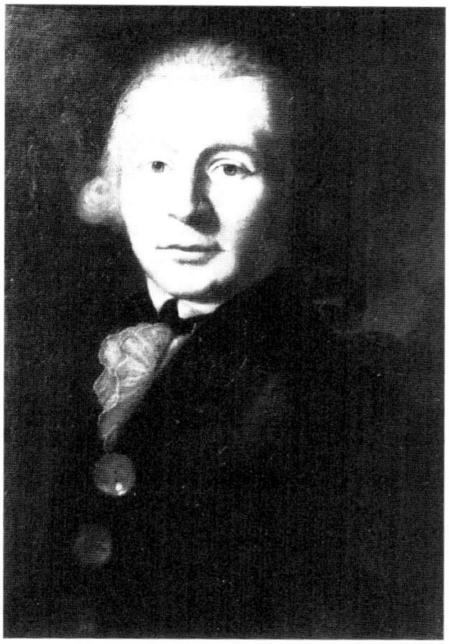

Abb. 34: Johann Jakob Meyer (1763-1819). (Privatbesitz Zürich)

Ferdinand Meyer, Dr. phil. h.c., Vater des Dichters Conrad Ferdinand Meyer und Onkel von Meyer-Frey, wurde 1799 als J. J. Meyers jüngster Sohn geboren, später Regierungs- und Erziehungsrat. Er starb bereits 1841, eine wohl etwas überforderte Witwe mit den beiden Kindern Conrad und Betsy hinterlassend. Ueber Meyer-Freys Vater **Wilhelm Meyer-Ott** (1797-1877) Kaufmann, Stadtsäckelmeister (Staatskassier), Bankier auf der Meisenbank, Stadtrat von 1847 bis 1863 und späteren Militärhistoriker, schreibt Adolf Frey (C. F. Meyer - Leben und Werk): *... wie die Brüder besitzt er eine Künstlerader; aber er ist zugleich der Gesunde unter ihnen. Er war zuweilen das liebenswürdig schalkhafte Element in der Familie und Gesellschaft: wenn er dann irgendwo erschien, den einen Mundwinkel unmerklich herabgezogen und mit den blauen Augen zwinkernd, so ging ein Licht der Fröhlichkeit auf. Daneben beseelte ihn die Freude an allen Künsten, ein warmer, aber nie aufdringlicher Patriotismus und eine einfache Frömmigkeit,...*
Als "Sihlherr" oblag ihm die Aufsicht über den Sihlwald, welche der Naturfreund zu Spaziergängen und zu freundschaftlichem Kontakt mit dem dortigen Forstmeister nutzte. Als Mitglied der Kornhauskommission hatte er Getreidepreise festzusetzen und Streitigkeiten unter den Händlern zu schlichten. Von David A. Jackson (Conrad Ferdinand Meyer, 1975) wird Meyer-Ott als erzkonservativ bezeichnet. Vielleicht ist dieses Adjektiv insofern zutreffend, als er

während der bewegten Dreissiger Jahren aus tiefer Ueberzeugung auf Seiten der Konservativen zu finden war und sich bei Beratungen in Eisenbahnangelegenheiten oft in einsamer und erfolgloser Opposition befand. Der Charakterisierung seiner Person wird man dadurch jedoch kaum gerecht. Seine eher zurückhaltende Stellung gegenüber der Eisenbahn hegte er aus Befürchtungen einer Ueberstrapazierung bzw. Verschuldung der städtischen Finanzen und Uebermächtigkeit einzelner Persönlichkeiten, weil er darin eine Gefährdung der Demokratie sah. Bissig nannte er denn auch seinen Amtskollegen und Zürcher Stadtpräsidenten in einem Brief an seinen Sohn Wilhelm "König Alfred". Sucht man in der Familienchronik nach seinen Eigenschaften, finden sich Bezeichnungen wie anspruchslos, pflichttreu und trotzdem humorvoll, religiös, doch frommen Redensarten abgeneigt; die festen Grundsätze sollen seiner Leutseligkeit keinen Abbruch getan haben. In seinen zahlreichen geschichtlichen Arbeiten, die er vornehmlich in seinen späteren Lebensjahren verfasste, tritt neben historischer Genauigkeit eine erstaunliche Lebendigkeit und Anschaulichkeit zu Tage. Um es in den kompetenten Worten von Adolf Frey auszudrücken: ... *Er schreibt einen klaren, runden Stil und stellt die Eigenheiten des Geländes, der Zeit und der Menschen mit bemerkenswerter Plastik dar, wobei er die kleinsten unscheinbarsten Züge wohlbedacht an ihren Ort anzubringen weiss als einer, der den Stoff sorgfältig aufbaut und seine Charaktere mit Ueberlegung zeichnet.*

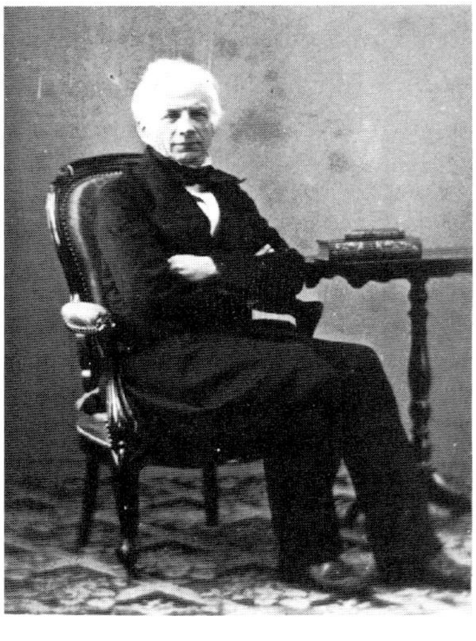

Abb. 35: Wilhelm Meyer-Ott (1797-1877).
(PA Meyer-Abplanalp)

Im Jahre 1828 heiratete er **Caroline Ott** (1806-1889), die jüngste Tochter des angesehenen Zürcher Kaufmanns Kaspar Ott-v. Muralt, welche in der Familienchronik mit folgenden Worten geschildert wurde: ... *sie besass neben äusserer Schönheit bedeutende Gaben des Geistes & Gemüthes* ... Neben dieser etwas allgemein gehaltenen Formulierung wird sie temperamentvoll, schwärmend, phantasievoll, ihre Natur als ungeduldig beschrieben. Ebenso wie sie sich an Kranken- und Kindbetten der Verwandtschaft einsetzte, kümmerte sie sich als Mitglied eines Schutzaufsichtsvereines um weibliche Sträflinge. Sie stellt damit den Typus der Bürgersfrau dar, der für das Biedermeier und die Gründerzeit charakteristisch wird; die Frau übernimmt allmählich soziale Funktionen nicht nur in der Grossfamilie sondern auch in der Gesellschaft.
Die Erziehung erlebten die Kinder nach der Familienchronik als *in jeder Hinsicht sorgfältig, doch ohne alle Pedanterie*. Die Berufswahl wurde den Söhnen freigestellt.
In der Genealogie der Hirschen-Meyer finden sich unter den Vorfahren von Wilhelm Meyer-Frey nur wenige Aerzte. Ein Bruder Melchior Meyer-Wüests Namens Hans Conrad Meyer-Engelin (* 1694) war Chirurg in Sulgen, ein entfernter Onkel war der Medizinhistoriker, Balneograph und Epidemiologe Hans Conrad Meyer-Ahrens (1813-1872).

2 **Hans Kaspar Ott-v. Muralt** (1768-1854) "Zum Graben" und "Zum Wonneberg", Kaufmann, Inhaber des Baumwollhauses "Ott-Muralt", Meyer-Freys Grossvater mütterlicherseits.

3 **Regula Meyer** (1758-1846) übernahm die Erziehung der Kinder ihres Bruders Johann Jakob, als dessen Gattin ihm Alter von 30 Jahren verstorben war.

4 **Heinrich Locher-Zwingli** (1800-1865) war Ordinarius für Chirurgie an der Universität in Zürich. Seine erste Ausbildung in der Wundarzneikunst erhielt er von seinem Onkel, dem Stadtschnittarzt und Lehrer am Medizinisch-chirurgischen Institut, Johann Jakob Locher (1771-1832). Darauf besuchte er das Medizinisch-chirurgische Institut, Vorläufer der Medizinischen Fakultät, und vervollständigte sein Wissen an den Universitäten von Göttingen, Berlin und Paris.

5 **Friedrich Meyer-Burkhard** (1829-1910), Dr. theol. h. c., trat nach Abschluss seines Theologiestudiums in Zürich zwei Vikariate in Zollikon und Wetzikon an, um später die Pfarrgemeinde Rifferswil zu übernehmen. 1868 nach Zürich zurückgekehrt, bekleidete er verschiedene Aemter, unter anderen als Sekretär des Kirchenrates und als Erziehungsrat. Ferner unterrichtete er Latein und Griechisch an der Kantonsschule und verfasste einige theologische Schriften.

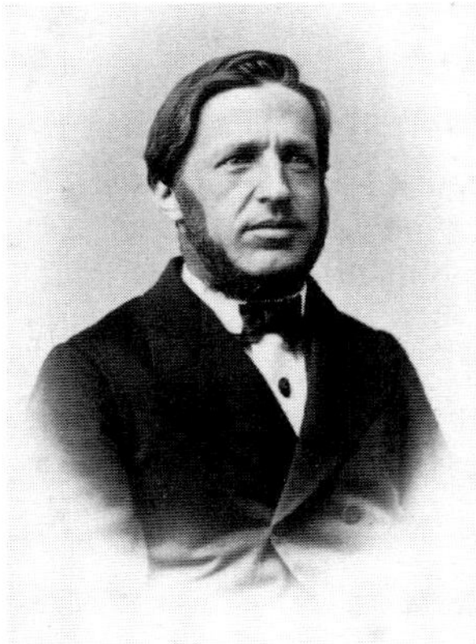

Abb. 36: Friedrich Meyer-Burkhard (1829-1910).
(PA Meyer-Abplanalp)

6 Die Schwefeltherme des **Schinznacher- oder Habsburgerbades** (Kanton Aargau) wurde jährlich von durchschnittlich 990 Kurgästen besucht (Meyer-Ahrens, die Heilquellen der Schweiz). Empfohlen wurde eine Bade-, Trink- oder Duschekur mit dem 1658 nahe der Aare entdeckten Schwefelwasser bei Krankheiten verschiedenster Aetiologien: bei Gicht und Rachitis ebenso wie bei tertiärer Syphilis oder Blei- und Arsenikvergiftungen. *Eingedrungene fremde Körper und Knochensplitter widerstehen selten der 'austreibenden Kraft der Therme'*. Desgleichen wurden dermatologische Erkrankungen wie Psoriasis (Schuppenflechte) oder Urticaria (Nesselsucht) etc. angegangen. Allerdings bestanden auch Kontraindikationen, insbesondere wie heute bei Herz- und Gefässleiden.

7 **Anna (Nanny) Meyer** (1831-1918), Amateur-Malerin.

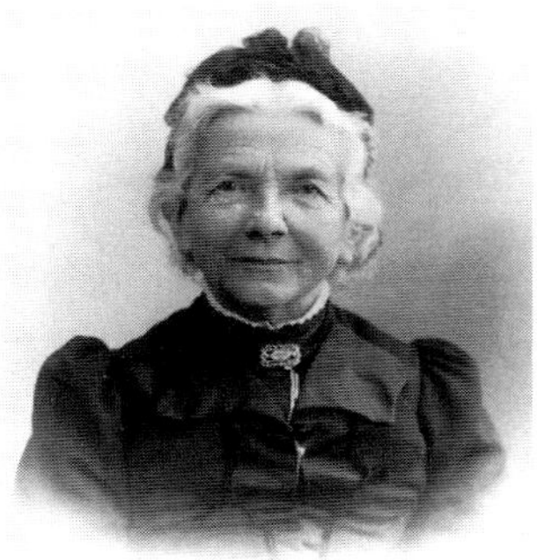

Abb. 37: Nanny Meyer (1831-1918).
(PA Meyer-Abplanalp)

8 In **Riesbach**, am Westhang des Burghölzlihügels, heute Südstrasse, lag der Kaspar Ott-v. Muralt gehörige Sommersitz "zum Wonneberg", welcher neben einer Pächterwohnung, Stallungen für Pferde, Kühe und Schweine, einen Hühnerhof sowie einen Rebberg umfasste.

9 Graf **Charles Frédéric de Pourtales-Steiger** (1799-1882) leitete 1856 als "königlicher Oberbefehlshaber" den Aufstand der royalistischen Bewegung, um den Kanton Neuenburg wieder an Preussen anzuschliessen, und besetzte Schloss Neuenburg und Le Locle. Unter Oberst Denzler stürmten 2300 neuenburger Republikaner das Schloss und setzten die Aufständischen gefangen. Durch die Freigabe der Gefangenen erwirkte sich die Eidgenossenschaft schliesslich vom Preussenkönig Friedrich Wilhelm IV. die endgültige Loslösung Neuchâtels.

10 **Melchior Römer** (1831-1895), Dr. iur., Stadtpräsident von Zürich 1869-1889 und Nationalrat.

11 Der **schwarze Garten** oder "zem Swartzen Garten" an der Stüssihofstatt diente den der Schmiedenzunft angeschlossenen Scherern und Badern ab 1534 als Gesellschaftshaus. In den Räumlichkeiten hatte sich um 1782 durch die Initiative des Arztes Dr. Johann Heinrich Rahn (1749-1812) und weiterer aufgeklärter Zürcher Aerzte das private Medizinisch-chirurgische Institut eingerichtet, bis dieses 1822 ins Hinteramt (Bahnhofstrasse) umzog. Als mit der Gründung der Universität 1833 das Institut von der Medizinischen Fakultät übernommen wurde, löste sich auch die Gesellschaft zum schwarzen Garten endgültig auf, und das Gebäude wurde für Schulzwecke benutzt. Welchen Eindruck der schwarze Garten auf einen neu eintretenden Schüler machte, schilderte der Bruder von Meyer-Frey in seinen "Jugenderinnerungen eines alten Zürchers": *... und je näher das Ziel rückte, desto unheimlicher wurde mir zu Mute. Der Name des Hauses "zum schwarzen Garten" klang aber auch nicht sehr ermutigend, und als ich dann durch einen langen dunklen Torweg in einen engen dunklen Hof, durch eine dunkle Treppe auf einen dunkeln Vorplatz kam, da hatte sich die Sehnsucht nach der Schule in Angst und Abscheu verwandelt ...*

12 **Adolf Nüscheler** (1830-1895), Dr. med., war Assistent beim Chirurgen und Lehrer am Medizinisch-chirurgischen Institut Anton Abegg (1792-1861). Später praktizierte er in Zürich und war während 30 Jahren Arzt der allgemeinen Krankenkasse und im Vorstand des allgemeinen Armenvereins.

13 **Johann Heinrich Landolt** (1831-1885), Mitglied des kleinen Stadtrats, Kantonsrat, Mäzen der Kunstgesellschaft. Neben seiner Mitgliedschaft in mehreren sozialen Institutionen gehörte Landolt dem Vorstand des Zürcher Kinderspitales an.

14 **Eugen Escher** (1831-1900), Dr. iur., Privatdozent, Stadtschreiber, Mitglied und Präsident des Grossen Rats, Bezirksrichter, Stände- & Nationalrat, Chefredaktor der Neuen Zürcher Zeitung, Präsident der Nordostbahn.

15 **Cäcilie v.Wyss-Meyer** (1837-1913).

16 **Wilhelm Hausheer** (1800-1875), Dr. med., Arzt in Wollishofen.

17 **Johann Friedrich Horner** (1831-1886), der Begründer der modernen Schweizer Augenheilkunde, bildete sich, nachdem er 1854 in Zürich promoviert und das Staatsexamen abgelegt hatte, im Verlaufe einer Studienreise über Wien beim ersten und bedeutendsten Augenarzt des damaligen Europa, Prof. Albrecht v. Graefe in Berlin, weiter aus, dessen *ami et assistent* (Graefe) er wird. Ein Jahr später über Paris nach Zürich zurückgekehrt, eröffnete er eine Praxis, habilitierte sich bereits 1856 und hielt in der Folge als Privatdozent Vorlesungen in Augenheilkunde, über Operationslehre und Augenspiegelung. Horner erreichte, dass in Zürich 1862 eine Augenklinik - zwei Krankensäle mit je 10 Betten- und ein Lehrstuhl für Ophthalmologie (Augenheilkunde) eingerichtet wurden. Horner übernahm die Leitung der Klinik und das Extraordinariat. Die Trennung der Ophthalmologie von der Chirurgie war damit erfolgt, und der Weg frei für das erste Zentrum dieser Fachrichtung in der Schweiz. 1873 zum Ordinarius befördert, eröffnete Horner im selben Jahr den "Hottingerhof", eine Privatklinik für Augenkrank-heiten. Das nach ihm benannte **Horner-Syndrom**, ausgelöst durch eine Läsion des Nervus sympathicus und zentraler Sympathicusbahnen, umfasst die Trias: Miosis (Pupillenverengung), Ptosis (herabhängendes Oberlid) und Enophthalmus (in die Augen-höhle zurücksinkender Augapfel).

18 **Septemberauflauf**: vgl.: Wilhelm Meyer-Ott, "Erlebnisse und Beobachtungen am 6. September 1839", in Zürcher Taschenbuch 1910, S. 1-104.

19 **Joseph Viktor von Scheffel** (1826-1886), Dr. iur., Süddeutscher Schriftsteller und volkstümlicher Lyriker. (vgl.: Scheffel, J. V. v.: Briefe an Schweizer Freunde. Frey, A., (Hrsg.), Schulthess & Co, Zürich, 1898.)

20 **Friedrich Hermann Sauppe** (1809-1893), Gymnasiallehrer und Extraordinarius für klassische Philologie in Zürich, später Gymnasialdirektor in Weimar, Professor und Rektor der Universität Göttingen.

21 **David Fries** (1818-1875), Gymnasiallehrer und Diakon am St. Peter, später wurde er Privatdozent für Theologie, Kantons- und Regierungsrat und schliesslich Seminardirektor in Küsnacht.

22 **Heinrich Meyer-Finsler** (1817-1896), Dr. iur. h. c., Oberrichter und Präsident des Kassationsgerichtes.

23 **Friedrich Meyer-Schulthess** (1792-1870). Nachdem er als Offizier in der französischen Schweizergarde gedient hatte, studierte er sieben Jahre in Italien, um Kunstmaler zu werden. Adolf Frey beschreibt dessen Arbeiten wie folgt: *Seine Schöpfungen zeichnen sich durch massvolle Stilisierung, solides Studium, genaue Ausführung und korrekte Zeichnung aus. Was ihnen abgeht, ist eine gewisse Kraft der Empfindung und Stimmung, überhaupt eine ausgeprägte Individualität. Er steckte voll von guten, manchmal sehr poetischen Entwürfen und Gedanken; aber es mangelte ihm die Leichtigkeit des Hervorbringens ...* Nicht nur Henriette Bodmer, auch seine zweite Gattin Mathilde v. Orelli starb ihm weg; so heiratete er schliesslich Pauline Schulthess. (Das aristokratische Zürich bleibt unter sich.)

24 **Mathilde Escher** (1808-1875) war ein enge Freundin von Conrad Ferdinand Meyers Mutter, Elisabeth Meyer-Ulrich (1802-1856), und wurde auch jenem und dessen Schwester Betsy (1831-1912) zur verehrten Vertrauten. In C. F. Meyers Worten: *Mathilde Escher war eine angenehme Erscheinung mit dunklen Haaren, lichtgrauen geistvollen Augen, schmaler Kopfbildung, fadenschmaler weisser Scheitel und energischer Linie des Profils ... Entschlossen war sie in hohem Grade, und wo sie mitzureden hatte, gab sie zuweilen Räte, die nahe an das 'Biegen oder Brechen' grenzten.* In ihrer Verbundenheit mit Religion und Kirche wirkte sie als Gründerin verschiedener Stiftungen. So liess sie an der St. Annagasse ein Asyl für körperlich behinderte Mädchen errichten, wo diesen eine "liebevolle Pflege, Erziehung und Unterricht" zukommen sollte. Aus dieser Einrichtung ging später das Mathilde Escher-Heim hervor, das nahe der geplanten Orthopädischen Klinik Balgrist zu liegen kam und sich auch in der medizinisch-orthopädischen Betreuung seiner jungen Patienten stark an diese Institution anlehnte.

25 **Mathilde Elisabetha Schulthess-Meyer** (1843-1927).

26 **Felix Plater** (1536-1614), ein ausgezeichneter Anatom und tüchtiger Praktiker der Renaissance, studierte in Montpellier, dem Mittelpunkt der medizinischen Wissenschaft im Mittelalter. In Basel promovierte er 1557 und erhielt als 24jähriger eine Stelle als Professor der praktischen Medizin, die er bis zu seinem Tode innehatte. Als einer der ersten studierte der Vesaliusanhänger die Anatomie durch Sektionen an über 300 Leichen. Die Ergebnisse seiner Forschungsarbeit legte er neben andern zahlreichen Schriften in der "Praxis medica", einer Nosologie (Klassifizierung von Krankheiten), nieder, setzte sich aber auch als praktizierender Arzt während einer Pestepidemie in Basel verdienstvoll ein.

27 **Bernhard Simon** (1816-1900). Nachdem er sich autodidaktisch zum Architekten ausgebildet hatte, erbaute er zwischen den Jahren 1839-1854 Paläste, Schlösser und Landsitze für die russische Aristokratie in St. Petersburg und war Mitglied der kaiserlich-russischen Akademie der Künste. Später liess er sich in St. Gallen nieder und übernahm als Verwaltungsrat und Betriebsdirektor die St. Gallisch-appenzellische Eisenbahngesellschaft. Er war massgeblich an der baulichen Erweiterung von St. Gallen und am Wiederaufbau des niedergebrannten Glarus 1861 (Kirche, Rathaus) beteiligt. Ebenso entstanden unter seiner Aegide die Trinkhalle in Tarasp und das Kurhaus in St. Moritz. 1868 erwarb Simon die gesamten Badeeinrichtungen von Pfäfers und Ragaz, ebenso die Konzession zur Benutzung der Thermalquelle für 100 Jahre und begründete damit die Bedeutung von Ragaz als modernem Kurort.

28 **Bad Pfäfers** war bis ins 19. Jahrhundert im Besitz der ehemaligen Benediktinerabtei Pfäfers bei Sargans. Die Entdeckung der Quelle geht legendenhaft ins 10. Jh. zurück; im 12. Jh. wurden die ersten Badeeinrichtungen ge-

schaffen. Ueber die Badegebäulichkeiten des 14. Jahrhunderts schreibt Meyer-Ahrens in "Die Heilquellen der Schweiz":

... ein Kurhaus ..., das mitten über der Tamina auf hölzernen Balken ruhte, welche auf beide Seiten in die Felswände eingesenkt waren, aus denen die Heilquelle entsprang. Allein zu dieser schauerlich gelegenen Wohnung gelangte man bloss auf hängenden Leitern oder man musste sich an Stricken hinunterlassen, und wer Neigung zum Schwindel hatte, der musste an einem Sessel befestigt und mit verbundenen Augen hinunter gelassen werden.

Im Jahre 1523 weilte Ulrich von Hutten in der Taminaschlucht. 1631 wurden die Badehütten durch einen Felssturz zerstört und durch neue ersetzt, die nun allmählich erweitert wurden. Nachdem 1839 beschlossen worden war, das Thermalwasser in einer Leitung nach Ragaz zu führen, erfolgte ein grosser Aufschwung dieses Kurortes.

Die mittlere Temperatur der Quelle betrug ca. 37,5°C; in Bad Ragaz wurden noch 35°C gemessen. Bade- und Trinkkuren mit dem Pfäferser Wasser wurden bei verschiedensten Krankheiten verschrieben, so bei Erkrankungen der Verdauungsorgane, Wurmleiden, Durchfall oder Verstopfung, bei Leber- und Pankreasleiden, bei Hypochondrie, Hysterie und andern Nervenstörungen, bei Harnwegsbeschwerden, bei Gicht und Rheumatismus, unregelmässiger oder verhinderter Menstruation etc.

29 **Johann Christian Wittlinger** (geb. 1808), aus Würtemberg, Zahnarzt in Zürich.

30 **Kaspar Ott-Trümpler** (1801-1880), Kaufmann im Baumwollgeschäft "Ott-Muralt", Präsident der Bank in Zürich, Mitglied des Grossen Rats.

31 **Konrad Ott-Imhof** (1796-1859), Kaufmann im Baumwollgeschäft seines Vaters, Mitbegründer der Nordostbahn. Die von ihm gegründete "Ott-Imhof Stiftung" leistete einen wesentlichen Beitrag zur Finanzierung des Baus der kantonalen Irrenheilanstalt Burghölzli. Den Präsidenten der allgemeinen Musikgesellschaft erwähnt Richard Wagner in seinen Memoiren als *feinsinnigen Kaufmann und reichen patrizischen Kunstfreund* und schätze ihn als *ausserordentlich zart und weich betonenden Klarinettisten.*

32 **Anna Margarethe Ott-v.Muralt** (1776-1857), Meyer-Freys Grossmutter mütterlicherseits.

33 **Johann Jakob Cramer** (1771-1855) war Lehrer für Ethik und Naturrecht am Collegium humanitatis. Dieses diente den Theologen dazu, sich während eines zweijährigen Kurses für das Collegium Carolinum, den eigentlichen Vorläufer der Theologischen Fakultät vor der Gründung der Universität (1833), vorzubereiten. Am Carolinum erwarben sich vor 1833 ebenso die zukünftigen Mediziner ihre Vorkenntnisse in Fächern wie Latein, Mathematik, Physik und Geschichte. Später wirkte Cramer als Leutpriester und erster Archidiakon am Grossmünster.

34 **Karl Ott** (1831-1848) erlag im Alter von 17 Jahren einer "Unterleibsentzün-

dung". Die Dauer der Krankheit, die Meyer schildert, lässt auf eine Peritonitis (Bauchfellentzündung) im Rahmen einer Miliartuberkulose schliessen.

35 Die im Stadelhoferquartier gelegene Liegenschaft, der sogenannte **lange Stadelhofen**, die von der Stadelhoferstrasse bis zum See reichte (St. Urbangasse 6-Theaterstrasse 16), wurde 1762 von Melchior Meyer "bim Stäg" erworben. Der damalige Grundbesitz des Geschlechtes umfasste ausserdem das Landgut "zum Seegarten" im Seefeld, ein Landgut in Hottingen, ein Besitztum am Bleicherweg, das am Hirschengraben gelegene Haus "zum Neuberg", das Ritterhaus in Bubikon und das Schloss Schwandegg. Auf dem oberen Teil der Liegenschaft in Stadelhofen, seit 1778 im Besitz der Familie, liess Heinrich Meyer-Landolt für seinen Sohn Johann Jakob Meyer 1790 das **Haus zum St. Urban** (Stadelhoferstr. 23) durch den damals berühmten Karlsruher Architekten Friedrich Weinbrenner (1766-1826) neu erbauen. Das **Unterhaus** bzw. der lange Stadelhofen - es enthielt übrigens den vom Obersten Hans Heinrich Lochmann (1613-1667) erstellten Prunksaal (heute im Landesmuseum)- war bis 1845 dem Familienzweig Johannes Meyer-Escher gehörig.
Nach dem Kauf durch Meyer-Ott bzw. dessen Schwiegervater lebten die beiden Geschwister Betsy und Conrad Ferdinand mit ihrer verwitweten Mutter in den weitläufigen Räumlichkeiten, zogen dann nach dem Tod von Elisabeth Meyer-Ulrich in den mittleren Stock des St.Urban um, den sie bis 1862 bewohnten. Der St. Urban ging später an die Buchdrucker- und Verlegerfamilie Schulthess-Meyer und wurde schliesslich 1933 abgebrochen. Das gleiche Schicksal hatte das Unterhaus bereits 43 Jahre vorher ereilt.
Ueber die jeden Montag im Unterhaus durch die Tante Betsy - gemeint ist Conrad Ferdinands Mutter - empfangene kleine Gesellschaft berichtet Anna Meyer in der Familienchronik: ... *Da traf man den Maler Zeller, einen Vetter der Tante, der in anspruchsloser Weise seine Erfahrungen und guten Ansichten über Kunst aussprach, manchmal kam auch Frau Johanna Spyri, damals noch nicht Schriftstellerin, aber witzig und sehr unterhaltend, ... ; selbstverständlich war auch die Tochter Betsy immer da & mitunter auch Conrad Ferdinand, der damals noch unberühmte, in unseren Augen immer etwas Sonderbare.* Neben diesen pietistischen, intimen Zusammenkünften der "Montagianer" verkehrte im Unterhaus in Stadelhofen eine auserlesene Schar bedeutender Persönlichkeiten wie der italienische Freiheitsheld Baron Bettino Ricasoli, die Dichterfamilien Pfizer und Scheffel, Johann Caspar Bluntschli und Louis Vulliemin aus Lausanne.

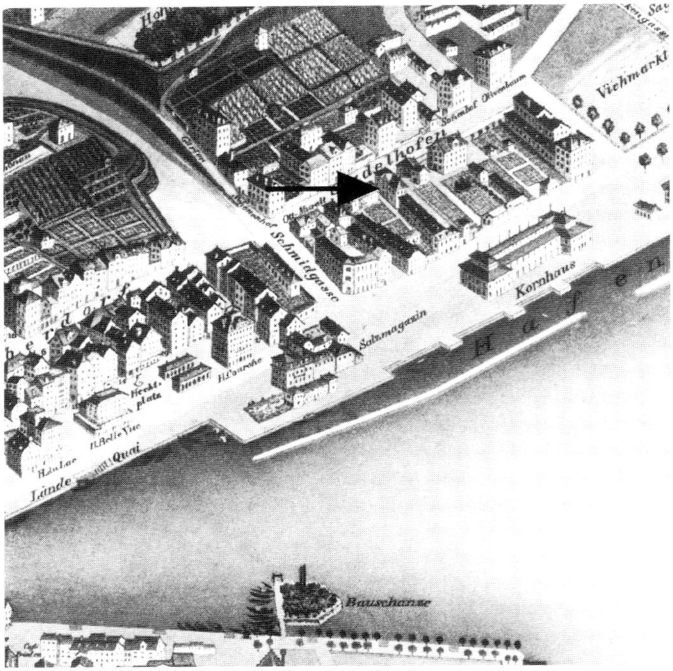

Abb. 38: "Haus zum St. Urban" und der "lange Stadelhofen" im Stadelhoferquartier. Ausschnitt aus dem Leutholdplan (1846). (Zentralbibliothek Zürich, Geographische Abteilung)

36 **Kaspar Escher-Hess** (1831-1911), Kaufmann, Bataillonskommandant, Präsident der Zürcherischen Hülfsgesellschaft, Mitglied der Waisenhaus- und Armenpflege.

37 **August Pestalozzi** (1831-1918), Seidenfabrikant.

38 **Theodor Weiss** (*1829), Oberingenieur der Nordostbahn, später bei der SBB.

39 **Arthur Escher** (1830-1867), Dr. med., Arzt in Nyon und Begnins, Kanton Waadt.

40 **Gustav Salomon Ulrich** (*1830), Mechaniker in Deutschland.

41 **Emil Fisch** (1830-1904), Dr. med., Privatassistent bei Heinrich Locher-Zwingli, Allgemeinpraktiker in Herisau (Kanton Appenzell), Aktuar und Präsident der kantonalen Aerztegesellschaft, Mitglied der kantonalen Sanitätskommission; er gründete die Spitäler in Heiden, Trogen, Appenzell und Herisau.

42 **Heinrich Finsler-Hirzel** (1829-1861), Kaufmann.

43 **Maria Bürkli-Meyer** (1825-1894).

44 **Adolf Bürkli** (1819-1894), Seidenindustrieller, Oberstleutnant, Mitglied des Grossen Rates, Militär- und Handelshistoriker.

45 **Hans Conrad Escher von der Linth** (1767-1823), Kaufmann, Mitglied des Helvetischen Grossen Rats und des Zürcher Staatsrats, Initiant und Planer der Linth-kanalisierung.

46 **Johann Jakob Horner** (1804-1886), Dr. phil. h.c., Gymnasiallehrer, Oberbibliothekar der Stadtbibliothek Zürich.

47 **Joseph Ludwig Raabe** (1801-1859), Dr. phil., Gymnasiallehrer, Professor für Mathematik an der ETH Zürich.

48 **Johann Ulrich Fäsi** (1796-1865), Dr. phil., Gymnasiallehrer für Latein und Geschichte.

49 **Gottfried Escher** (1800-1876), Gymnasiallehrer für Physik und Mathematik.

50 **Salomon Vögelin** (1804-1880), Dr. phil., Gymnasiallehrer für Hebräisch, Grichisch und Latein.

51 **Karl Pestalozzi** (1815-1869), Gymnasiallehrer für Religion.

52 **Conrad Cramer-Mylius** (1831-1918), Dr. med., studierte in Zürich Medizin, erwarb sich darauf in München, Wien und Paris weitere Kenntnisse in der Chirurgie, welche er als Kriegschirurg im Französisch-Oesterreichischen sowie Deutsch-Französischen Krieg anwandte. Im Gedenken seiner ersten Gattin gründete er die Eleonorenstiftung zur Errichtung eines Kinderspitals in Zürich-Hottingen.

53 **Oswald Heer** (1809-1883), später Ordinarius für Botanik und Entomologie an der Universität und ETH Zürich, Direktor des Botanischen Gartens.

54 **Albert Mousson** (1805-1890), Lehrer für Mathematik und Physik an der Kantonsschule, Mitglied des Erziehungsrates, Ordinarius an Universität und ETH Zürich.

55 **Karl Wilhelm Nägeli** (1817-1891), Ordinarius für Botanik in Zürich, Direktor des Botanischen Gartens, später wirkte er am Botanischen Institut der Universität München.

56 **Eduard Regel** (1815-1892), Dr. phil. h. c., Obergärtner am Botanischen Garten, wurde Privatdozent und folgte später einem Angebot für die Stellung als Direktor des Kaiserlichen Botanischen Gartens nach St. Petersburg.

57 **Hermann Konrad Heinrich Christ** (1833-1933) war als Jurist und Botaniker, ein bedeutender Pflanzengeograph und Systematiker ("Pflanzenleben der Schweiz", 1879).

58 **Paul Burkhard-Ziegler** (1830-1890), Pfarrer in Herrliberg und Küsnacht, Kirchenrat.

59 **Heinrich Escher** (1789-1870), Extraordinarius für Staats-, Völker- und Strafrecht der Universität Zürich, 1819-1831 Oberamtmann von Grüningen, Regierungsrat und Redaktor der "Neuen Zürcher Zeitung".

60 **Johann Kaspar Vogel** (1826-1871), Pfarrer in Dinhard und Schöfflisdorf.

61 Die Badedermatitis, der sog. **Badeausschlag**, kann durch häufiges Baden in sol- und schwefelhaltigem Wasser oder durch percutane Infektion mit Zerkarien (Larven) von Schistosomatiden (Saugwürmer) als entzündliche Hautreaktion auftreten.

62 **Arnold Escher von der Linth** (1807-1872), Geologieprofessor an der ETH und Universität Zürich, erforschte u. a. die Schweizer Alpen.

63 Der **Posamenter** stellt spitzenähnliche Stoffbänder und Quasten her.

64 Die **Pocken** (Variolae, Blattern) bezeichnen eine viral bedingte, hochansteckende Infektionskrankheit. G. F. Most führt sie (1836) auf *ein Contagium, wie das Pestgift, nicht flüchtiger, sondern fixer Natur* zurück.

Die **Impfung** gegen die Pocken wurde in Europa anfangs des 18. Jahrhunderts mit der sog. Variolation vorgenommen, indem gesunden Kindern Pockeneiter von Erkrankten in die Haut gestochen wurde. Die erfolgte Infektion rief eine sichere, aber oft nur leichte Erkrankung hervor. Der englische Landarzt Edward Jenner (1749-1823) benutzte für die Impfung erstmals Lymphe von an Kuhpocken erkrankten Kälbern (Vakzination), einen dem Pockenvirus verwandten Erreger (Vacciniavirus). Durch diese auf aktiver Immunisierung (Bildung von Schutzproteinen durch den Körper) beruhenden Impfmethode erreichten die Patienten einen guten Infektionsschutz, ohne dabei gefährlich zu erkranken. Im Verlauf der Impfkrankheit (Impfvacciniae) erfolgten nach Most (1836) eine Rötung der Einstichstelle, darauf Pustelbildung und sog. sekundäres Kuhpockenfieber. Zuweilen jedoch konnten ernsthafte Komplikationen wie die gefürchtete postvakzinale Enzephalitis (Gehirnentzündung) auftreten.

Pockenepidemien suchten Zürich im 19. Jahrhundert wiederholt heim. So grassierte die Seuche, wie Meyer richtigerweise annimmt, auch in den Jahren 1847-1849, während deren Verlauf in der Stadt 750 Personen erkrankten. Die Epidemie von 1855 erlebt Meyer-Frey als junger Arzt und Assistent von Theodor Heusser in Richterswil. Die grösste Epidemie mit 1050 Erkrankungen wütete im Jahre 1871. Der Krankheit, die durch die in der Schweiz internierten französischen Soldaten der Bourbakiarmee eingeschleppt worden war, fielen in Zürich 137 Menschen zum Opfer.

Der Poliater (zweiter Stadtarzt) Johann Conrad Rahn (1737-1787) führte in Zürich 1760 die erste Variolation (Pockenimpfung) durch. Zu Beginn des 19. Jahrhunderts wurde auch in Zürich die Impfung mit echtem Pockeneiter durch die weit weniger gefährliche Jenner'sche Vakzination verdrängt. Nachdem insbesondere durch Laien mit Impfungen Missbrauch betrieben worden war, wurde ab 1804 das Impfwesen der staatlichen Kontrolle eines vom Gesundheitsrat eingesetzten Kantonsimpfarztes und später der Vakzinationskommission unterstellt. Der Impfstoff wurde Armen unentgeltlich verabreicht. 1836 verfügte der Gesundheitsrat ein Obligatorium für die Impfung, welches jedoch durch eine Initiative von Impfgegnern 1883 wieder abgeschafft wurde. Genaue Verordnungen regelten Prophylaxe und Desinfektion ebenso wie die Leichenbestattung und Absonderung.

1979 gab die Weltgesundheitsorganisation WHO die "Ausrottung" der Pocken bekannt.

65 **Gottlieb Ziegler** (1828-1898), Pfarrer in Hedingen und Eglisau, Gymnasiallehrer in Winterthur, Regierungsrat und Mitglied der Demokratischen Bewegung, Redaktor des Landboten.

66 **Jakob Albert Weinmann** (1829-1882), Dr. med., Stadtpräsident von Winterthur 1877-1878, Divisionsarzt.

67 **Hans Kaspar Vogel** (1796-1852), Pfarrer in Grüningen.

68 **Ferdinand Meyer: "Die evangelische Gemeinde zu Locarno, ihre Auswanderung und ihre Schicksale"**, ein umfassendes historisches Werk von rund 1000 Seiten, erschienen in Zürich 1836.

69 **Salomon Hess** (1789-1852), Pfarrer am Oetenbach, Diakon am Grossmünster und Lehrer am Carolinum, Extraordinarius an der theologischen Fakultät der Universität Zürich und Mitglied des Kirchenrates.

70 **Hans Heinrich Landolt** (1831-1910), Dr. phil., Chemieprofessor in Bonn, Aachen und Berlin. Er gehört zu den Mitbegründern der physikalischen Chemie.

71 **Hans Heinrich Vögeli** (1810-1874), Privatdozent an der ETH, ab 1870 Extraordinarius für allgemeine Geschichte an der Universität Zürich.

72 **Felicitas Meyer-Finsler** (1819-1896).

73 **Cäcilie Vögeli-Bodmer** (1835-1908).

74 **Arnold Vögeli** (1810-1915), Stadt- und Kantonsrat, Bauherr, Oberstdivisionär, Präsident der Schweizerischen Landesausstellung 1883.

75 **Johann Kaspar Ulrich** (1796-1883), Dr. iur. h. c., Jurist und Verleger, als liberalkonservativer Politiker der Regenerationszeit Mitglied des Erziehungs- und des Grossen Rates.

76 **Paul Karl Eduard Ziegler** (1800-1882), Oberst, Stadtrat und Stadtpräsident. Er war Kommandant der Zürcher Bürgerwache während des sog. Straussenhandels, einer Revolution der religiös-konservativen Kräfte gegen den liberalradikalen Regierungsrat vom 6. September 1839. Später wurde er Nationalrat und trug im Sonderbundskrieg als Divisionskommandant zu dessen wenig blutigem Ausgang bei. Seine Tochter Luise Ziegler (1837-1915) verheiratete sich 1875 mit dem fast fünfzigjährigen Dichter Conrad Ferdinand Meyer.

77 **Hans Conrad Fäsi-Gessner** (1796-1870), Verwalter am Kantonsspital.

78 **Johann Jakob Ulrich** (1798-1877), Maler, Leiter einer Kunstschule in Zürich und Professor für Landschaftszeichnen an der ETH.

79 **Carl Jakob Löwig** (1803-1890), Ordinarius für Chemie in Zürich und Breslau, 1848 Rektor der Universität Zürich.

80 **Lorenz Oken** (1779-1851), Ordinarius für Naturgeschichte und Naturphilosophie in Jena, München und Zürich, 1833 erster Rektor der Universität Zürich.

81 **Georg Hermann v. Meyer** (1815-1892) wurde in Frankfurt am Main geboren und studierte in Heidelberg und Berlin Medizin. In Tübingen habilitiert, soll er als einer der ersten in Deutschland histologische Vorlesungen gehalten haben.

An die Universität Zürich berufen, las der bei den Studenten beliebte Dozent Osteologie, chirurgische und pathologische Anatomie. Hier wurde er 1856 auch Ordinarius und Direktor des Anatomischen Instituts. Sein besonderes Interesse galt der funktionellen und physiologischen Anatomie, welches sich sowohl in seinem Hauptwerk "Statik und Mechanik des menschlichen Knochengerüsts" als auch in über 160 Journalaufsätzen niederschlug. Er bearbeitete Themata wie geeignete Schuhform, Turnunterricht und Modetorheiten ebenso, wie die für die Orthopädie richtungsweisenden Abhandlungen über Beckenneigung, Gelenkmechanik und Skoliose. Unter seinen Doktoranden finden sich neben Johann Friedrich Horner, der "Die Krümmung der Wirbelsäule im aufrechten Stehen" (1854) untersuchte, auch Wilhelm Meyer.

82 **Johann Friedrich Blumenbach** (1752-1840), Professor der Medizin in Göttingen, Naturforscher, betrieb vergleichende Anatomie und begründete die moderne Anthropologie.

83 **August Menzel** (1810-1878), Privatdozent für Zoologie an der Universität Zürich.

84 Der **Methodus evacuans**, ein Relikt hippokratisch-galenischer Humoralpathologie, zielte auf die Reinigung des Körpers von bösen Säften. Dazu wurden nach G. F. Most (1836) sog. Evacuantia, *speziell blutreinigende Mittel genannt*, angewandt, welche die Sekretion des Darmkanals, der Nasenschleimhaut, Haut, Nieren, Lungen, Speicheldrüsen etc. anregen sollten. Als künstliche Methoden galten Aderlass, künstliche Geschwüre, Blutegel und Schröpfen. *Wie wichtig also die ausleerende Methode ist, bedarf keines Beweises.*

85 Die **Analeptica** (Excitantia, Nervina) wie Wein, Moschus, Kampher etc. dienten dem Aufbau der Körperkräfte bei Schwächezuständen, ebenso bei Abdominaltyphus, damals als Nervenfieber beurteilt, an dem Meyer-Frey wohl gelitten hat. Professor Locher-Zwinglis Vorwürfe an den Patienten bezüglich seiner Laune sind verständlich, da froher Mut, muntere Laune, Bewegung und gutes Licht gleichermassen zur Therapie der belebenden Mittel zählten.

86 **Hermann Pestalozzi** (1826-1903), Dr. med., praktischer Arzt in Zürich.

87 Als "Sphygmologie" wurde die **Lehre vom Puls** bezeichnet. Dabei wurde das Schwergewicht eher auf die Beschreibung verschiedenster Pulsqualitäten als auf eine genaue Frequenzbestimmung durch die Uhr gelegt, obwohl Sir John Floyer 1707 empfohlen hatte, den Puls mit geeigneten Uhren zu zählen, die er auch selber konstruiert hatte. Dadurch versuchte man, sich genauere Kenntnisse über krankhafte *Erscheinungen im Kreislaufe des Blutes* zu verschaffen, die entweder nach Aufwallung (orgasmus sanguinis) oder Blutstockung (stagnatio sanguinis) eingeteilt wurden. G. F. Most (1836) beschreibt richtig: *Der frequente Puls setzt nicht immer stärkeres Leben im Blutsystem voraus, ... daher er bei heftigen Blutungen auch frequent wird* - ein Phänomen moderner Schocksymptomatologie!

88 **Carl Friedrich Wilhelm Ludwig** (1816-1895), Ordinarius für Anatomie und Physiologie in Zürich, später für Physiologie in Wien und Leipzig. Als Anhänger einer rein physikalischen Physiologie erzielte er mit Hilfe von Blutgasanalysen, einem selbst konstruierten Kymographen zur Blutdruckregistrierung und weiteren fortschrittlichen Methoden bahnbrechende Ergebnisse, besonders im Gebiet der Herz- und Kreislaufphysiologie.

89 **Carl Ewald Hasse** (1810-1902), geboren in Dresden, Ordinarius für Pathologie, Therapie und medizinische Klinik in Zürich. Der Abgang seines Zürcher Freundes Albert Kölliker, eines bedeutenden Cytologen und Histologen, bedingt durch politische Zerwürfnisse mit dem damaligen Erziehungsrat, bewogen auch ihn, einem Ruf nach Heidelberg zu folgen, von wo er vier Jahre später nach Göttingen zog. Sein pionierhaftes Streben, die Pathologische Anatomie und Medizinische Klinik als exakte Wissenschaften zu betreiben, fand Niederschlag in seinem reichhaltigen Werk.

90 **Lungenschwindsucht** (Zehrfieber, Tuberkulose) bezeichnet eine durch das von Robert Koch 1882 entdeckte Mykobakterium tuberculosis hervorgerufene Infektionskrankheit. Die grossen Schrecken auslösende Krankheit wurde seit 1854 durch die von Hermann Brehmer (1826-1889), einem Schüler Rokitanskys, eingeführte und mitunter Jahre dauernde Luftkur in Lungensanatorien mässig erfolgreich bekämpft. Sicher heilbar wurde sie erst 1944 durch die Einführung des Antibiotikums Streptomycin. Die Tuberkulose, damals auch als Proletarierseuche bezeichnet, war im 18. und 19. Jahrhundert die häufigste Todesursache für Erwachsene in der Schweiz.

91 **Heinrich Frey** (1822-1890), geboren in Frankfurt am Main, Ordinarius für Pathologie und vergleichende Anatomie in Zürich, Verfasser verschiedener histologischer und zoologischer Lehrbücher.

92 **Karl Steiner** (*1829), Dr. iur, Substituent des Bezirksgerichts in Winterthur.

93 **Ludwig Tobler** (1827-1895), Extraordinarius in Bern, später Ordinarius für altgermanische Sprachen und Literatur an der Universiät in Zürich.

94 **Salomon Bleuler** (1829-1886), Pfarrer in Glattfelden, wandte sich später der Politik zu. Besitzer und Redaktor des "Landboten" in Winterthur, Führer der demokratischen Bewegung, Kantons- und Nationalrat, Stadtpräsident von Winterthur.

95 Ueber **Brestenberg** berichtet Conrad Meyer-Ahrens in "Die Heilquellen der Schweiz": *Die Wasserheilanstalt Brestenberg liegt in der Pf. Seengen, im Bezirk Lenzburg, am Hallwylersee (1430' üb. d. M.). Die Lage ist sehr freundlich und die Anstalt wird, so viel wir wissen, häufig besucht. Man findet hier warme und kalte Douchen, See- und Wellenbäder. Zur Erholung der Kurgäste finden sich Gärten und Anlagen, ein Billard, eine Kegelbahn, Schiffe und für die geistige Unterhaltung eine Bibliothek. Näheres können wir darum nicht über die Anstalt mittheilen, weil der Eigenthümer und Leiter derselben, Herr Dr. Erismann, uns die in Aussicht gestellten Mittheilungen nicht zukommen liess.*

96 Die **Kaltwasserkur**, hauptsächlich durch den Landwirt Vinzenz Priessnitz (1790-1851) und Pfarrer Sebastian Kneipp (1821-1897) eingeführt, war als solche eine Domäne der Laienmedizin, die sich auf die Anwendung von seriellen Gussbehandlungen, Wickeln und Bädern mit verschiedenen Zusätzen stützte. Später bediente sich auch die Schulmedizin dieser Heilmethode, welche sie hauptsächlich zur Senkung des Typhusfiebers einsetzte.
Adolf Erismann (vgl. unten) fand durch eigene und offensichtlich gute Erfahrungen Zugang zur Priessnitzschen Kur, da sein akuter Gelenkrheumatismus durch das Verfahren erfolgreich therapiert worden war.

97 **Adolf Erismann** (1809-1880), Dr. med., der Gründer und Leiter der Wasserheilanstalt Brestenberg hatte an der Universität Basel, in München und Heidelberg Medizin studiert. Den 1844 erworbenen Privatbesitz im Aargau richtete er zur Kaltwasserheilanstalt ein. Als Militärarzt, zuletzt im Grad eines Oberstleutnants, besuchte er verschiedene Lazarette auf den Kriegsschauplätzen Europas. Ebenso war er in verschiedenen Kommissionen und Räten tätig.

98 Die von **Johann Gottfried Rademacher** (1772-1850) vertretenen medizinischen Grundsätze der "Erfahrungsheillehre" waren ein (letzter) Versuch, gleich Paracelsus jeder Krankheit ein Heilmittel zuzuordnen. Im Zugeständnis, die Krankheiten in ihrer Aetiologie nicht zu verstehen, empfahl Rademacher, sich in der Patientenbetreuung allein auf die durch Erfahrung gewonnenen Heilmittelwirkungen zu verlassen.
Dieser Zweig empirischer Medizin stand gleichsam an der Schwelle zu einem neuen, auf naturwissenschaftlichen Methoden beruhenden Therapieansatz, als Antithese zum "therapeutischen Nihilismus" des mittleren 19. Jahrhunderts.

99 **Ernst Ludwig Heim** (1747-1834), "der alte Heim" wurde als Armenarzt, präziser Diagnostiker und menschliche Persönlichkeit in der Berliner Bevölkerung hoch verehrt.

100 **Eugen Bertschinger** (1825-1879), Dr. med., Arzt in Lenzburg, Divisionsarzt, Präsident der Aargauer medizinischen Gesellschaft und des Schweizerischen Aerztevereins.

101 **Rudolf Urech** (1815-1872), Dr. med., war Spitalarzt in Königsfelden, später praktizierte er in Brugg, wo er sich für die Schaffung des Kinderspitals einsetzte.

102 Als Ursache der **Angina gangraenosa** werden in der "Medicinischen Enzyclopädie" von G. F. Most (1836) unter andern Gründen *eine faulige Säftebeschaffenheit durch schlechte Nahrung, Missbrauch der Spirituosen und ungesunde & feuchte Wohnungen* angegeben. Symptome und Pathogenese sind äusserst genau geschildert. Zur Behandlung wird empfohlen: *... mit dem Aderlass sey man ja vorsichtig...*; dagegen rät er, Blutegel, Kampher und Opium anzuwenden, und ... *man versäume nicht ein Ipecacuanha Brechmittel zu geben!*
Sie entspricht der heute als **Diphterie** (Halsbräune, Krupp) bezeichneten,

durch ein Corynebakterium verursachten Infektionskrankheit. Ohne antitoxische und antibiotische Behandlung zeigt sie eine hohe Letalität. Die auf Bakterientoxine (Exotoxine) zurückzuführenden lokalen (Mund, Rachen, Kehlkopf) und systemischen (Myocard, periphere Nerven, Niere) Zellschädigungen konnten erst ab 1890 durch ein von Emil von Behring (1854-1917) entwickeltes Antiserum beherrscht werden, wofür dieser 1901 mit dem Nobelpreis ausgezeichnet wurde.

103 **Albrecht Walti** (1814-1876), Dr. med., Arzt in Kölliken und Lenzburg, Bezirksarzt und Arzt der Strafanstalt.

104 **Zincum aceticum** innerlich 0,03-0,3 g mehrmals tägl. als beruhigendes Mittel bei nervösen Zuständen. In höherer Dosis wirkt es als Brechmittel.

105 **Argentum nitricum** (Silbernitrat, Höllenstein, Lapis infernalis). Der ätzende Stoff wurde zur Schorfbildung, zur Bepinselung von wuchernden Stellen und wie heute noch in Augenwasser zur vorbeugenden Behandlung (Credé-Prophylaxe) gegen eine durch Gonokokken bei Gonorrhö (Tripper) der Mutter verursachten Bindehautentzündung des Neugeborenen verwendet.

106 **Hans Locher-Balber** (1797-1873), Lehrer am Medizinisch-chirurgischen Institut, Extraordinarius, seit 1860 Ordinarius für Pharmazie, Ophthalmologie und ambulatorische Klinik in Zürich. Daneben bekleidete er verschiedene Aemter. Als erster hielt er medizingeschichtliche Vorlesungen an der Universität Zürich ab.

107 **Hans Konrad Spöndli** (1790-1856), Hebammenlehrer, Lehrer am Medizinisch-chirurgischen Institut, ab 1833 Extraordinarius für Geburtshilfe an der Universität Zürich, später Direktor der geburtshilflichen Klinik.

108 Das am Wolfsbach gelegene und an den Predigerchor angebaute **alte Spital** wurde erstmals 1204 erwähnt. Es wurde auch nach dem Krankenpflegeorden als Heiliggeistspital oder, da es innerhalb der Stadtmauern lag, als hospitale intra muros bezeichnet. 1839 umfasste das Spitalareal, nachdem es 35 Jahre vorher zur Kantonalanstalt erklärt worden war, das Krankenhaus, das Rekonvaleszentenhaus (Unterhaus), die Armenapotheke, das Irrenhaus, Werkstätten, ein Pfrund- und Amtshaus und das Anatomische Theater. Als 1842 die neue Krankenanstalt bei der Platte ihren Betrieb aufnahm, verblieben die Gebärabteilung und die Irrenanstalt im alten Spital beim Zähringerplatz. Daneben existierte im Biedermeier noch das zweite Krankenhaus, die neben dem Röslibad in Unterstrass gelegene **Spanweid**. Diese hatte ehemals als Siechenhaus für arme Lepröse und später für Syphilitiker gedient, zwischen 1861 und 1884 wurde die Spanweid als Absonderungshaus für Pocken-, Typhus-, und Cholerafälle genutzt. Ursprünglich auch extra muros gelegen und ebenso als Siechenhäuser Verwendung fanden das **Pfrundhaus St. Jakob** an der Sihl und schliesslich das **Blaternhaus am Oetenbach**.

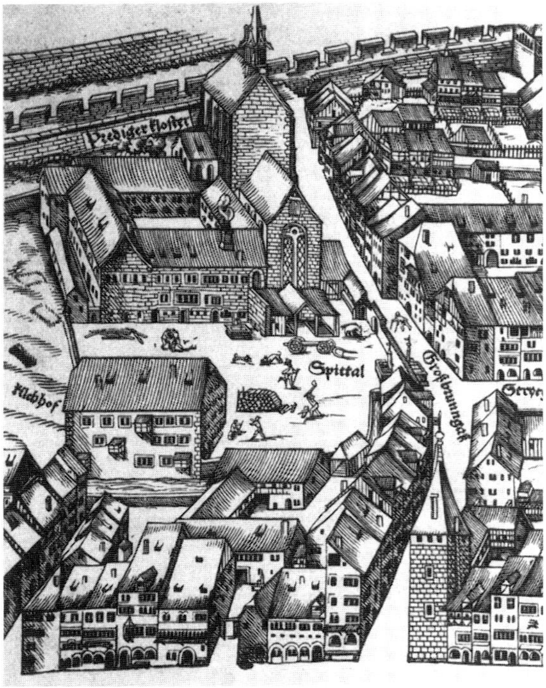

Abb. 39: Das alte Spital. Ausschnitt aus dem Murerplan von 1576.
(Medizinhistorisches Institut der Universität Zürich)

109 Bis ins 19. Jahrhundert wurde **Fieber** nicht nur als Begleitsymptom, sondern als eigenständiges Krankheitsbild verstanden. Somit gab es verschiedenste Fieber, um deren Einteilung man sich zu streiten hatte. Die Vielzahl der Fieberformen wurden nach Jahreszeit, Verlauf, geographischen Kriterien, Beschaffenheit der Galle, Lokalisation etc. klassifiziert. Ausserdem wurden die Bezeichnungen der Fieberzustände oft synonym für andere Krankheitsnamen verwendet, wie z. B. ungarisches Fieber (Febris hungarica) für Lues, oder Blasenfieber (Febris bullosa) für Pemphigus etc.

110 **Infus. senn. & tart. stib.** Ersteres bezeichnet einen Aufguss, der aus den Blättern der Senne (Senna alexandria) hergestellt wurde und als Abführmittel diente. Tartarus stibiatus s. emeticus (Brechweinstein) wirkt dosisabhängig als Expectorans (auswurffördernd) oder als Brechmittel.

111 Als **Neustadt** wurde das Gebiet bezeichnet, welches die Trittligasse, Frankengasse und die Neustadtgasse umfasst. Das im Hochmittelalter erschlossene Quartier wurde erstmal 1355 unter diesem Namen erwähnt.

112 Die **Arthritis deformans**, heute als Arthropathie oder Arthrose bezeichnet, gehört zum degenerativen Formenkreis von Gelenkknorpelschäden.

113 **Conrad Meyer-Hoffmeister** (1807-1881), Dr. med., angesehener Arzt in Zürich, Präsident der Medizinisch-chirurgischen Kantonalgesellschaft, leitender Arzt in der chirurgischen 2. Abteilung des Kantonsspitals. Meyer-Hoffmeister setzte sich erfolgreich für eine Reform der sanitären Verhältnisse und für eine Kanalisation der Stadt Zürich ein. Die "Rosen-Meyer", auch Meyer "im Felsenegg" genannt, brachten über sieben Generationen eine eigentliche Aerztedynastie hervor, deren Stammvater Chirurg und Stadtarzt Hans Conrad Meyer-Escher (1715-1788) war.

114 **Gottfried Meyer** (*1852), Sohn von Friedrich Meyer-Schulthess.

115 **Jpekakuanha**, (Brechwurzel, Radix Ipecacuanha), ein amerikanisches Heilmittel pflanzlicher Herkunft, hielt im 16. Jahrhundert Einzug in die abendländische Medizin. Im Therapiegedanken der Reinigung von bösen Säften fand die Brechwurzel Anwendung zur Förderung des Auswurfes der Atemwege bei niedriger Dosierung, bei höherer Dosis.wirkt es als Brechmittel.

116 **Campher** (Camphora, aus Cinnamomum camphora) wirkt desinfizierend und analeptisch (stimulierend).

117 **Konrad Wilhelm Kambli** (1829-1914), Dr. theol. h. c., Pfarrer in Illnau, Horgen und St. Gallen.

118 **Hermann Lebert (Levy)** (1813-1878), aus Breslau, studierte in Berlin und Zürich als Schüler Schönleins. Bevor er als Ordinarius für Pathologie, medizinische Therapie und als Leiter der medizinische Klinik in Zürich (da Rudolf Virchow für diese Stellung nicht gewonnen werden konnte) und später in Breslau wirkte, besorgte er die medizinische Leitung der Bäder von Lavey (Bex, Kanton Waadt) und betrieb vergleichende Anatomie in Paris.
Von J. F. Horner als Vielschreiber und fleissiger Kompilator bezeichnet, verfasste er dennoch einige grundlegende Lehrbücher, so über allgemeine Pathologie, Grundlagen der ärztlichen Praxis, über Krankheiten der Blut- und Lymphgefässe. Als einer der ersten verwendete er die Befunde pathologisch-anatomischer Mikroskopie für die klinische Medizin.

119 Wilhelm Meyer, "**Zwei Rückbildungsformen des Carcinoms**", Inauguraldissertation, Zürich, 1854.
Meyer untersuchte einige Krebspräparate aus dem pathologisch-anatomischen Museum und stellte dabei *eine rückgängige Metamorphose* fest, die entweder zur Ausbildung einer Zyste oder zur *Verwandlung in feste Massen mit vielen kleinen von Colloidmassen erfüllten Höhlen* geführt hatte. Die Ursache vermutete er in einer zentralen Auflösung des Tumorknotens, die schliesslich in einer serösen und gallertartigen Verflüssigung der Tumorzellmassen geendet hatte. Meyer verwies auf ähnliche Phänomene bei Tuberkulose und Hirnatrophie.
Aus heutiger Sicht der Pathologie werden die Vorgänge und Zellveränderungen, die Meyer beschrieb, unter dem Begriff der Nekrose bzw. Tumornekrose, den

morphologischen Veränderungen durch intravitalen Zelltod zusammengefasst. Je nach Art des Gewebes resultiert eine Nekrose als Koagulationsnekrose, wozu auch die Verkäsung bei Tuberkulose als Sonderform gehört, oder als vornehmlich im Zentralnervensystem oder bei Infekt vorkommende Kolliquationsnekrose (Verflüssigung des Gewebes).

120 Die **Spondylarthrocace** - eine Gelenksentzündung im Rahmen einer Miliartuberkulose - wird durch G. F. Most (1836) wie folgt charakterisiert: *Man versteht unter diesem Uebel ein cariöses Ergriffenseyn der Gelenkköpfe der Knochen, welchem Entzündung vorangegangen ist.*
Der Krankheitsverlauf wurde gemäss seiner spezifischen Klinik in ein Stadium prodromorum bzw. dolorificium, inflammatorium, ein Stadium subluxationis bzw. prolongationis articuli, dem ein Stadium luxationis seu exarticulationis folgte, eingeteilt. Ein Stadium ulcerosum schliesslich endete mit Zehrfieber und Colliquationen in den meistens Fällen mit dem Tode.
Mykobakterien spielten als Erreger von bakteriellen Arthritiden und Osteomyelitiden im 19. und in der ersten Hälfte des 20. Jahrhunderts die zentrale Rolle. Ankylose ist das Resultat dieser tuberkulösen Arthritis. Hämatogene Streuung führt zur Knochentuberkulose, zur tuberkulösen Osteomyelitis, die sich beim Kind in den Phalangen, Hüft-, Knie- und Sprunggelenken, bei Erwachsenen in der Wirbelsäule (Spondylitis tuberculosa, häufig von einem Senkungsabszess begleitet) manifestiert.

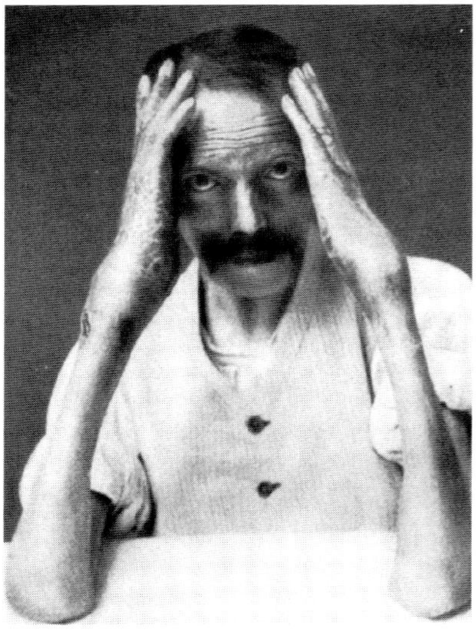

Abb. 40: Beidseitige Tuberkulose des Handgelenks. (Aus DeQuervein, F., Lenggenhager, K.: Chirurgische Diagnostik. Springer, Berlin, Göttingen, Heidelberg, 1950, S. 578.)

121 **Magnesia carbonica** (Magnesiumcarbonat) wurde gegen Magenübersäuerung, bei Verdauungsstörungen, als leichtes Abführmittel und in Zahnpulvern verwendet. Magnesium wird in Form von Magnesiumhydroxid noch heute gelegentlich als Antacidum zur Behandlung von Ulcera ventriculi (Magengeschwüren) eingesetzt.

122 **Anna Ott** (1802-1867)

123 **Louis Guillaume** (1833-1924), Dr. med., Mitglied des Grossen Rates, Vizepräsident der Commission d'Etat de santé in Neuchâtel, Verfasser mehrerer sozialmedizinischer und hygienischer Schriften.

124 **Hämoptysis** (Bluthusten, Hämoptoë) zeigt sich nach G. F. Most (1836) bei *tuberculösem Zustand, Lungengeschwüren und Brustkrebs.* (W. Siegenthaler, "Differentialdiagnose innerer Krankheiten", 1988, erwähnt Bronchialkarzinome, Lungenembolien, Bronchitiden, Tuberkulose und Bronchiektasen als häufigste Ursache einer Hämoptyse). Ein eigentlicher Habitus phthisicus mit umschriebener Gesichtsröte, der sogenannten Schwindsuchtrose, langgestrecktem Wuchs, platter Brust und langem Hals wurde beschrieben (Most). Für Hämoptoë prädisponierend wirken sollen Tageszeit, Erdmagnetismus, veränderter atmosphärischer Druck ebenso wie elektromagnetische Prozesse.

125 **Tuberculosis peritonei** ist durch den Befall des Zwerchfelles mit Tuberkeln, kleinen Knoten, gekennzeichnet. Richtigerweise wurde dieses Geschehen nicht isoliert, sondern lediglich als weitere Manifestation der Tuberkulose betrachtet, die neben der Lunge grundsätzlich alle Organe in Mitleidenschaft ziehen kann (Miliartuberkulose).

126 **Mastitis** ist eine Entzündung der weiblichen Brustdrüse. Most (1836) empfiehlt Schröpfen, wenig nährende Diät, Pflaster und eröffnende Klistiere zur Behandlung.

127 **Johann Ulrich Zehnder** (1798-1877), Dr. med., Mitglied des Regierungs- und Erziehungsrates. Nach den Wirren des sogenannten Straussenhandels (1839) musste er als zu progressiver Politiker von seinen Aemtern zurücktreten, wurde jedoch später als erster Nichtstadtzürcher zum Bürgermeister gewählt. In seiner liberalen Politik setzte er sich insbesondere für innere Reformen und medizinisch-soziale Gesetzesrevisionen ein.

128 Seit 1849 hatten die Aerzte das **Handgelübde**, welches übrigens nach der Gesetzesrevision von 1854 entfiel, auf folgenden Text zu leisten:

Die Aerzte unseres Kantones sind verpflichtet, ihres Berufes treu zu warten und jederzeit, bei Tag und bei Nacht, bei Armen wie bei Reichen bereit zu sein, diejenige Hülfe zu leisten, zu der sie befugt und die sie nach bestem Wissen & Gewissen zu leisten im Stande sind. Sie sollen durch fleissige Beobachtung ihrer Kranken, durch sorgfältige Untersuchung ihres Zustandes, durch wohl überlegte Anwendung der Heilmittel sowie durch menschenfreundliches Benehmen theils den Zweck der Heilung möglichst sicher und schnell zu erreichen, theils die Leiden der Kranken zu erleichtern suchen; sie sollen aber auch stets bemüht sein, sich durch Vermehrung ihrer Kenntnisse zu erfolgreichen Ausübung ihres Berufes immer mehr zu befähigen und sich desselben in jeder Weise würdig zu zeigen. Bei Ausstellung von ärztlichen Zeugnissen sollen sie sich durch strenge Gewissenhaftigkeit und in ihrem Benehmen gegen andere Aerzte durch collegialische Gesinnung leiten lassen. Gleichwie sie allen in den bestehenden und künftigen das Medizinalwesen betreffenden Gesetzen und Verordnungen enthaltenen Bestimmungen Folge zu leisten haben, so sind sie auch verpflichtet, den Beschlüssen des Gesundheitsrathes nachzukommen, die im Interesse des Medizinalwesens an sie gerichteten Fragen genau zu beantworten und überhaupt die vorgesetzten Behörden bei Handhabung der Medizinalpolizei zu unterstützen und das Gesundheitswohl der Bewohner unsers Kantons möglichst zu fördern.

Dass Sie Herr N. N. diese Pflichten getreulich erfüllen wollen, das haben Sie feierlich durch ein Handgelübde zu bestätigen.

129 **Robert Glättli** (1829-1873), Dr. med., Arzt in Mettmenstetten, Kantonsrat.

130 **Friedrich Schulthess-Meyer** (1832-1904), Inhaber des Verlagshauses Schulthess & Co., Mitglied des Grossen Rates, Bataillonskommandant, Zunftmeister zur Saffran.

131 **Anton Edler von Rosas** (1791-1855), Ordinarius für Ophthalmologie in Wien und Padua.

132 **Eduard Jaeger Ritter von Jaxtthal** (1818-1884), Privatdozent, zuletzt Ordinarius für Ophthalmologie in Wien.

133 **Albrecht von Graefe** (1828-1870), bedeutendster Augenarzt des 19. Jahrhunderts und Begründer der modernen wissenschaftlichen Augenheilkunde, 1852 Privatdozent, 1857 Extraordinarius, 1866 Ordinarius für Ophthalmologie in Berlin. Seine Verdienste erwarb er sich vornehmlich durch die Einführung des vom Physiologen Hermann Helmholtz (1821-1894) erfundenen Augenspiegels, durch erfolgreiche Operationsmethoden zur Behandlung des Stars, des Schielens, sowie des Glaukoms durch Iridektomie (Irisentfernung).

134 **Amaurose**, totale Erblindung.

135 **Friedrich Fetscherin** (1829-1892), Dr. med., Arzt an der psychiatrischen Klinik Waldau in Bern, Direktor der Anstalt St. Urban (1875-1889).

136 **Jenny Lind** (1820-1887) aus Schweden war die gefeiertste und wohl bedeutendste Sopranistin des 19. Jahrhunderts. Sie trat in vielen Opern des Berliner Komponisten Giaccomo Meyerbeer (1791-1864) auf, sang im Freischütz von Carl Maria von Weber und war mit Felix Mendelssohn befreundet.

137 **Johann Ritter von Oppolzer** (1808-1871), Ordinarius für innere Medizin in Prag, Leipzig und Wien. Als sehr geschätzter Lehrer begründete er mit Rokitansky, Skoda und Hebra den Glanz der damaligen (neuen) Wiener Schule, deren "therapeutischen Nihilsmus" er jedoch ablehnte, da er das Heilen vor Forschung und Diagnostik als erste ärztliche Pflicht setzte.

138 **Joseph Skoda** (1805-1881), Arzt am allgemeinen Krankenhaus in Wien, später Ordinarius für innere Medizin. In seinem zum Klassiker gewordenen Werk "Abhandlung über Percussion und Auskultation" beschrieb und präzisierte er ein vom grossen französischen Kliniker und Erfinder des Stethoskopes, René Théophile Hyacinthe Laennec (1781-1826), geschaffenes, bis heute er-haltenes Verfahren klinischer Diagnostik mit Hilfe physikalischer Untersuchungsmethoden. Darin stellte er den Bezug zwischen palpatorisch-auskultatorisch wahrnehmbaren physikalischen Phänomenen und dem anatomisch-pathologischen Substrat her.

139 **Franz Schuh** (1804-1865), Ordinarius für Chirurgie in Wien. Unter Anwendung des von ihm erfundenden Ventiltrokarts führte er Punktionen des Herzbeutels und des Brustfellraums aus - ein folgerichtiger Therapiegedanke pathologischer Forschungen, der nur allzu oft durch unbeherrschbare Infektionen zunichte gemacht wurde.

140 **Johann von Dumreicher** (1815-1880), Ordinarius für Chirurgie und Leiter der zweiten chirurgischen Klinik in Wien.

141 **Ferdinand Ritter von Hebra** (1816-1880), erster Ordinarius für Hautkrankheiten in Wien. Unter seiner Leitung entwickelte sich Wien zum dermatologischen Zentrum Europas, welches auf viele Studenten aus aller Welt eine grosse Anziehung ausübte. Die bisherige Schulmeinung, dass Ausschläge im Sinne der Humoralpathologie die Austrittpforten böser Säfte, also innerer Krankheiten seien und daher äusserlich nicht angegangen werden dürften, lehnte er ab und behandelte seine Patienten vorwiegend lokal.

142 **Moritz Körner** (1820-1876), Assistent von Skoda in Wien, Ordinarius der speziellen Pathologie und Therapie in Graz.

143 **Gustav von Braun** (1829-1911), Ordinarius für Geburtshilfe in Wien.

144 **Leopold Ritter von Dittel** (1815-1898), Extraordinarius für Chirurgie und Primararzt der chirurgischen Abteilung am allgemeinen Krankenhaus in Wien.

145 Eben diese zwei Gebäranstalten hatte **Ignaz Philipp Semmelweis** (1818-1865) sieben Jahre zuvor auf die Mortalität von Müttern an Kindbettfieber verglichen. Dabei fand er, dass die erste, seine Klinik, die den Studenten offen stand, eine viel höhere Sterblichkeit aufwies als diejenige, in der die Hebammen ausgebildet wurden. Die Schuld dieser schrecklichen Epidemie suchte man in verschiedensten Gründen, tappte dabei jedoch gänzlich im Dunkeln einer geheimnisvollen, teilweise fast magischen Gedankenwelt. Semmelweis erfuhr nun vom Tode seines Freundes Jacob Kolletschka (1803-1847), einem Professor für gerichtliche Medizin, der sich bei einer Sektion eine Stichverletzung zugezogen hatte und an einer Blutvergiftung starb. Semmelweis fiel auf, dass sich die Symptome dieser beiden Krankheiten glichen. *Es drängte sich mit unwiderstehlicher Klarheit die Identität der Krankheit, an welcher Kolletschka gestorben, mit derjenigen, an der ich so viele Wöchnerinnen ster-*

ben sah. Folgerichtig liess er die aus dem Sektionssaal kommenden Studenten und Aerzte mit einer Chlorlösung die Hände reinigen; die Sterblichkeit sank drastisch. Seine Hypothese der gleichen Ursache von Kindbett- und Wundfieber stiess auf taube Ohren, gar Ablehnung, obwohl sich Hebra und Skoda für seine Entdeckung stark machten. Semmelweis' Leben nahm eine tragische Wende. Nach Jahren erfolglosen Kampfes starb er wenige Tage nach der Einlieferung in eine Wiener Irrenanstalt an einer Sepsis. Seine intuitive Anwendung der Antiseptik war seiner Zeit weit voraus. Es sollte noch weitere zwanzig Jahre dauern, bis Joseph Lister diesen Begriff prägte und damit den weiteren Weg der Chirurgie ebnete.

146 **Johann Klein** (1788-1856), Ordinarius für praktische Geburtshilfe in Wien. Den Vorgesetzten von Semmelweis beschreibt Adolf Kussmaul in seinen Lebenserinnerungen nicht eben als leuchtenden Stern am Firmament der Wiener Fakultät, schon eher als *ganz gewöhnlichen Praktiker.* Zumindest schien er von der Tragweite der Untersuchungen und Ergebnisse seines Hilfsarztes Semmelweis wenig verstanden, ja sich diesem gar hindernd in den Weg gestellt zu haben.

147 *Der Geist der Medizin ist leicht zu fassen;*
Ihr durchstudiert die gross' und kleine Welt,
Um es am Ende gehn zu lassen,
Wie's Gott gefällt.
J. W. Goethe, Faust I, Mephistopheles im Studierzimmer.

148 **Carl Freiherr von Rokitansky** (1804-1878), Ordinarius für pathologische Anatomie in Wien. Durch Studium und Verarbeitung von über 100'000 Sektionsberichten in zahlreichen Schriften und Lehrbüchern war er nach seinem jüngeren Kollegen Virchow einer der fruchtbarsten Forscher in seinem Fache. Im Gegensatz zur französischen Lehrmeinung beurteilte er die Tuberkulose als durchaus heilbar, da er bei vielen Sektionen Leichen älterer Personen Zeichen einer durchgemachten, aber abgeklungenen Schwindsucht fand.

149 Als **Pest** wurde der am östlichen, als **Ofen** (Buda) der am westlichen Donauufer gelegene Teil der erst 1872 vereinigten Stadt Budapest bezeichnet.

150 **Heinrich Henzi** (1785-1849), aus Bern, Kommandant der österreichischen Festung Ofen, gestorben als Generalmajor bei deren Verteidigung gegen den ungarischen General Görgey.

151 Die **Cholera** wird durch den bakteriellen Erreger Vibrio cholerae hervorgerufen, den Robert Koch (1843-1910) 1884 entdeckte, und dessen Hauptübertragungsweise durch kontaminiertes Wasser bewies. Noch heute gehört sie zu den quarantänepflichtigen Infektionskrankheiten. Die enormen durch Choleraexotoxine verursachten Wasser- & Elektrolytverluste führen zu Brechdurchfällen (bis 20 Liter täglich), zu Krämpfen, Untertemperatur und dem klinischen Bild von Exsikose (Austrocknung) und Kreislaufschock, dem ohne adäquate Behandlung mehr als die Hälfte der Patienten erliegen.

Mitte des letzten Jahrhunderts umfasste die Choleratherapie die Anwendung von Emetica (Brechmitteln), Kalomel, Opium, Kaltwasser- und Sturzbädern etc. Most (1836) stellt fest: *... mit ... schwarzem Kaffee, localer und allgemeiner Blutentziehung lassen sich die narcotischen Erscheinungen sehr schnell beseitigen.* Der (absolut kontraindizierte) Aderlass verschwand glückerlicherweise aus der Heilmittelliste, die sich jeder Arzt nach Gutdünken selber zusammenstellte. 1891 wurde begonnen, durch intravenöse und subkutane Infusion die verlorene Flüssigkeit zu substituieren. Allerdings zeigt man in der "Real-Encyclopädie der gesammten Heilkunde" von Eulenburg (1908) dieser neuen Therapie gegenüber noch gewisse vorbehalte und empfiehlt Hafergrütze, Gersten- und Reisschleim etc. und *bei Kollaps guten heissen Kaffee.* Bei der modernen Therapie steht neben Antibiotika (Tetracycline) der Volumen- und Elektrolytersatz durch Infusionen im Vordergrund.
Ueber die Choleraepidemie, die im Jahr 1854 die Kantone Zürich und Aargau heimsuchte, schrieb Stadtrat Wilhelm Meyer-Ott im Brief vom 3. September 1854 an seinen Sohn Wilhelm in Wien:

Ein Todesfall welcher Aufsehen erregt, ist derjenige von Frau Hirzel (Tochter des Hrn. Prof. Escher) in Palermo, welche von der Cholera binnen 9 Stunden weggerafft wurde. Es wird sehr bezweifelt dass die Fälle welche sich in Aarau ergeben haben, wirklich Asiatische gewesen seien. Indessen erregten sie hier grossen Alarm. Es erschien eine obrigkeitliche Proklamation worin empfohlen wurde Kalbfleisch zu essen & rothen Wein zu trinken & dgl. Das erweckte bei vielen armen Leuten wehmüthige Gefühle, bei bösartigen Gefühle des Hasses gegen die Reichen. Der Stadtrath erwählte wie gewohnt den bessern Theil. Er setzte eine Sanitäts Commission nieder & pries sich glücklich in seinem eigensten gremio einen ausgezeichneten Mann zu besitzen, der die gründliche Wissenschaft des Arztes mit der Einsicht des Staatsmanns & der Liebenswürdigkeit des Hofmannes vereinigt. Unser Stadtpräsident (welche Fülle trefflicher Eigenschaften trägt dieser Charakter in sich, eine Fülle wie sie keiner Deiner herrlichen Wiener Speisezettel zu bieten vermag) ist eo ipso der Praeses, sodann sind beigegeben Hr. Mousson in Punkto der Polizei, Hr. Bauherr in Beziehung auf die Lokalitäten, drei Aerzte nämlich Lebert, der sich selbst nebst seinen Studenten anerboten hat, Meyer-Hofmeister & der Armenarzt Hirzel-Schinz, endlich als Nr. 7 ein Mitglied der Armenpflege. Ein Dir bekanntes Mitglied des Stadtraths schlug aus dem Reichthum von Material welches die Armenpflege darbietet, Herrn Leonhard Wirth vor, mit den Worten: Was suchen wir einen würdigeren!? Wirklich hat derselbe bereits mit Fräulein Mathilde Escher das Nöthige für Errichtung einer Suppenanstalt eingeleitet, indess Hr. Bauherr verfügt hat, dass im Notfall die Sääle des Baugartens zu Krankenzimmern verwandelt werden sollen. In der That war es aber auffallend, wie während einiger Tage viele, auch Leute der untersten Klassen das Obst & selbst das Bier vermieden (ich trank mein Bier wie bisher).

152 **Karl Haller** (1809-1887), Dr. med., Primararzt am allgemeinen Krankenhaus in Wien.

153 **Franz Freiherr von Pitha** (1810-1875), Ordinarius für Chirurgie an der Universität Prag, später Professor an der Josephs-Akademie in Wien.

154 **Ferdinand Ritter von Arlt** (1812-1887), Ordinarius für Ophthalmologie in Prag, ab 1856 in Wien. Unter der grossen Zahl seiner Schüler findet sich auch Albrecht v. Graefe, in dessen "Lehrbuch der gesamten Augenheilkunde" Arlt zu den Mitautoren gehört. Er lieferte ausserdem den Nachweis, dass Kurzsichtigkeit in der Regel auf eine Verlängerung des Bulbus zurückzuführen ist.

155 **Anton Jaksch Ritter von Wartenhorst** (1810-1887), Hofrat und Professor in Prag, Leiter der 1. medizinischen Klinik.

156 **"Die Krondiamanten" (Les Diamants de la couronne)**, Oper in drei Akten von Daniel François Esprit Aubert (1782-1871) nach dem Libretto von A. E. Scribe und J. H. Vernoy, Uraufführung 1841 in Paris. Deutsche Uebersetzung von V. A. Svoboda. In Paris gehörte das Werk zu den erfolgreichsten Auberts, allein in den Jahren 1841-1849 wurde es 186 mal gespielt. Obwohl die Oper in München, Hamburg, Berlin und Wien zur Aufführung gelangte, konnte sie sich auf deutschsprachigen Bühnen nicht dauerhaft durchsetzen.

157 **Eduard Zeis** (1807-1868), Dr. med., praktischer Arzt in Dresden, Professor der Chirurgie in Marburg, Vorstand der Chirurgischen Abteilung des städtischen Krankenhauses Dresden.

158 **Wilhelm Haffter** (1830-1895), Dr. med., Arzt in Weinfelden, Bezirksarzt.

159 **Ludwig Traube** (1818-1876), 1. Zivilassistent an Schönleins Klinik in Berlin, später Ordinarius für medizinische Klinik in Berlin.

160 **Johann Lucas Schönlein** (1793-1864), Ordinarius für spezielle Pathologie und Therapie in Würzburg. Um der Verhaftung wegen eines politischen Engagements zu entgehen, folgte er 1833 einem Ruf als Ordinarius für Innere Medizin und als Direktor der medizinischen Klinik an die neu gegründete Universität nach Zürich. Seine Anwendung exakter Untersuchungsmethoden wie Mikroskopie, Chemie, Auskultation und Perkussion am Krankenbett trugen vornehmlich zum ausgezeichneten Ruf der medizinischen Fakultät Zürichs bei. 1839 nahm er das Angebot als Leiter der medizinischen Klinik Berlin und als Leibarzt des preussischen Königs an.

161 **Moritz Heinrich Romberg** (1795-1873), Ordinarius für spezielle Pathologie und Therapie und Leiter der Universitätspoliklinik in Berlin. Er spielte als Neuropathologe eine bedeutende Rolle; einige Krankheitssymptome tragen noch heute seinen Namen.

162 **Hermann Friedrich Ludwig Ebert** (1814-1872), Extraordinarius für Pädiatrie und Leiter der Kinderabteilung an der Charité in Berlin.

163 **Friedrich Wilhelm v. Bärensprung** (1822-1864), leitender Arzt für die syphilitische Abteilung an der Charité, als Extraordinarius für Hautkrankheiten und Syphilidologie in Berlin polemisierte er, vom Dermatologen Hebra auf den

zweiten Platz verdrängt, insbesondere gegen Virchow und dessen Ansichten über die Syphilis.

164 **Bernhard Rudolf v. Langenbeck** (1810-1887), Extraordinarius für Physiologie und physiologische Anatomie in Göttingen, für chirurgische Operationskunde in Kiel, Ordinarius für Chirurgie und Direktor des klinischen Instituts für Chirurgie und Augenheilkunde in Berlin.

165 **Heinrich Gustav Magnus** (1802-1870), Physiker, Chemiker, Ordinarius für Physik und Technologie in Berlin. Für die Medizin von Wichtigkeit sind seine Untersuchungen über Blutgase und deren Zusammenhang mit der Atmung.

166 **Emile Du Bois-Reymond** (1818-1896), aus La Chaux-de-Fonds, Ordinarius für Physiologie in Berlin. Den bedeutenden Nerven- und Muskelphysiologen und brillianten Lehrer umgaben Schüler wie Virchow, Schwann und Helmholtz.

167 Die besagten Wandgemälde von **Wilhelm von Kaulbach** (1805-1874) im Neuen Museum in Berlin umfassen sechs Bilder mit, zwischen 1841 und 1864 entstandenen, Schilderungen aus der Weltgeschichte.

168 **Eduard Michaelis** (1824-1891), Dr. med., Augenarzt in Berlin. Zwischen 1851 und 1862 war Michaelis Assistent bei Albrecht v. Graefe in Berlin, dessen Biographie "Albrecht v. Graefe - Leben und Wirken" er neben seinem "Handwörterbuch der augenärztlichen Therapie" verfasste.

169 **Richard Liebreich** (1830-1917), Dr. med., Augenarzt in Paris und London, zwischen 1854 und 1862 Assistent bei Albrecht v. Graefe in Berlin. 1863 publizierte Liebreich den ersten Atlas der Ophthalmoskopie.

170 **Karl Ulrich-Gysi** (1834-1899), Verleger und Inhaber der Buchdruckerei Berichthaus, Präsident der schweizerischen Buchdruckereibesitzer.

171 **August Borsig** (1804-1854), Maschineningenieur und Lokomotivbauer.

172 Bis das **Fieberthermometer** 1890 die Gestalt annahm, die zur einfachen, schnellen und genauen Temperaturmessung geeignet war, fand das Gerät eher in theoretischen Abhandlungen Erwähnung denn Anwendung durch den praktischen Arzt. Ein solches Thermoskop, dessen Konstruktion Galileo Galilei zugeschrieben wird, soll von Santorio Sanctorius von Padua (1561-1636) für medizinische Zwecke benutzt worden sein. In den Aphorismen des Leidener Hermann Boerhave (1668-1730), des grössten Klinikers und Lehrers seiner Zeit, fand die quantitative Bestimmung der Körpertemperatur zum ersten Mal gesicherte Erwähnung: *Calor febrilis thermoscopio externus, sensu aegri et rubore urinae internus cognoscitur*. Das Uringlas verschwand allmählich aus der Diagnostik des Fiebers. Das Thermometer hingegen wurde stetig verbessert und schliesslich verkleinert, war es doch bis Mitte des letzten Jahrhunderts zu gross und zu zerbrechlich, um überhaupt transportiert werden zu können und blieb so einer allgemeinen Verbreitung weitgehend verschlossen. Boerhaves Schüler Anton de Haen (1704-1776), Vertreter der 'alten' Wiener Schule, benutzte die Fiebermessung regelmässig in seinen exakten Krankengeschichten. Der klinischen Thermometrie zum endgültigen Durchbruch verhalf schliess-

lich Carl August Wunderlich (1815-1877), der 1850 die Leitung der Leipziger Medizinischen Klinik übernommen hatte, jenes Krankenhauses also, das Meyer auf seiner Reise wohl besucht hat. In zahlreichen Arbeiten zeigte Wunderlich, dass Temperaturkurven und Fieberverläufe zur Diagnostik spezifischer Krankheitszustände hinzugezogen werden können. Zur ärztlichen Routinemethode avancierte die Temperaturmessung ab 1868. Das Alkoholthermometer wurde allmählich durch den Quecksilberfiebermesser abgelöst. Das 1866 entwickelte Maximalthermometer, ein graduiertes Glasröhrchen, besass den Vorteil, dass die Temperaturablesung nicht mehr am Patienten zu erfolgen hatte, da die einmal gemessene Temperatur auch nach Entfernung angezeigt blieb. Durch die Ausgangs des letzten Jahrhunderts eingeführte Glaskapillare erreichte das Fieberthermometer sein heutiges Aussehen.
Das rein qualitative Vorgehen zum Feststellen des Fiebers,wie es vor der Einführung des Thermometers vom Landarzt praktiziert wurde, schilderte Paul Meyer, ein Neffe von Wilhelm Meyer, aus der Sicht des Patienten im Zürcher Taschenbuch (1927): *Um bei seinen Kranken Fieber festzustellen, befühlte Dr. Glättli* [Mettmenstetten] *Stirn und Hände, griff den Puls, liess sich die Zunge zeigen und untersuchte das Herz.*

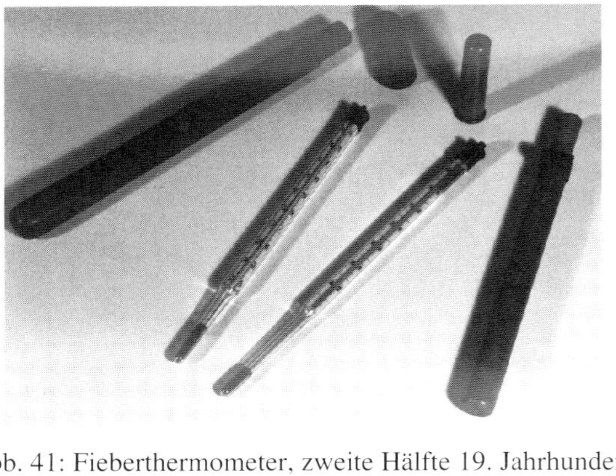

Abb. 41: Fieberthermometer, zweite Hälfte 19. Jahrhundert.
(Medizinhistorische Sammlung der Universität Zürich)

173 **Maximilian Meyer** (1827-1891), Kaufmann.
174 **P. L. Alphée Cazenare** (1795-1877), Dermato- und Syphilologe, Professeur agrégé am Hôpital St. Louis in Paris.
175 **Alfred Hardy** (1811-1893), Professor der medizinischen Fakultät für innere Klinik in Paris, Arzt am Hôpital St. Louis, Mitglied und Präsident der Académie de Médecine.

176 **Marie Guillaume Alphonse Devergie** (1798-1879), Dr. med., Arzt an den Hospitälern Bicêtre, St. Antoine und St. Louis in Paris; er gehört zu den Begründern der gerichtlichen Medizin.

177 **Albert von Veiel** (1806-1874), Dr. med., Dermatologe, Oberamtsarzt und Hofrat, Gründer der Heilanstalt für Flechtenkrankheiten in Cannstadt.

178 **Georg Friedrich Louis Stromeyer** (1804-1876), Ordinarius für Chirurgie in Erlangen, München, Freiburg und Kiel. Medizinische Verdienste erlangte er als Militärchirurg und durch die Verbreitung der subkutanen Teno- und Myotomie (Sehnen- und Muskeldurchtrennung) zur Behandlung von Strabismus (Schielen) und orthopädischen Fehlstellungen.

179 Georg Friedrich Louis Stromeyer, "**Erinnerungen eines deutschen Arztes**", Bd. I, S. 394-416, Hannover 1875.

180 **Philippe Ricord** (1799-1889), Dr. med., gilt neben dem etwas jüngeren Alfred Fournier (1832-1915) als bedeutendster Syphiliologe des 19. Jahrhunderts. Der Schüler von Dupuytren und Lisfranc war Chefarzt der Chirurgie des Hôpital du midi für syphilitische Erkrankungen, der Association des médecins de France und Consiliarius des Kaisers Napoleon III. Unter Ricords hervorragenden medizinischen Leistungen finden sich die Entwicklung eines zweiklappigen Vaginalspekulums, die Einteilung der Lues in drei Stadien, die Differenzierung zwischen dem weichen Schanker (Ulcus molle) und dem harten Schanker (Lues I) einerseits und der Unterscheidung zwischen der Lues und der Gonorrhoe andrerseits - noch ohne bakteriologisches Wissen.
Das offiziell als *rhumatismes* bezeichnete, langwierige und peinigende Leiden, dem Napoleon III. letzlich auch erliegen sollte, wurde von den behandelnden Aerzten folgendermassen beschrieben: *Sensibilité très prononcée au froid, migraines affreuses, dyspepsie habituelle, gastralgie, entéralgie, flatulences; catarrhes de tout genre: stomacal, intestinal, bronchique, vesical; hémorroides; névralgies; hypersthésies, sciatique; hyperesthésie de la plante des pieds: d'où la claudication fréquente obserevée chez l'Empereur; arthrite des gros oreils; engorgement de la prostate; sensibilité excessive du canal de l'urèthre; lithiasis.* Neben andern Aerzten wurde Ricord 1869 als kaiserlicher Consiliarius zugezogen.

181 **Gabriel Andral** (1797-1876), Professor der Hygiene, der internen Pathologie und später der allgemeinen Pathologie und Therapie in Paris, Arzt an der Charité. Seine fünfbändige "Clinique médicale" stellte eine hervorragende Zusammenstellung der internen klinischen Medizin dar.

182 **Paul Louis Benoît Guarsant** (1800-1869), Dr. med., Chirurg am Kinderspital und Begründer der chirurgischen Poliklinik in Paris.

183 **François Louis Isidor Valleix** (1807-1855), Dr. med., Arzt an den Spitälern Ste. Marguerite, Beaujon und de la Pitié in Paris, wo er klinische Vorlesungen hielt.

184 **Charles Marie Eduard Chassaignac** (1805-1879), Professeur agrégé, Chir-

urg und Mitglied der Académie de Médecine. Seine medizinischen Verdienste erwarb er sich durch die unblutige Operationsmethode des Ecrasement linéaire und durch die Verbreitung der chirurgischen Drainage.

185 **Heinrich Ludwig Meding** (1822-1865), Dr. med., ging nach dem Studium in Leipzig 1848 nach Paris, wo er sich auch niederliess. Dort hatte er die Mitglied- und Präsidentschaft im Verein deutscher Arzte inne.

186 **Julius Trümpler-Schulthess** (1805-1877), Kaufmann, Fabrikant, bei der Firma Trümpler-Gysi in Uster.

187 **Paul Friedrich Fäsi-Usteri** (1803-1884), Seidenhändler.

188 **Rudolf Virchow** (1821-1902), Ordinarius für pathologische Anatomie in Würzburg und Berlin, war für das moderne medizinische Denken wohl die prägendste Figur des 19. Jahrhunderts. Der Schüler von Johannes Müller und Johann Lukas Schönlein war es, der durch seine erste Arbeit Klarheit in das Geschehen von Thrombose und Embolie brachte, gehört doch die Virchowsche Trias nach wie vor zu den Grundpfeilern der Gefässpathologie. Mit seiner - von der Hypothese zum unumstösslichen Lehrsatz gewordenen - Ausdruck *Omnis cellula e cellula*, dem vielzitierten Schlagwort aus Virchows "Cellularpathologie", reformierte er das pathologische Denken, während seine politischen Reformbestrebungen der Gesellschaft und des Medizinalwesens zunächst fehlgeschlagen hatten. Die Berliner Schule, berühmt durch Namen wie v. Graefe, Traube, Du Bois-Reymond und Langenbeck, wurde durch Virchow über diejenige von Wien und Paris emporgehoben.

189 **Johanna Spyri** (1827-1901), die Autorin des weltberühmten "Heidi", kam als Tochter des angesehenen Landarztes und Chirurgen Johann Jakob Heusser (1783-1859) und dessen Gattin Meta Heusser (s. Anm. 191) in Hirzel über dem Zürichsee zur Welt. Die Jugend war durch die engen Verhältnisse im elterlichen Hause, den ärmlichen Schulalltag mit 82 Mitschülern in derselben Klasse, aber auch durch verschiedene Freundschaften geprägt. In Zürich lernte sie Betsy und Conrad Ferdinand Meyer kennen. Dort gehörte sie zu den Gästen der, von der Mutter des Geschwisterpaares Betsy Meyer-Ulrich gegebenen, Montagsgesellschaften in Stadelhofen, während ihr späterer Gatte, der Jurist und Stadtschreiber Johann Bernhard Spyri, im Kreise der Wagnerverehrer verkehrte. Vierzigjährig begann sie als Schriftstellerin zu arbeiten und tauschte mit dem ihr freundschaftlich verbundenen C. F. Meyer ihre Werke zur gegenseitigen Durchsicht aus.

190 **Theodor Diethelm Heusser-Flugi** (1822-1893), Dr. med., Arzt in Richterswil, bekannter Chirurg.

191 **Meta (Anna Margaretha Barbara) Heusser-Schweizer** (1797-1876), die Mutter Johanna Spyris, eine über die Landesgrenzen bekannte Verfasserin pietistischer Gedichte.

192 **Ludwig Büchner** (1824-1899), Privatdozent in Tübingen und praktischer Arzt in Darmstadt. Der Bruder des in Zürich verstorbenen Dichters Georg Büchner

(1813-1837) verfasste neben verschiedenen philosophischen Schriften das damals weitverbreitete Buch "Kraft und Stoff" (1855), in dem er eine materialistische Weltanschauung vertrat.

193 **Josef Fridolin Wieland** (1804-1873), Dr. med., Arzt in Schöftland, Divisionsarzt und Sanitätsinstruktor.

194 **Franz v. Erlach** (1819-1889), Advokat, Artillerie-Oberstleutnant.

195 **Karl Wilhelm Flügel** (1788-1857), Dr. med., Arzt in Le Locle, Oberfeldarzt.

196 **Johann Jakob Rebsamen**, Dr. med., Arzt in Wetzikon.

197 **Johannes Weber** (1796-1858), Gemeindeamann von Wetzikon zwischen 1839-1851.

198 **Friedrich Schulthess-Pestalozzi** (1816-1881), Präsident des Börsenvereins, Bataillonskommandant, Mitglied des Grossen Rats, Vorstand verschiedener Kulturinstitutionen.

199 **Karl Felix Walder** (1821-1898), Bezirksrichter in Zürich, Kantons- und Regierungsrat, Militärdirektor des Kantons Zürich.

200 **Johann Heinrich Scheuchzer** (1810-1880), Dr. med., Arzt in Eglisau, Bataillonsarzt.

201 **Friedrich Erhard Scheuchzer** (1828-1895), Dr. med., Arzt und Redaktor in Bülach, Bezirksrichter, Kantons- und Nationalrat.

202 **Otto Werdmüller** (1818-1886), Dr. med., Bezirksarzt in Uster, entstammte einem alten Zürchergeschlecht. Nachdem er in Zürich studiert hatte, unternahm er eine Weiterbildungsreise über München, wo er sich unter anderm die neue Technik der Schieloperation von Stromeyer aneignete, nach Wien, wo er Skoda, Rokitansky, hauptsächlich aber die Koryphäen der Augenheilkunde, Rosas und Jaeger, hörte. Mit seinen vorzüglichen Kenntnissen liess er sich in Uster nieder. Seine Praxis - er widmete sich besonders in den ersten Jahren erfolgreich der Ophthalmologie - reichte weit in die Bezirke Winterthur, Hinwil und Pfäffikon. Ueberdies verfasste er 1848 ein Handbuch für praktische Augenheilkunde, das sich grosser Beliebtheit erfreute, so dass bereits nach zwei Jahren ein Neuauflage erscheinen musste. Durch den Fortschritt, den die Augenheilkunde mit der Einführung des Augenspiegels von Helmholtz erfuhr, wurde es jedoch bald überholt.

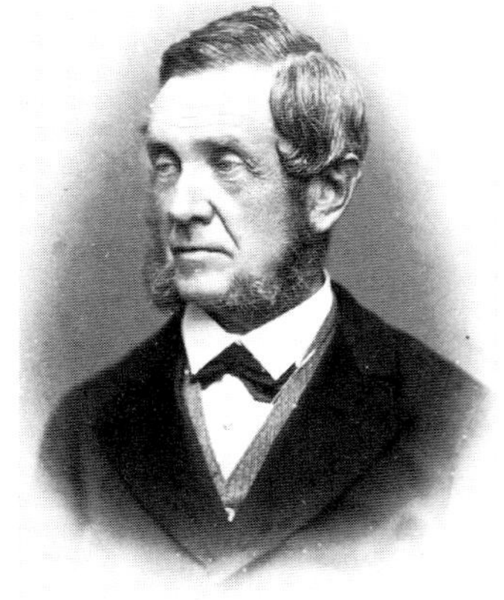

Abb. 42: Otto Werdmüller (1818-1886).
(PA Meyer-Abplanalp)

203 Die sehr selten vorkommende **Gangraena scroti spontanea** wird heute nach ihrem Erstbeschreiber als Fournier'sche Spontangangrän bezeichnet. Dem unvermittelt auftretenden, foudroyant verlaufenden, gangränösen Prozesses scheint ein gangränöses Erysipel (Streptokokken) oder eine Infektion mit anderen Keimen zu Grunde zu liegen. Das ödematös geschwollene Genitale beginnt innerhalb weniger Stunden nekrotische Areale zu bilden und die Penis - und Scrotalhaut gangränös zu zerfallen, wobei auch die Corpora cavernosa mitbeteiligt sein können. Die heutige Behandlung, der in einzelnen Fällen rasch letal verlaufenden Krankheit, besteht in chirurigischem Debridement und frühzeitiger, hochdosierter Gabe von Antibiotika. Die Therapie vor der antibiotischen Aera bestand (J. Dubs: "Ueber foudroyante, infektiöse Penis- und Scrotalgangrän", 1920) in einer chirurgischen Wundversorgung, in heissen Bädern und feuchten Verbänden.

204 **Sophie Frey-Guyer** (1813-1887), Gattin von Kaufmann Johann Heinrich Frey (1795-1844) und Tante des Fabrikanten Adolf Guyer-Zeller (1839-1899). Sie siedelte nach dem Tode ihres Gatten mit ihren zwei Töchtern von Uster nach Wetzikon über und widmete sich nach dem Tode ihrer Tochter der Erziehung der drei Kinder ihres Schwiegersohnes in Dübendorf.

205 **Emma Meyer-Frey** (1837-1864), hielt sich nach ihrer Konfirmation (1853) für längere Zeit in Genf auf. Bald nach ihrer Rückkehr verlobte sie sich mit Wilhelm Meyer und heiratete diesen am 18. Mai 1858. Sie war die erste Präsidentin des Frauenvereins in Dübendorf. Ebenso setzte sie sich für die neu gegründete Nähschule für Mädchen und eine Jugendbibliothek ein. *Wer die liebenswürdige, heitere, gescheite Frau gekannt hat, deren ganzes Streben*

dahin ging, ihrem alles schwer nehmenden und ernst bedenkenden Gatten aus dem Wege zu räumen, was ihn niederdrücken konnte, und sein Haus mit Freude und Glück zu erfüllen und wer gesehen hat, wie seine Augen aufleuchteten, wenn er von seiner Frau sprach, der wird verstehen, welche Fülle von Erinnerungen an sein verlorenes Glück er in die wenigen Worte zusammengedrängt hat, mit denen er in seiner letzten Schrift das glückliche Heim eines Arztes preist.

206 **Maria Meyer-Schäfer** (geb. 1837).

207 **Friedrich Ernst** (1829-1911), Extraordinarius der inneren Medizin und chirurgischen Poliklinik an der Universität Zürich.

208 **Johann Kaspar Diener** (1822-1890), Dr. med., Arzt in Steg-Fischenthal, Bezirksschulpfleger, Präsident des Kreisgerichts.

209 **Mathilde Walder-Meyer** (1859-1940).

210 **Salomon ZurEich** (gest. 1864), Dr. med., Arzt in Dübendorf 1841-1860.

211 **Emil Rothpletz** (1824-1897), Oberstdivisionär, Ordinarius für Militärwissenschaften an der ETH in Zürich.

212 Das **Doktorhaus in Dübendorf** wurde ums Jahr 1839 durch den Dübendorfer Arzt Hans Conrad Gossweiler, Spross einer in Dübendorf ansässigen zünftischen Landschererdynastie, auf dem Areal einer Staatsdomäne von 2 Jucharten, erbaut. Nach dem Tode Gossweilers 1841 ging das Haus an Dr. Salomon ZurEich und damit brach auch die Reihe der Aerzte der Sippe Gossweiler jäh ab, da sich der einzige Sohn dem Handel zuwandte. ZurEich, ein Freund von Jagdwaffen, Hunden und Pferden, legte einen Garten an und erstellte eine Scheune. 1860 übernahm Meyer Haus und Praxis. Schon ein Jahr später musste im Doktorhaus eine zweite Dienstmagd angestellt werden, *was unter den Dorfbewohnern einiges Aufsehen erregte*, wie Meyer in einer kleinen Hauschronik festhielt. Erstaunen mag, dass das Doktorhaus sich selbst versorgte: ... *das zugehörige Land lieferte hinreichend Gemüse und Obst samt dem für ein Pferd nötigen Grasswuchs*. Später kam ein Hühnerstall hinzu.
Nach der Uebernahme der Praxis durch Ernst Meyer-Rollé diente das Haus noch bis 1907 als Doktorhaus, bis dieser ins neu erstellte Arzthaus an der Casinostrasse - heute Fliegerärztliches Institut - umzog. Im alten Doktorhaus, dem heutigen Stadthaus II, ist momentan die Finanzabteilung der Stadtverwaltung untergebracht.

213 **Kaspar Appenzeller** (1820-1901), Kaufmann, Seidenfabrikant. Er gründete 1857 eine Erziehungsanstalt für Mädchen in Wangen bei Dübendorf, später in Richterswil, Tagelswangen und eine solche für Jünglinge in Brüttisellen.

214 Die **Seidenspinnerei Anstalt** in Wangen war die erste Einrichtung, die Kaspar Appenzeller nach dem Basler Vorbild der Richter-Linderschen Anstalt ins Leben rief. Diese bot armen und verwahrlosten Mädchen zwischen 12 und 16 Jahren für Fabrikarbeit Kost und Logis. Ein angestellter Lehrer sorgte als Hausvater für ein familiäres Heimleben. Daneben hatten die 90 Zöglinge die

obligatorische Ergänzungsschule und den Religionsunterricht zu besuchen und sich mit allerlei Hausarbeit oder aushilfsweise in der angegliederten Landwirtschaft zu beschäftigen.

215 Das Fabrikareal **Neugut** in Wallisellen, ursprünglich 1837 als Schlosserwerkstätte erstellt, wurde zwei Jahre später in eine Seiden- und Baumwollzwirnerei umgebaut. 1851 übernahm Johann Kaspar Guggenbühl (1799-1862) die Liegenschaft als Miteigentümer. Gemäss seiner Statistik waren im Jahre 1855 105 Kinder und 210 Erwachsene angestellt. Diese sollen einen Lohn zwischen 60 Rappen und 3 Franken erhalten haben. Für die Bezahlung der Prämie einer etwas später ins Leben gerufenen Kranken- und Unterstützungskasse musste ein Arbeiter mit einem Tagesverdienst von 1 Franken jeweils 10 Rappen aufwenden, verdiente er mehr, stieg die Prämie auf 15 Rappen. Ein durch die Gemeindeverwaltung erstelltes Gutachten hält jedoch fest, dass Kindern mit einer täglichen Arbeitszeit von 13 Stunden manchmal auch nur 50 Rappen ausgezahlt und eine Mittagspause von nur 20 Minuten gewährt würde. Johann Jakob Guggenbühl-Häfeli (1824-1886) übernahm nach dem Tode seines Vaters die Leitung der grossen Fabrikanlagen und sorgte für deren ständigen Ausbau. Den Namen, welchen das Unternehmen heute noch trägt, erhielt es nach Guggenbühls Tod mit der Uebernahme durch dessen Schwiegersohn Fridolin Zwicky (1853-1941).

216 **Bernhard Schlatter** (1826-1905), Dr. med., Arzt in Wallisellen, Vater von Karl Schlatter (1864-1934), der als Extraordinarius den 1899 neu geschaffenen Lehrstuhl für Unfallmedizin besetzte und ein Jahr zuvor als erster eine totale Magenresektion ausgeführt hatte.

217 **Wilhelm Meyer-Lübke** (1861-1936). Schon die Briefe aus seiner Kindheit sollen durch erstaunliche Korrektheit und durch die ausgereifte Handschrift aufgefallen sein. Der Jüngling schrieb an seinen Vater und andere Verwandte lateinische und griechische Briefe. Neben der Ausbildung am Gymnasium in diesen beiden klassischen Sprachen und im Französischen nimmt er Unterricht in Spanisch, Englisch und bittet seinen Vater, sich auch Italienisch unterrichten lassen zu dürfen.

Nachdem dieser 22jährig an der Universität Zürich zum Dr. phil. promoviert hatte, entfaltete er eine rege sprachwissenschaftliche Tätigkeit, bearbeitete in Rom, Venedig und Florenz Handschriften und verschiedenste sprachwissenschaftliche Themen. Als 23jähriger erhielt er die Venia legendi der Universität Zürich. Dann zog es ihn an die Ecole des Hautes Etudes, wo Gaston Paris' Lehrstuhl und Seminarien zum Anziehungspunkt der französischen Romanistik geworden waren und hielt dort als dessen Stellvertreter Vorlesungen über Vulgärlatein. 1887 folgte er einem Ruf als Extraordinarius für vergleichende Sprachwissenschaft nach Jena, drei Jahre später wurde er Ordinarius für Romanische Philologie und 1906/07 Rektor der Universität Wien. Der genial sprachbegabte Gelehrte - Meyer-Lübke besass Kenntnisse in über zwanzig

Sprachen - wurde zum Anziehungspunkt einer ganzen Romanistengeneration. Während des ersten Weltkrieges wechselte Meyer-Lübke an die Universität Bonn, um den Lehrstuhl zu besetzen, den einst Friedrich Diez, der Begründer der romanischen Sprachwissenschaft, innegehabt hatte. Dort aber fand er ein ihn wenig befriedigendes Wirkungsfeld vor; er vollendete aber sein reiches literarisches Werk, welches sechs zum Teil mehrbändige Lehrbücher und unzählige Einzeluntersuchungen und Besprechungen umfasst.

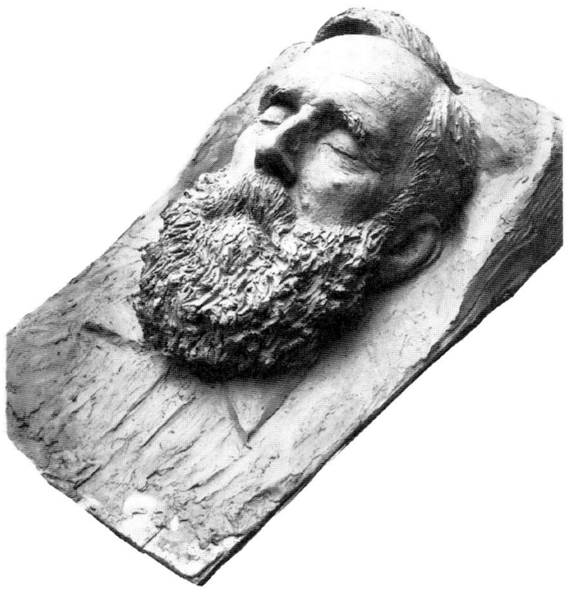

Abb. 43: Wilhelm Meyer-Lübke (1861-1936), im Totenbett modelliert. (Privatbesitz Zürich)

218 vgl. Kp. IV. 2. 3.

219 Im März 1861 erkrankten die 'Hausmutter' der Anstalt Wangen und deren Tochter an Typhus, worauf 25 Mädchen mit der Krankheit angesteckt wurden. Trotz Bekämpfung der als Nervenfieber (Typhus) erkannten Epidemie, starben in hausärztlicher Pflege zwei Patienten und vier der ins Spital nach Zürich verlegten Mädchen. Um kritische Stimmen in der Presse und Oeffentlichkeit zu entkräften und mögliche sanitarische Mängel aufzudecken, liess Caspar Appenzeller eine Kommission der gemeinnützigen Gesellschaft zur Untersuchung der Anstalt einsetzen, deren Bericht positiv ausfiel.

220 **Konrad Rahn-Escher** (1802-1881), Dr. med., Lehrer am Medizinisch-chirurgischen Institut und Mitglied des Grossen Rates, wo er sich für den Ausbau des Medizinal- und Sozialwesens einsetzte. Rahn war während des 'Züriputsches' von 1839 Vizepräsident des Zentralkomitees ("Glaubenskomitee"), welches sich konstituierte, um die Wahl des Theologen David Friedrich Strauss, Autor des umstrittenen Buches "Das Leben Jesu, kritisch bearbeitet", an die Theologische Fakultät der Zürcher Universität durch den Regierungsrat zu verhindern.

221 Mit dem Kauf der Kyburg durch den polnischen Emigranten **Graf Alexander Sobansky** (1799-1861) im Jahre 1835 war der Fortbestand des ehemaligen Zürcher Oberamtmannssitzes gesichert, hatte man doch vier Jahre zuvor gar von Abbruch gesprochen. Graf Sobansky bewohnte mit seiner Gattin die Burg bis zu seinem Tode. 1865 verkaufte die Witwe, inzwischen aufs Schloss Kefikon bei Frauenfeld umgezogen, die Schlossliegenschaft an den Winterthurer Kaufmann Mathäus Pfau.

222 **Conrad Reinert** (1826-1877), Redaktor des Solothurner Tagblattes, Gemeinderat.

223 **Johann Bernhard Hammer** (1822-1907), Oberinstruktor der schweizerischen Artillerie, Gesandter beim Norddeutschen Bund und bei den Süddeutschen Staaten, Kantons- und Nationalrat, 1875-1890 Bundesrat.

224 **Johann Ulrich Kürsteiner** (1840-1909), Dr. med., praktischer Arzt in Gais (Kanton Appenzell). Als Mitglied verschiedener Kommissionen und Behörden setzte er sich insbesondere für Sozialmedizin, medizinische Statistik und die Irrenfürsorge ein.

225 **Moritz Melchior v. Wyss-Meyer** (1827-1903), Dr. iur. h. c., Oberrichter, Präsident des Zürcher Handelsgerichtes, Förderer des musikalischen Kulturlebens in Zürich.

226 **Caspar Schuhmacher**, Gemeindepräsident von Dübendorf zwischen 1853 und 1865.

227 **Hermann Weber** (1835-1906), Vikar und Pfarrer in Dübendorf, Bözberg und an der Pfrundanstalt St.Jakob in Zürich. Paranoide Wahnvorstellungen trieben ihn als Einsiedler auf die Petersinsel auf dem Bielersee und auf die Ufenau im Zürichsee, bis er schliesslich in die Anstalt Mönchhof bei Kilchberg eingeliefert werden musste.

228 **Johann Konrad Hug** (1799-1867), Pfarrer in Buch und Dübendorf, Bezirksschulpfleger, Dekan. Er resignierte 1862.

229 **Friedrich Ludwig Keller** (1799-1860), Ordinarius für Privat- und Zivilprozessrecht an der Universität Zürich, Obergerichtspräsident. Als Mitglied der liberal-radikalen Partei nahm Keller während der Regenerationszeit (1830 bis 1839) grossen Einfluss auf Regierung und Amtsgeschäfte. Als er sich infolge des 'Züriputsches' 1839 aller seiner Aemter enthoben sah, emigrierte er nach Halle und später nach Berlin.

230 Gattin von **Johann Jakob Kägi** (1825-1904), Pfarrer in Maur.

231 **Ernst Meyer-Rollé** (1864-1917), Dr. med., Arzt in Dübendorf. Mitglied der Gesundheitskommission, der Primar- und Sekundarschulpflege, Präsident der Schulvorsteherschaft. Als Arzt betreute er das erste Schweizer Flugfest vom 22.-25. Oktober 1910 auf dem neu erstellten Flugplatz Dübendorf. 1907 bezog er mit der Familie sein neues stattliches Haus in der Nähe des Bahnhofes, das "Sonnenheim", das heute als Fliegerärztliches Institut dient. Durch Tuberkulose wurde er zu wiederholten Kuraufenthalten in Bad Weissenburg, Davos, Castagnola und Alt. St. Johann gezwungen. Schliesslich erlag er als Vater von drei Kindern 1917 seiner Krankheit.

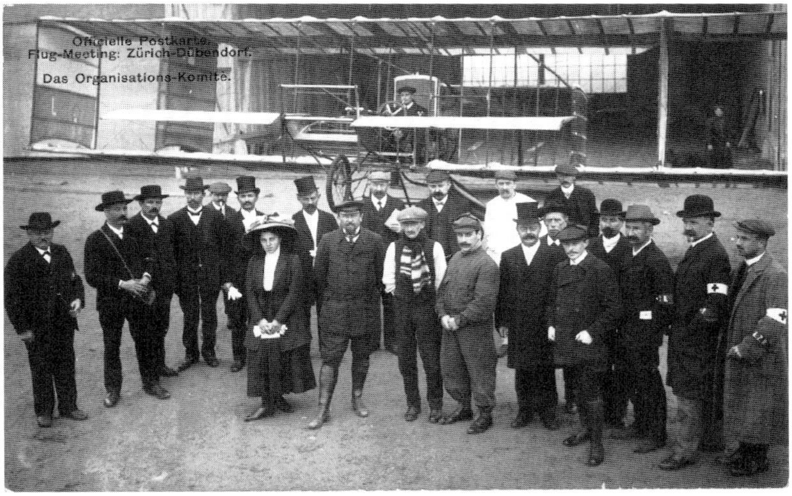

Abb. 44: Erstes Flugmeeting (1910) in Dübendorf. Mit der Binde gekennzeichnet der Arzt Ernst Meyer-Rollé und sein Assistent. (PA Meyer-Abplanalp)

232 Semmelweis' Lehre von der Kontaktübertragung des **Kindbettfiebers** war auch an der Gebäranstalt in Zürich folgenlos geblieben. Von 78 Wöchnerinnen, die 1860 an Puerperalfieber erkrankten, starben deren 20; bei zweihundert Frauen, die in diesem Jahr in der Anstalt entbunden wurden, also 10 Prozent. Dies war weit mehr als in den vorhergehenden Jahren unter der Leitung von Hans Konrad Spöndli und dessen Sohn Heinrich. Der Klinikdirektor Bernhard Breslau (1829-1866) führte im Jahresbericht die Ursache des Puerperal- und Milchfiebers, eine offenbar schon damals etwas aus dem Gebrauch gekommene Bezeichnung für einen weniger fulminanten Verlauf des Kindbettfiebers, auf

ungünstige atmosphärisch-meteorologische Verhältnisse und die unzweckmässige, schlecht belüftbare Bauart des Spitals zurück. Dadurch wurde, so Breslau, die ganze Anstalt mit *Miasma imprägniert.* Obwohl er sich als Gegner von Semmelweis' Infektionstheorie bekannte, räumte er ein, die Chlorwaschungen im folgenden Jahre versuchhalber einzuführen. Dass diese aber kaum sorgfältig und gewissenhaft gehandhabt wurden, ergibt sich aus einer wiederholten Zunahme an Puerperalfieber erkrankter Wöchnerinnen. In der Folge kam es zu öffentlichen Angriffen und zu Untersuchungen einer Kommission. Im Jahre 1863 wurden die Chlorwaschungen *erneut* eingeführt, als im Februar von 20 Entbundenen deren 14 erkrankten. Die Handhygiene führte durch unseriöse Anwendung nicht zum gewünschten Erfolg, so dass die Gebäranstalt für längere Zeit ihre Tore schliessen musste. Noch 1873, sechs Jahre nach Lister's Publikation der antiseptischen Lehre und 25 Jahre nach Semmelweis' Entdeckung, wurden die Krankensäle der Zürcher Geburtsklinik aufgrund der Annahme miasmatischer Ursache des Kindbettfiebers geräumt.
Wie aber sahen die Ergebnisse der Geburtshilfe in der Praxis eines Arztes ausserhalb der Klinik aus? Meyer-Frey gibt im Correspondenzblatt für Schweizer Aerzte (1899) Aufschluss über die Situation, wie sie sich während seiner langjährigen Tätigkeit als Landarzt darstellte. Dazu muss vorausgeschickt werden, dass damals die normal verlaufenden Geburten von der Hebamme ausgeführt und die Aerzte nur zu solchen, bei denen Komplikationen auftraten, gerufen wurden. Von 252 Entbindungen, die in seiner Praxis ausgeführt wurden, verstarben während der ersten hundert Geburten acht, bei den späteren 152 noch zwei Patientinnen. ... *die überwiegende Mehrzahl der Todesfälle fiel in die erste Periode meiner Berufsthätigkeit, wo weder die Grundsätze der Antiseptik, noch die Austreibung der Placenta durch äussern Handgriff mir geläufig waren.*
Wann Meyer-Frey die zeitliche Einordnung seiner 'zweiten Periode' - der Beginn der antiseptischen Aera - ansetzte, geht aus dem Artikel nicht hervor, ebenso wenig nennt er die Todesursachen. Infektion durch das Einführen der Hand zur Wendung, Entwicklung von Rumpfendlagen oder Loslösung der Plazenta konnte er jedoch bei keinem Fall ausschliessen.

233 **Adolf Erismann** (1842-1878), Dr. med., Arzt in Brestenberg und Zürich, erkrankte und starb wenige Jahre nach dem Staatsexamen an progressiver Paralyse (Lues).

234 Der Lehrer **Adam Brütsch** (gest. 1885) und seine Gattin leiteten als Hauseltern von 1864 bis 1884 die Anstalt Wangen. Der aus Bättenhard stammende Brütsch wirkte zuvor mehrere Jahre an der Taubstummenanstalt in Riehen.

235 Unter **Exutorien** (exuere, herausziehen) verstand man künstlich angelegte Geschwüre, die durch Einschnitte in die Haut, Einlegen von Haarseilen, Auftragen von Salben (Seidelbastextrakt, Brechweinsteinsalbe etc.) und Glüheisen erzielt wurden (Epispastica). Nach Most (1836) bestanden die primären

Wirkungen *in einem lebhaften Schmerze* und Fieber. Die eigentlich heilbringenden, sekundären und örtlichen Reaktionen äusserten sich durch ein eiterndes Geschwür, Schmerz, eine Schwellung der regionären Lymphknoten und konnten ... *sogar bisweilen, aber nur selten...* zu Phlegmonen und Furunkeln führen. Die Heilwirkung der *hinzugefügten Absonderungsorgane* erklärte man sich im Sinne der Humoralpatholgie durch die *Ableitung von etwas Krankhaftem nach aussen.* Angegangen wurden damit vornehmlich *rheumatische, neuralgische, catarrhalische, herpetische Affectionen.* Nach Eulenburg (1886) sollen einige *hervorragende* Praktiker eine *wesentliche therapeutische Wirksamkeit* der Epispastica in Abrede gestellt und Hebra darauf hingewiesen haben, dass dabei selbst letale Ausgänge vorgekommen seien. Trotzdem verwahrte man sich, *diesen Theil des therapeutischen Heilapparates als nutzlos zu verwerfen.* Den therapeutischen Effekt verstand man nun nicht mehr im Prinzip der hippokratischen Säfteableitung sondern in der Beeinflussung von Kreislauf- und Stoffwechselvorgängen.
Dass Hebra mit seinen Vorbehalten nur allzu recht gehabt hatte, zeigt das Beispiel Pfisters, der durch die Behandlung mit Exutorien beinahe einer Sepsis erlegen wäre.

236 Der durch das Bakterium Salmonella typhi hervorgerufene **Typhus abdominalis** beginnt mit Mattigkeit, Kopfschmerzen und geht mit kontinuierlichem Fieber über Wochen, Durchfall, Benommenheit, Milzschwellung und verschiedenen andern Komplikationen einher. Die Sterblichkeit der unbehandelten Krankheit beträgt 15 Prozent.

237 **August Käppeli** , Dr. med., Arzt in Sursee.

238 Das **Chinin** bzw. die **Chinarinde** (Cortex chinchonae) wurde in Peru gewonnen und bereits 1636 in Spanien als spezifisches Mittel erfolgreich gegen Malaria eingesetzt. Von E. H. Ackerknecht wird es deshalb als *erstes Spezifikum der Arzneigeschichte* bezeichnet. Als Antipyreticum universale wurde es allerdings auch bei andern fiebererzeugenden Krankheiten wie beim Typhus abdominalis oder der Tuberkulose angewandt. Chinin gehörte während der antipyretischen Welle in der zweiten Hälfte des 19. Jahrhunderts neben Kaltwasserbädern zu den Mitteln, die insbesondere Carl Liebermeister (1833-1901) in Basel gegen hohe Temperaturen beim Typhus untersuchte und benutzte, ohne jedoch die Ursache, den Erreger der Krankheit zu kennen. Manche Aerzte verwendeten das Chinin bei dem als Nervenfieber bezeichneten Typhus nicht einmal so sehr seiner fiebersenkenden Eigenschaften wegen, sondern eher als Stimulans für das Nervensystem. Die exzessive Bekämpfung des Fiebers beim Bauchtyphus verschwand allmählich und wich einer normalen Pflege der Patienten. Zwar brachte die Entdeckung des Erregers 1880 durch die Bakteriologen Georg Gaffky (1850-1918) und Karl-Joseph Eberth (1835-1926) Licht in die Zusammenhänge, doch dauerte es noch Jahrzehnte bis zur sicheren spezifischen Therapie der antibiotischen Aera.

239 **Jakob Heinrich Hottinger** (1815-1876), Zürcher Staatsschreiber zwischen 1839 und 1847. Er war der Gatte von **Auguste Louise Henriette Gräfin v. Waldersee** (geb. 1826) aus Potsdam. **Alfred v. Waldersee** (1832-1904) war preussischer Generalfeldmarschall, Militärattaché und ein Gegenspieler Bismarcks.

240 Zur Heilung von Wunden wie Schussverletzungen, Amputationsstümpfen, Gelenkresektionen und Wunden an Knochen und Gelenken, die besonders infektionsgefährdet erschienen, empfahl Bernhard v. Langenbeck ein **permanentes warmes Wasserbad**. Dabei wurde das verletzte Glied über Stunden oder Tage in eine Wanne oder einen Zinkkasten mit 27°C warmen Wasser gelegt. Je nach Lokalisation der Wunde musste die Methode angepasst werden. Schiebedeckel und Abflusshahn erlaubten den kontinuierlichen Wechsel des Wassers, dessen Wärme durch das in den Deckel eingelassene Thermometer kontrolliert werden konnte. Eine Kautschukmanschette verhinderte Verdunstung und sorgte für einen wasserdichten Abschluss des Systems.
Langenbeck beobachtete bei diesem Verfahren eine eindeutige Verminderung der Wundschmerzen, eine Abnahme von Wundfieber bzw. Schüttelfrösten und eine Förderung des Heilungsprozesses. Trotz aller Unvollkommenheit stellte diese Methode einen grossen Fortschritt in der Geschichte der Wundbehandlung dar und gehörte zu den wirksamen Vorläufern der Antiseptik.

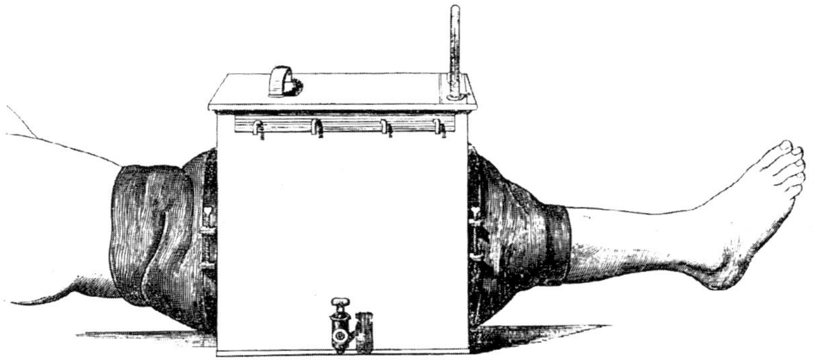

Abb. 45: Langenbeck'sches Wasserbad.
(Aus: Deutsche Klinik, Berlin, 1855, Nr. 37, S. 411.)

241 Ihr erstes Opfer forderte die **Choleraepidemie von 1867** in Zürich mit dem 18 Monate alten Sohn des Malers Müller im Niederdorf, der von seinen Eltern auf ärztlichen Rat aus Rom nach Zürich gebracht wurde und darauf verstarb. Die Seuche erfasste nach dem "Bericht über die Choleraepidemie des Jahres 1867 im Kanton Zürich" von Bezirksarzt Zehnder 765 Personen. Die allgemeine

Mortalität betrug 65, 9 Prozent und stieg bei Kleinkindern und betagten Patienten auf über 80 Prozent. Verschiedene Erlasse der kantonalen Cholerakommission suchten die Ausbreitung einzudämmen. Zu den Aufgaben des Arztes gehörte die Anzeige der Erkrankten beim Bezirksarzt und der Gemeindepolizei bzw. Cholerakommission. Ebenso hatte er für die Absonderung der Kranken und die Absperrung der Häuser für mindestens neun Tage zu sorgen. Nur Personen, die zur Pflege des Patienten notwendig waren, wurde der Zutritt erlaubt, jeder unnötige Verkehr hatte zu unterbleiben. Dass diese Verhaltensregeln von der Bevölkerung wohl kaum in Frage gestellt wurden, zeigt eine Stelle aus den Lebenserinnerungen des Bezirksarztes von Uster, Otto Werdmüller, mit dem Wilhelm Meyer-Frey eng befreundet war: *Merkwürdig war, wie man uns Aerzte an vielen Orten fürchtete; so liess man uns von Mönchaltdorf berichten, ich möchte doch nicht hinkommen, da ich die Krankheit einschleppen könnte. Nun fuhren Freund Gaggi* (Anm. gemeint ist Dr. med. Albert Werdmüller in Uster) *und ich extra hin und liessen uns einen Kaffee geben, der uns unter Zittern und Zagen zwar gebracht wurde, aber nach unserer Abreise wurde das ganze Haus von unten bis oben durchräuchert.* Der Bezirksarzt Diener soll hingegen etwas vorsichtiger gewesen sein und mit seinen Cholerapatienten nur noch über eine Leiter verkehrt haben, die er unter den jeweiligen Zimmern anstellte.

Auch die Bestattung der Leichen folgte strengen Gesetzen. So war die Beerdigung spätestens 48 Stunden nach dem Tode vorzunehmen; dabei wurden die Bewohner des Hauses, in dem sich der Verstorbene befunden hatte, zum Geleit nicht zugelassen.

242 **Friedrich W. Hertenstein** (1825-1888), Forstmeister, Bezirksrichter, Oberst der Artillerie. Er hatte einen Sitz im National- und Ständerat und amtete zwischen 1879 und 1888 als Bundesrat.

243 **Walo von Greyerz** (1815-1904), Förster, Gründer der aargauischen Waldbauschule, Artillerieoberst.

244 Die **Molken- und Kaltwasserheilanstalt Schönbrunn** (Kt. Zug), 1859 gegründet, bot den Kurgästen in 40 geräumigen Gastzimmern, Salons, einem grossen Speisesaal mit anstossendem Rauch- und Conversationszimmer und 9 Badekabinetten Platz. Das Klima wurde als *mild und gleichmässig, wenn auch etwas feucht* beschrieben. Neben guter Kuh- und Ziegenmilch wurden auch Heilgymnastik, ein Wellbad und die schöne Aussicht auf Pilatus, Rigi, die Urneralpen, die Jura- und Albisketten angepriesen. (Conrad Meyer-Ahrens, "Die Heilquellen der Schweiz".)

245 **Johann Ludwig Diener** (gest. 1869), Dr. med., Arzt in Esslingen, Bezirksarzt.

246 **Hans Conrad Albert Werdmüller** (1828-1882), Dr. med., Arzt in Uster, lebte später in Genf und Neuchâtel.

247 **Hans Heinrich Hirzel-Schinz** (1806-1884), Dr. med., Sekretär der Medizinaldirektion, Arzt der Pfrundanstalt und Armenarzt der Stadt Zürich.

248 **Hans Herzog** (1819-1874), General der schweizerischen Armee während des Deutsch-Französischen Krieges 1870/71.

249 **Arnold Bantli**, Gemeindepräsident von Dübendorf zwischen 1865 und 1872.

250 Kurz vor Ausreise der rund 11'000 im Kanton Zürich internierten Soldaten der Bourbakiarmee kam es im März 1871 aufgrund der Siegesfeier der reichsdeutschen Kolonie in der **Tonhalle** zu Protesten und Ausschreitungen. Da das polizeiliche Aufgebot der Bewegung nicht mehr Herr wurde, erbat die Regierung, einen Umsturz fürchtend, eidgenössische Hilfe. Durch das Einrücken der eidgenössischen Truppen legten sich die Wellen, bevor es zu weiteren Auseinandersetzungen kam. Ein - freilich sehr subjektives - Bild der Ereignisse zeichnet .Wilhelm Meyer-Ott in einem Brief an seinen Sohn in Dübendorf.

Sonntag 12. März 1871

Mein Lieber

Meine Hoffnung heute bei schönem Wetter Dich zu besuchen, ist durch die eingetretene politische Unruhe vereitelt worden. Ich theile Dir hier nur mit was Du vielleicht noch nicht durch die Zeitung vernommen hast. Gestern sind drei Herren von Winterthur, Rieter oder Sulzer?, Brunner & Büeler hergekommen, welche grosse Furcht im Leibe hatten & berichteten, alle Fabrikarbeiter im Tössthal wollen am Sonntag (also heute) bewaffnet auf Zürich ziehen um "zu theilen".

Anderseits erhielt die hiesige Regierung vom Bundesrath - wie es heisst eine ernste Mahnung zu energischem Handeln. Und gestern Abends kam von Bern die Anzeige es seien 2 (nach andern 4) Bataillons & 2 Batterien auf dem Wege, um in Zürich die Ordnung zu erhalten & Oberst Ed. Salis werde das Commando führen. Vielleicht hatte der Bundesrath bereits vernommen, dass gedruckte Zettel in unserem Canton (z. B. in Neumünster) mit der Aufforderung zum Krieg gegen die Besitzenden ausgetheilt werden.

In diesem Augenblick erhalte ich Deine Zeilen & hoffe es werde die Sache bei euch herum ruhig ablaufen. Denn wenn das Gesindel vernimmt, dass Artillerie sie erwartet, so nimmt der Eifer ab. Gestern Abend war ich wie gewohnt auf dem Baugarten. Es ging das (seitdem als falsch sich erzeigte) Gerücht um, die Verhafteten seien freigelassen. Auf dem Rückweg fand ich die Münsterbrücke durch Militär abgesperrt & musste den Umweg über die untere nehmen. Auf dem Rathausplatz war ein weiter Raum vom Militär freigehalten & ich wurde wieder zurückgewiesen & musste die Marktgasse hinauf & über Dorf den Heimweg suchen. Schulthess war in der Kaserne, um den Befehl über die Freiwilligen zu führen, deren aber wegen verspäteter Anzeige nur 24 zusammen kamen. Die Masse, die ich auf dem Rathhausplatz gesehen, war sehr gemischt, aus einer Ecke her erschallte das Hohngeschrei das am Donnerstag auch von diesem Gesindel ausgestossen worden war. Doch kam es in dieser Nacht auf diesem Punkte zu nichts weiterm als dass ein

Wehrstein umgedrückt wurde. In Stadelhofen war alles ruhig. Ein Geschwätz & Gelächter das ich in der Nacht vernahm war dasjenige einer... Militärpatrouille von 8-10 Mann, welcher der Ruf: ruhig! des Führers wenig imponirte. Von Schüssen hörte man bei uns nichts. Es ist aber wieder ein Angriff auf den Posten beim Zuchthaus erfolgt, der sich diesmal aber nicht genirte & Feuer gab. Vom Gesindel sollen 2 todt geblieben & etliche verwundet sein (unter diesen ein französischer soi-disant Offizier). Man verwundert sich, dass die französ. Offiziere keinen öffentlichen Laut der Missbilligung des nichtswürdigen Benehmens derjenigen in der Tonhalle haben vernehmen lassen.

In der Tonhalle war auch Henri (Oberrichter), welchem Adolf Gujer eine Karte gegeben hatte & von der er nur aus Artigkeit & um nicht für Feige zu gelten Gebrauch machte. Als ihm aber ein grosser Stein hart am Leib hinabfuhr, so begab er sich auf den Rückzug. Fräulein Wesendonk ist, wenn ich recht verstanden, auf der Strasse von einem Stein den man ihr nachwarf, leicht geschürft worden.

Die Truppen haben sich am Donnerstag anfänglich miserabel benommen. Auch dem Anführer wurde Mangel an Energie vorgeworfen, die er aber am Freitag und gestern zur Zufriedenheit kundgegeben. Die gestern eingerückten Scharfschützen & Dragoner zeigten eine entschieden gute Gesinnung. Heute Abends soll nun der Hauptakt erfolgen. Wenn aber inzwischen wirklich eidgen. Militär mit Artillerie einrückt & das Oberkommando einige Energie besitzt, so wird es kaum zu etwas ernstlichem kommen. Sonst ist allerdings der ganze Handel eine böse Sache & kann für das gesammte Vaterland von den bedenklichsten Folgen sein. Daher auch das entschiedene Auftreten des Bundesrathes ganz am Platze ist.

Ich muss schliessen, um an der Pfarrerwahl für das Grossmünster Theil zu nehmen. Sobald wieder Ruhe im Lande ist, werde ich Dich besuchen. Sei inzwischen mit den lieben Deinigen herzlich gegrüsst von Vater.

251 **Konrad Bürkli** (1827-1893), Kaufmann.

252 **Friedrich Karl August Zinn** (1825-1897), Dr. med. Nach der gescheiterten Revolution von 1848 flüchtete der aus Bayern stammende Forstbeamte nach Zürich, wo er Medizin studierte. Seine Assistentenzeit verbrachte er an der Irrenanstalt und dem Spital in Zürich. 1864-1872 war Zinn Direktor der Anstalt St. Pirminsberg (Kanton St.Gallen). Nach Deutschland zurückgekehrt, setzte er sich als Mitglied des deutschen Reichstages für Reformen des Medizinalwesens ein und betätigte sich in der brandenburgischen Landesirrenanstalt zu Eberswalde.

253 s. Anm. 27.

254 **Wilhelm Matthias Näff** (1802-1881), Dr. iur., Politiker. Er spielte im Sonderbundskrieg und der nachfolgenden Bildung des Bundesstaates eine herausragende Rolle. Bundesrat zwischen 1848 und 1875.

255 **Johann Christoph Kunkler** (1813-1898), Architekt, Erbauer des Bürgerspitals, des Theaters und des alten Museums in St. Gallen.

256 Der Pariser Arzt Philippe Pinel (1745-1826) setzte sich energisch für die Befreiung der Geisteskranken von den Ketten ein. Wenig später postulierte der englische Psychiater John Conolly (1794-1866) mit dem **No Restraint System**, dass die damals allgemein gebräuchlichen und teilweise drastischen Massnahmen wie Zwangsjacken, Kaltwasserbäder, Nahrungsentzug, etc. zur Beruhigung Geisteskranker nicht geeignet seien, sondern diese im Gegenteil noch erregten.
In Zürich wurden die ersten Vorlesungen über Geisteskrankheiten erst im Wintersemester 1862/63 gelesen und verhalfen damit der klinischen Psychiatrie allmählich zu einer medizinischen Grundlage und zu einer eigentlichen ärztlichen Therapie.

257 Zum **Badekurort Mönchaltdorf** folgendes aus Meyer-Ahrens "Die Heilquellen der Schweiz": *Im Ganzen könne 50-60 Personen in der Anstalt Unterkommen finden und sie darf ruhig auch Personen aus den höheren Ständen empfohlen werden, denen das Landleben in einem Dorfe, das doch auch viele Unterhaltung darbietet, zusagt.* Das 25°-27,5°C warme Schwefelwasser mit dem etwas *tintenhaften* Geschmack wurde in die verschiedenen Badezimmer des Gasthof Löwen geleitet, der *zur Unterhaltung der Kurgäste auch ein Piano* besessen hat. Zur Trinkkur wurden 3 bis 6 Schoppen Wasser täglich verschrieben. Als Initiant und langjähriger Badearzt wirkte Meyers Freund Otto Werdmüller von Uster.

258 **Salomon Konrad Wirz** (1836-1883), Lehrer an der Deutschen Schule und Prediger der deutschen Gesandtschaft in Rom, Pfarrer in Wildberg und Dübendorf.

259 **Heinrich Breitinger** (1801-1878), Pfarrer in Ellikon und Fehraltdorf, Kirchenrat und Dekan.

260 **Katarrhalisches Fieber** (febris catarrhalis) trat nach Most (1836) hauptsächlich im Frühling und Herbst auf, verlief als *Reizfieber in gelinderem oder stärkeren Rahmen* und ging von *vorhergegangener Erhitzung, Erkältung und plötzlichem Witterungswechsel* aus. Zur Behandlung der - in der heute gängigen Nomenklatur als Grippe bezeichneten - Krankheit empfahl Most gewöhnliche Fieberdiät, kühlende Fiebergetränke und eine gelinde innerliche Therapie.

261 **Pleuritis**, Brustfellentzündung, - **Lungenfibrose**, Lungenschrumpfung - **Emphysem**, Lungenüberblähung.

262 **Friedrich (Fritz) Meyer** (1856-1914), Ingenieur, Sohn von Pfarrer Friedrich Meyer-Burkhard. Der Sekretär von C. F. Meyer während dessen Kilchberger Jahren war Dr. Fritz Meyer (*1847), ein Sohn des Kunstmalers Friedrich Meyer-Schulthess'.

263 Ueber den **Tod von Wilhelm Meyer-Ott** schreibt C. F. Meyer im Brief vom

13. März 1877 an seine Schwester Betsy: *Den Tod des lieben Onkels hast Du vernommen. Ich habe ihn, vor etwa vierzehn Tagen, noch einmal, fast gewaltsam, gesehen, indem ich gegen die Vorstellungen der Tante und Nannys zu ihm eindrang. Er war sehr lieb, fast stimmlos, mit langen aufgesträubten Haaren. Das Begräbnis fiel mit einem Essen der Böcke auf dem Schneggen zusammen und war recht bescheiden, sowie die paar Nekrologe in den Zeitungen. Ich war geladen und wohnte natürlich bei, trotz der schlechten Witterung (Schneewirbel).*

264 **Jakob Weber**, Gemeindepräsident von Dübendorf zwischen 1874 und 1891.

265 Die von der Académie de Médecine schon 1835 als wirkungslos verurteilte **Homöopathie**, das Therapieprinzip des *similia similibus curantur*, (Aehnliches wird durch Aehnliches geheilt) von Samuel Hahnemann (1755-1843), war eine von zahllosen Strömungen, die nach dem allmählichen Untergang der zweijahrtausend alten Säftepathologie aufkam, freilich eine Strömung, die den Sprung ins 20. Jahrhundert überleben und sich bei Patienten, Pfarrern, Aerzten, ja selbst bei Königen (Georg V. von Hannover) einer geradezu fanatischen Beliebtheit erfreuen sollte. Zumindest hatte die Therapierung durch Heilmittel höchster Verdünnung den Vorzug, dass der Kranke von den herkömmlichen Aderlässen, Purgationen und Brechmitteln verschont blieb, deren Anwendung doch auf ähnlich empirisch-theoretischen Grundsätzen beruhte.

266 **Heinrich Breitinger** (1832-1889), Ordinarius für Romanistik an der Universität Zürich

267 **Ernst Emil Walder-Meyer** (1851-1935), Dr. phil., Rektor der Thurgauischen Kantonsschule in Frauenfeld, Lehrer an der Kantonsschule Zürich (1886-1922), Alpinist.

268 **Paul Meyer-Wyss** (geb.1857), Dr. phil., Gymnasiallehrer und Rektor des städtischen Gymnasiums in Bern. Er vermählte sich an erwähntem Datum mit Alice Wyss (*1861).

269 **Emma Sophie Walder** (1885-1960), Lehrerin in Schwamendingen.

270 **Diethelm Meyer-Largiadèr** (1860-1938), Pfarrer in Dinhard und Weinfelden, Dekan.

271 Das Wort "**antiseptisch**" fand erstmals 1751 durch den britischen Militärarzt Sir John Pringle (1707-1782) schriftliche Erwähnung, die eigentliche Geschichte der Antisepsis bzw. ihrer Vorläufer geht jedoch weit ins Altertum zurück. Als **Joseph Lister** (1827-1912) sein "antiseptisches Prinzip" 1867 erstmals im "Lancet" publizierte, nachdem er die Methode während zweier Jahre erforscht und entwickelt hatte, sah die Situation in vielen Krankenhäusern Europas mehr als betrüblich aus. Der Hospitalismus, der Wundbrand wütete und raffte gut die Hälfte der Operierten hinweg. Im Kantonsspital Zürich starben während den Jahren unter Theodor Billroth 1860 bis 1867 bei Oberschenkelamputationen 86 Prozent, nach Unterschenkelamputationen 58 Prozent und Mammaexstirpationen 34 Prozent der Patienten an Erysipel, Pyämie und Septikämie.

Listers antiseptische Wundbehandlung, welche auf den neuen bakteriologischen Erkenntnissen Louis Pasteurs (1822-1895) fusste, zielte auf die Fernhaltung krankmachender Keime von Wunden und Verletzungen. Zur Desinfektion von Händen, Instrumenten, Wunden, Nahtmaterial und Verbänden empfahl Lister Karbolsäure in verschiedenen Konzentrationen und komplizierten Anwendungsformen. In den Krankensälen hatte peinliche Sauberkeit zu herrschen. Das Operationsgebiet wurde mit einem Karbolspray besprüht, den ein Assistent bediente . Die dadurch erzielten Erfolge waren riesig - der Hospitalbrand verschwand fast gänzlich von den Betten frischoperierter Patienten - doch blieb das Verfahren nicht unbestritten und konnte sich in England und Frankreich nur zögernd durchsetzen. Selbst Billroth liess sich erst 1877 durch einen Assistenten, den er zur Ausbildung nach Edinburgh geschickt hatte, von Listers Verfahren überzeugen. Ungeachtet dessen wurde die Lehre im deutschsprachigen Raum günstiger aufgenommen, und Chirurgen wie Karl Thiersch (1822-1895) aus Leipzig und Richard von Volkmann (1830-1889) in Halle setzten sich für ihre Einführung ein. Johann Nepomuk Nussbaum (1829-1890) verfasste einen "Leitfaden zur antiseptischen Wundbehandlung" und trug damit zu deren Verbreitung auch ausserhalb der grossen städtischen Kliniken bei. Dass sich das Unterfangen eines Landarztes, sich in die Antiseptik einzuarbeiten, schwierig gestalten konnte, ist verständlich, da die Methode durch Lister selbst ständig verbessert und verändert wurde und sogar Billroth gestehen musste: *Jedenfalls ist mir noch nie im Leben eine Aufgabe so schwierig vorgekommen, als die richtige Handhabung und Beurtheilung der antiseptischen Wundbehandlung mit Occlusionsverbänden.*
Zwischen 1875 und 1885 folgte eine Zeit, in der man sich bemühte, die Methode zu vervollkommnen, nach neuen Desinfektionsmitteln suchte, und erkannte, dass der ungeliebte Spray weggelassen werden konnte (1880). Die Entwicklung ging Hand in Hand mit einem stürmischen Aufschwung der Bakteriologie. Die Antiseptik wurde schliesslich fliessend von der hauptsächlich durch Ernst von Bergmann (1836-1907) begründeten Aseptik abgelöst, bei welcher zur Desinfektion des chirurgischen Besteckes und Verbandmaterials die Dampfsterilisation eingesetzt wurde.

272 **Conrad Ferdinand Meyer** (1825-1898), Dr. phil. h. c., Dichter.
Zwei Briefe von Conrad Ferdinand und Betsy Meyer sollen an dieser Stelle exemplarisch die Beziehung zwischen dem Geschwisterpaare und ihren nächsten Verwandten dokumentieren.

Freitag, 1. Oktober, 1875
Seehof, Meilen

Meine liebe Tante

Gestern hörte ich auf dem Dampfschiff von Lina Meyer, man erwarte Euch erst auf 5. Uhr abends zurück. Das hielt mich ab, Dir einen sonst längst beabsichtigten Besuch zu machen, denn gerade um 5 Uhr mussten wir unserseits in der Stadt wieder zu Schiffe steigen. -

Auch hätte ich Dich nicht gleich nach der Ankunft aus Deinem ländlichen Zufluchtsort belagern mögen - und zwar - erschrick nicht! - mit einer wichtigen Bitte.

Nächsten Dienstag also ist der grosse Tag! Da haben wir uns schon lange besonnen, wie es zu machen wäre, dass die Hochzeitkutsche, um Conrad abzuholen, nicht nach Meilen fahren müsse.

Der Schluss unseres Nachdenkens war zuletzt der, am Morgen uns von hier privatim zu guter Zeit in die Stadt fahren zu lassen, und den lieben Onkel und Dich zu bitten, ob wir nicht bei Euch in Stadelhofen etwa eine halbe Stunde oder dreiviertel Stunden bevor man vom Pelikan aus abgeholt wird, absteigen dürften! - Vielleicht wäre die liebe Nanny dann so gut, noch einen schnellen Blick auf unsre - sehr einfache - durch den langen Weg aber vielleicht etwas derangirte Toilette zu werfen.

Auch würde Conrad von Euch aus sehr gern durch einen Dienstmann seinen Reisekoffer gleich auf den Bahnhof schicken. Es scheint, man kann dort dem Portier solches Gepäck gegen Empfangschein schon lange vor der Abreise in Verwahrung geben.

Nicht wahr, liebste Tante, das sind etwas unbequeme, störende Zumuthungen, die wir an Euch zu stellen wagen?

- Aber ich weiss ja, wie gut Ihr immer gegen uns wart und seid, und es wäre uns beiden so sehr lieb und "heimlich", wenn Conrad von <u>Euch aus,</u> - vom grossväterlichen Hause aus, in den Pelikan fahren könnte. -

Ich hoffe zuverlässig, Dich vor der Hochzeit noch einmal sehen zu können, allein ich wollte nicht länger zögern Dir unsre unbescheidene Bitte vorzutragen, wenn auch schrftlich damit, wenn irgend ein Hindernis diesem Gedanken entgegenstünde, wir die Sache noch anders einrichten könnten. -

Hoffentlich hat Dich die zweite kühlere Abtheilung Deines Luftkürchens recht gestärkt und Dir wohl gethan, liebste Tante!

Deine dankbare
Betsy M.

Kilchberg, Jahresende 1881.

Unserm verehrten Familienhaupte, Ihnen, l. Tante wünsche ich und meine Frau schliesst sich meinen guten Wünschen in herzl. Gesinnung an - bei dieser Jahreswende, deren Sie noch manche erleben mögen: alles was ein segensreiches Alter beglücken und verlängern kann!

Da Sie die Ihrigen in diesen Tagen um sich versammeln werden, bitten wir, unsern l. Basen und Vettern uns als treue Verwandte in Erinnerung bringen und das junge Geschlecht insgesamt von uns grüssen zu wollen.

Die l. Nanny, auch von meiner Frau, noch insbesondere grüssend.

Ihr ehrerbietig ergebener
C. F. Meyer-Ziegler

273 **Mathilde Ulrich-Schulthess** (1864-1929)

274 **Paul Ulrich-Schulthess** (1856-1935), Architekt, Oberst, Präsident der Zürcher Kunstgesellschaft und des Schweizerischen Kunstvereins.

275 **Anna Largiadèr** (geb. 1860)

276 Edmund Landolt, "Dr. J. F. Horner, Ein Lebensbild, geschrieben von ihm selbst, ergänzt von Dr. Edmund Landolt", Zürich, 1887.
Theodor Baenziger j., "Professor Friedrich Horner, ein Lebensbild", Seperat-Abdruck aus dem Feuilleton der "Neuen Zürcher Zeitung", 1887, Nr. 89, 90, 91 und 93.

277 **Hermann Eichhorst** (1849-1921), Extraordinarius für Hautkrankheiten, Syphilis und Kinderkrankheiten in Jena; später wurde er an die Poliklinik in Göttingen berufen. Während den Jahren 1884-1921 war er Ordinarius für medizinische Klinik in Zürich.

278 **Anna Schuster** war die Tochter von Dekan **Karl Ludwig Schuster** (1813-1885), welcher als Pfarrer in Weisslingen und Hombrechtikon gewirkt hatte.

279 **Emma Hermine Meyer-Lübke** (1869-1936),

280 **Eduard Schuster**, Pfarrer in Affeltrangen und Stettfurt, von 1909 bis 1928 Seminardirektor in Kreuzlingen.

281 **Adolf Kägi** (1849-1923), Ordinarius für indogermanische Sprachvergleichung, klassische Philologie und Sanskrit an der Universität Zürich.

282 **Hermann Eidenbenz** (*1834), Kaufmann, Rämistrasse 6.

283 **Otto v. Guerike** (1602-1686), Ratsherr und Bürgermeister von Magdeburg, Naturwissenschafter. Beim Reichstag zu Regensburg 1654 führte er dem Kaiser und den Reichsfürsten sein berühmtes Experiment mit den "Magdeburgern Halbkugeln" vor.

284 **Dorothea Elisabeth Lübke** geb. Hermes, Gattin von **Johann Andreas Lübke**.

285 **Georges Boulanger** (1837-1891). Der französische General erhitzte die Gemüter der Franzosen und Deutschen, weil er sich für einen Revancheakt gegen Deutschland stark machte. Nach seiner Entfernung aus der Armee polemisierte er heftig gegen die Regierung, wobei er durch die 'Boulangisten' und Monarchisten unterstützt wurde. Aufgeflogene Staatsstreichpläne bewogen ihn schliesslich 1889 zur Flucht nach Brüssel.

286 **Sir Morell Mackenzie** (1837-1892), englischer Spezialist für Halskrankheiten, spielte in der Tragödie um die Krankheit des Kronprinzen Friedrich Wilhelm, dem Hoffnungsträger der liberalen Strömung in Deutschland, eine Hauptrolle. Dieser litt seit einiger Zeit an einer, von seinem Leibarzt Wegener während zwei Monaten erfolglos behandelten, Heiserkeit. Die erste Spiegelung, die schliesslich der zugezogene Berliner Laryngologe Gerhardt am 3. März 1887 vornahm, ergab eine polypöse Verdickung des linken Stimmbandes. Als am 18. Mai die richtige Diagnose eines Kehlkopfkarzinoms gestellt wurde, schlug Ernst v. Bergmann eine Operation des Tumores, eine Laryngofissur, vor. Diese wurde von verschiedenen Seiten, darunter auch Bismarck, abgelehnt. Stattdessen gelangte man an den Engländer Morell Mackenzie, einen Gegner der Kehlkopfoperation. Dieser führte zunächst verschiedene Probeexzisionen durch, deren Qualität allerdings etwas zweifelhaft war und den (liberalen) Pathologen Virchow zu einer günstigen, nicht malignen Diagnose bewogen. Mackenzie, von einer konservativen Therapie fest überzeugt, forderte eine Klimaveränderung und schickte den Kronprinzen nach London, von dort nach Schottland, darauf ins Tirol und schliesslich nach Venedig. Der Tumor hingegen wuchs beständig. Der greise Kaiser sandte seinen Enkel Wilhelm zu dessen Vater, der seit dem 3. November in San Remo weilte, um Klarheit zu schaffen, da nun Sir Morell seine Diagnose etwas revidiert hatte. Nun wurde der Wiener Laryngologe von Schrötter zugezogen, der sich der Bergmann'schen Diagnose anschloss und zur sofortigen Operation, einer Totalexstirpation des Kehlkopfes, riet. Der Kronprinz und seine Gattin Victoria lehnten ab. Nachdem deutsche Aerzte vor der Gefahr des Erstickens gewarnt hatten, beauftragte Kaiser Wilhelm Ernst v. Bergmann bei seinem Sohn die empfohlene Tracheotomie vorzunehmen. Dessen Assistent Bramann musste - während seiner fast drei monatigen Anwesenheit in San Remo war ihm jede Behandlung untersagt - am 9. Februar den Eingriff notfallmässig durchführen. Noch immer zweifelte Mackenzie an der histologischen Tumordiagnose, bis schliesslich Kussmaul und Waldeyer den Befund sicherten. Nach dem Tode seines Vaters nunmehr Kaiser des Deutschen Reiches, musste der schwerkranke Friedrich III. aus staatspolitischen Gründen, nach Berlin zurückkehren. Noch folgten einige unschöne Episoden des Zwistes zwischen den englischen und deutschen

Aerzten, bis Friedrich III. am 15. Juni 1888 nach 99 Tagen Regierungszeit seiner Krankheit erlag.

287 Von Christoph Wilhelm Hufeland (1762-1836), königlich-preussischer Leibarzt und Professor an der Universiät Berlin, wurde das **Opium** neben dem Aderlass und Brechmittel als eines der drei heilkräftigen 'Heroica' gepriesen. Die Indikationen sah er in den verschiedensten Leiden, warnte aber auch vor "Verwöhnung", der Opiumsucht. Wegen seiner schmerzlindernden, beruhigenden und erhebendenWirkung würdigte er das Opium als palliatives Mittel. Der bedeutende deutsche Internist Friedrich Müller (1858-1941) therapierte hartnäckigen Husten bei krupöser Pneumonie mit kleinen Gaben von Morphium oder Opium.

Wilhelm Meyer umschreibt Indikation und Wirkung der Schmerztherapie folgendermassen (1905): *Da wird vielleicht durch Entzündung oder Verletzung eines Knochens an unzulänglicher Stelle ein Nerv eingeklemmt, wovon Schmerzen die Folge sind, die man eben nur mit betäubenden, narkotischen Mitteln beschwichtigen kann. Da aber das Uebel selbst dadurch nicht beseitigt wird und man sich an die Mittel gewöhnt, so müssen diese in immer grösseren Gaben angewendet werden, bis daraus eine chronische Vergiftung erfolgt ...*

288 **Paul Heinrich Pfenninger-Guadagnino** (1858-1898), Kaufmann in Mailand.

289 **Heinrich Cramer-Alewyn** (1829-1900), Kaufmann in Mailand, Schweizer Konsul. Er war der Bruder von Eleonorenstiftungsgründer Conrad Cramer-Mylius.

290 **Camillo Cavour** (1810-1861), als grosser italienischer Staatsmann machte er sich um die Einigung und Unabhängigkeit Italiens verdient.

291 **Maximillian I. von Habsburg** (1459-1519), Kaiser des Heiligen Römischen Reiches Deutscher Nationen.

292 **Andreas Hofer** (1767-1810), Tiroler Freiheitskämpfer.

293 **Philippine Welser** (1527-1580), Gattin des Erzherzogs Ferdinand (1529-1595), der wegen dieser "Mesalliance" - sie stammte aus einem Patriziergeschlecht - die Ehe geheimhalten und auf das Erbfolgerecht seiner Nachkommen verzichten musste.

294 **Johann Georg Oberteufer** (1750-1819), praktischer Arzt in Herisau.

295 J. U. Kürsteiner, "**Dr. J. Georg Oberteufer** als Glied einer appenzellischen Aerztefamilie vor 100 Jahren", Frauenfeld, 1891.

296 **August Walder** (1864-1912), Dr. med., Arzt in Bruggen, Kirchenratspräsident.

297 **Theodor Heinrich Guyer** (1836-1913).

298 **Wilhelm Odermatt-Mariotti** (1854-1936), Dr. med., Arzt in Stans, Rapperswil und Zürich, Präsident der ärztlichen Gesellschaft des Zürcher Oberlandes.

299 **Adolf Odermatt-Hottinger** (1828-1893), Dr. med., Arzt in Stans und Beckenried, Gerichtsarzt, Mitglied des Sanitäts- und Landrates, 1891/92 Kurarzt in Wiesen und Sewies.

300 Wilhelm Meyer, "**Das Doktorhaus in Dübendorf**", Zürich, 1893.

301 **Anna Pestalozzi-Schulthess** (1866-1950).

302 **Hermann Pestalozzi** (1854-1916), Dr. iur., Bankier, Quästor des Krankenasyls Neumünster, Mitglied der Hülfsgesellschaft.

303 **Heinrich Gossweiler-Bantli** (1855-1926), Kaufmann und Landwirt, Gemeindepräsident von Dübendorf (1891-1904), Mitglied der Bezirksschulpflege, Präsident der Genossenschaft Wasserversorgung, gehörte auch dem Gründerkommitee des Flugplatzes Dübendorf an.

304 **Ermenegildo Bonaldi** (1855-1917), Bauunternehmer, stammte ursprünglich aus Bergamo und liess sich 1888 in Dübendorf nieder. Er beteiligte sich an der Töss- & Glattkorrektion und prägte das Bild Dübendorfs durch zahlreiche Bauten wesentlich.

305 **Karl Wilhelm Walder-Zwicky** (1889-1970), Pfarrer in Versam-Tenna, Grüningen, an der Pauluskirche in Zürich Unterstrass und Seelsorger der Psychiatrischen Klinik Hohenegg in Meilen.

306 Die letzten drei **'Seegfrörni'** ereigneten sich in den Jahren 1895, 1929 und 1963.

307 **Fanny v. Wyss** (1858-1931)

308 **Friedrich Schulthess** (1868-1922), Dr. phil., Ordinarius für orientalische Sprachen in Königsberg i. P., Strassburg und Basel.

309 **Adolf Guyer-Zeller** (1839-1899), "Eisenbahnkönig", Industrieller, Erbauer der Jungfraubahn. Seine Tochter Mathilde (1870-1955) heiratete am 22. August 1895 Rudolf Ludwig von Salis.

310 **Eduard Hess** (1848-1923), Dr. med., Arzt in Kairo, Konsiliarius des ägyptischen Königshauses.

311 **Albert Knaus**, Dr. med., Arzt in Bassersdorf.

312 **Eduard Keller** (1856-1904), Dr. med., Assistent bei Krönlein an der chirurgischen Klinik in Zürich, Arzt in Uster und Bezirksarztadjunkt, Präsident der Zürcher Oberländer Aerztegesellschaft.

313 **Jakob Halperin** (1863-1929), Dr. med., Arzt in Volketswil, Uster, Seebach und Zürich.

314 Die gepolsterte Pelotte des **Bruchbandes** (Bracherium) verhindert durch Druck auf die Bruchpforte den Vorfall der Eingeweide in den Bruchsack. Es wird mit dem Leibgurt und Schenkelriemen so befestigt, dass es sicher hält, die Bewegung jedoch nicht einschränkt. Die Form des Bruchbandes wurde in seiner langen Geschichte - schon Paracelsus erwähnte dessen Anwendung bei einem kleinen Jungen - vielfach verändert.

Die operative Therapie, die Herniotomie, wird heute der konservativen Behandlung des Leistenbruchs durch ein Bruchband vorgezogen.

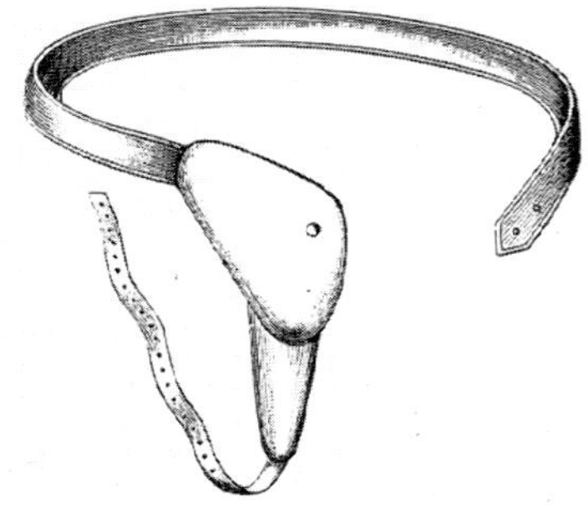

Abb. 46: Bruchband.
(Aus: Eulenburg, A.: Medicinisch-chirurgisches Wörterbuch, Wien, 1885, S.430)

315 **Albertine Rollé** (1863-1953) aus Bern, heiratete den in Dübendorf praktizierenden Arzt Ernst Meyer. Nach dessen Tod 1917 zog die Mutter mit ihren drei Kindern zunächst nach Zürich, später nach Bern, um sich anfangs der dreissiger Jahre, nach dem Wegzug ihrer Kinder, endgültig in Zürich niederzulassen.

316 **Theodor Kocher** (1841-1917), Ordinarius für Chirurgie und Leiter der chirurgischen Klinik in Bern, war einer der führenden Schweizer Chirurgen und genoss internationalen Ruf. Durch konsequente Anwendung der Anti- und Asepsis erzielte er insbesondere auf den Gebieten der Magen-, Darm- und Neurochirurgie beachtliche Erfolge. Die Einrenkung des Schultergelenkes bei Luxation (Kocher-Reposition), verschiedene Schnittführungen und chirurgische Instrumente tragen seinen Namen. Für seine Arbeiten über Physiologie bzw. Pathophysiologie und Chirurgie der Schilddrüse erhielt Kocher 1909 den Nobelpreis.

317 **Emma Rollé (-Gall)** (1841-1921), zweite Gattin von Eduard Rollé.

318 **Margareth Rollé-Rollé** (1832-1907), Gattin von Jakob Rollé (1819-1887), Gemeindepräsident von Lausen, Landrat und Landratspräsident.

319 **Hans Wilhelm Meyer** (1898-1904).

320 **Marie Rollé** (1865-1942), Kunstmalerin, besuchte die bernische Kunstschule als Schülerin von Prof. Paul Volmar und erweiterte ihre Fähigkeiten wiederholt in München und Paris. Ihre Landschaftsstudien und Holzschnitte wurden in verschiedenen Ausstellungen gezeigt.

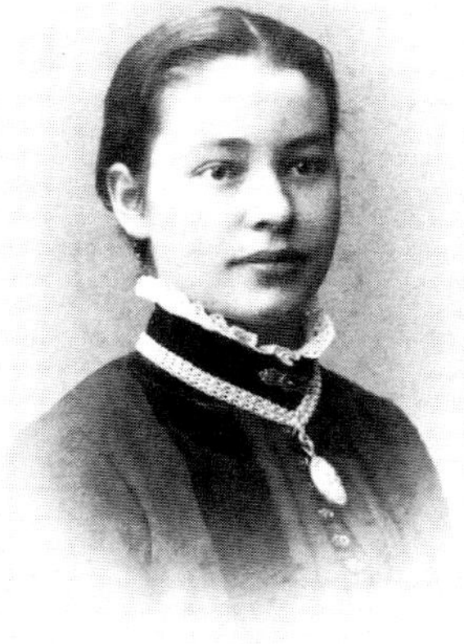

Abb. 47: Marie Rollé (1865-1942).
(PA Meyer-Abplanalp)

321 **Ernst Meyer-Baur** (1899-1963), Dr. med., Kinderarzt in Zürich-Unterstrass.

322 **Hütten,** über dem Zürichsee nahe bei Richterswil gelegen, war als klimatischer Kurort *im Allgemeinen für Leute vom Mittelstand geeignet. Zur Unterkunft waren die beiden Gasthöfe 'Krone' und 'Bären' nicht übel, ... dagegen hüte man sich, zu frühe hinauf zu gehen,* da die winterliche Jahreszeit sehr rauh und veränderlich gewesen sein soll. (C. Meyer-Ahrens, "Die Heilquellen der Schweiz")

323 **Wallburge (Wally) Meyer-Meyer** (geb. 1899), lebte in Cuayaquil.

324 **Oskar Wyss** (1840-1918), Extraordinarius für medizinische Poliklinik in Zürich. 1874 wurde er Direktor des neugegründeten Kinderspitales in Zürich-Hottingen und hielt Vorlesungen über klinische Pädiatrie. 1883 übernahm er die Direktion und Professur des ebenfalls neugegründeten Hygienischen Institutes, ohne jedoch die Pädiatriestelle abzugeben. Wyss war ein hervorragender Kliniker, Kinderarzt und Forscher; ebenso setzte er sich für Projekte wie die Erweiterung des Kinderspitales, für die Zürcherische Heilstätte für Brustkranke in Wald oder die Gründung der Zürcher Zentralmolkerei ein.

325 **Eduard Rollé-(Düring)-Gall** (1830-1900), Inhaber der 1859 gegründeten Tuchfabrik Rollé an der Matte in Bern.

326 **Walter Meyer-Bühler** (1900-1983), Sekundarlehrer in Kleindietwil (Kanton Bern).

327 **Theodor Bolleter** (1833-1900), Dr. med., Arzt in Grüningen und Meilen.

328 **Wilhelm v. Muralt** (1845-1937), Dr. med., Mitbegründer des Kinderspitales in ZürichHottingen, Chefarzt der chirurgischen Abteilung ; als Direktor trug er

später wesentlich zu Erweiterung und Ausbau des Spitales bei. Daneben war v. Muralt ein beliebter Hausarzt, ebenso Arzt an der Blinden- und Taubstummenanstalt und Präsident der ärztlichen Kantonalgesellschaft.

329 Als **Gesichtsrose** (Wundrose, Erysipel) wird eine durch Streptokokken hervorgerufene Entzündungskrankheit bezeichnet, die sich durch Kopfschmerzen, Fieber, Schüttelfrost und einem leuchtend roten Erythem manifestiert. Ein gefürchtete Komplikation kann durch Hirnvenenthrombosen entstehen. Villaret (1888) empfahl zur Therapie subcutane Injektionen mit 3 % Carbollösung oder Inzision und Verbinden mit carbolsäuregetränkten Kompressen. Bisweilen riet er auch zu expectativem Verhalten mit absteigenden Bädern gegen das Fieber oder Auflegen von Eis. Die heutige Therapie besteht in der hochdosierten Gabe von Penicillinen.

330 **Esther Henriette Walder-Meyer** (1820-1901), Gattin von Karl Heinrich Walder (1820-1882), Pfarrer in Benken.

331 **Ulrich Brauchli** (1862-1939), Dr. med., Chefarzt und Direktor der psychiatrischen Anstalten Bellelay, Münsterlingen und Münsingen. Eine Beschreibung seiner Person findet sich in Friedrich Glausers Roman "Matto regiert" (1936) in Gestalt des ermordeten Anstaltdirektors Ulrich Borstli.

332 **Otto Rollé** (1861-1949), Inhaber der - vormals väterlichen - Tuch- und Halbleinenfabrik "Gebr. Rollé" in Bern, die 1912 für 205'000 Fr. an Adrian Schild verkauft wurde.

333 **Fritz Rollé-Fuess** (1867-1952), Bruder von Otto Rollé und Mitinhaber der Tuch- Halbleinenfabrik Gebr. Rollé in Bern.

334 Wilhelm. Meyer-Frey, "**Staub als Krankheitsursache**", in: Das rote Kreuz. (s. Bibliographie).

335 Das **Spina- oder Rietnerbad** bei Davos wurde durch eine Schwefelquelle (mit einem spez. Gewicht von 1,0024) gespiesen. Das "hepatisch" riechende Wasser wurde vornehmlich zur Kurierung von Hautausschlägen und rheumatischen Leiden eingesetzt. Zumindest bis 1860 sollen die solid gebauten Kureinrichtungen eher für Landleute geeignet gewesen sein.

336 **Maria Emma Meyer** (1901-1982), Dr. med. h. c. (1960), Sozialfürsorgerin, Sekretärin des Heilpädagogischen Seminars in Zürich, Mitbegründerin und Zentralsekretärin der Pro Infirmis, Gründerin der Schweizerischen Liga gegen Epilepsie.

337 **Anna Mathilde Walder** (1887-1969), Krankenschwester.

338 Im Abschnitt **"Die muriastischen Quellen von Baden"** (Kanton Aargau) des zweibändigen Werkes "Die Heilquellen der Schweiz" geht Conrad Meyer-Ahrens auf die sagenumwobene Entdeckung der Schwefeltherme ein. Es folgte die Beschreibung des zur einen Seite vom Hertenstein, zur andern vom Hügelzug der Lägeren umfassten Städtchens Baden. Der Lauf der Limmat teilt den Kurort in die "grossen Bäder", am linken Ufer gelegen, die eher den wohlhabenden und höheren Ständen zu empfehlen wären, und in die "kleinen

Bäder", die Gasthöfe am rechten Ufer des Flusses. Im weiteren pries Meyer-Ahrens die Bescheidenheit, welche den Badeort so angenehm von seinen deutschen Konkurrenten abgehoben haben soll: *... dass die anständige schweizerische Einfachheit, verbunden mit vernünftiger Eleganz, die wir in Baden finden, diesen Bädern eher zur Empfehlung gereichen, als von ihrem Besuche abhalten dürften.* Folgende Worte sollen die meist geräumigen Bassins illustrieren: *Wer singen kann, singt wohl auch, denn ein schöner Gesang hallt gar schön in diesen hohen, massiven Gewölben ...* Zwei Brunnenärzte gehörten der Kommission des Armenbades an, welches Personen offenstand, die ein Armutszeugnis vorweisen konnten. Einem geschichtlichen Exkurs über die Heilstätte bis in die Römerzeit folgten eine Beschreibung der 21 genutzen Quellen und eine genaue Analyse des Thermalwassers. Die physiologischen Wirkungen des Badens werden in der Schrift durch ausführliche Betrachtungen des Pulses, des Hautturgors, der Stuhlentleerungen und weiterer körperlicher Indizes behandelt. Die durch die Balneotherapeutik angegangen Leiden waren vielfälltigst. Trinkkuren, Baden, Duschen, Umschläge, Gasbäder und Inhalationskuren unterlagen alle einer spezifischen Indikation und einem exakten Applikationsmodus.

339 **Hans Schulthess** (1872-1959), Dr. phil. h.c., Verwaltungsratspräsident des Verlagshauses Schulthess & Co., Präsident der städtischen Bürgerasylkommission, Vorsteher, Mitbegründer und Mitglied verschiederner kultureller und gesellschaftlicher Institutionen ("Heraldika", "Club zur Weissen Rose"), Lokalhistoriker.

340 **Helene Hühnerwadel** (1877-1957).

341 **Ernst Rudolf Walder** (1903-1960), Mittelschullehrer.

342 Das ehemals im Besitze der Familien Ott und Lavater befindliche Haus an der Kirchgasse 27 wird als "**Engelburg**" bezeichnet.

343 Johann Ulrich Kürsteiner, "**Dr. Emil Fisch, Der Begründer unserer Bezirkskrankenhäuser**", Appenzellische Jahrbücher, 1905, Trogen.

IV. Wilhelm Meyer-Frey im Spiegel seiner Zeit

1. Die Persönlichkeit

Unternimmt man den Versuch, von Wilhelm Meyer ein differenziertes Charakterbild zu zeichnen, stellt man fest, dass Meyers Persönlichkeit verschiedene, beinahe gegensätzliche Züge aufweist. Seine vorliegende Autobiographie, Briefe von seinem Vater Wilhelm Meyer-Ott und Aeusserungen seines Sohnes Ernst Meyer-Rollé lassen bei Meyer-Frey eine ernste, manchmal etwas düstere Lebensauffassung erkennen. Manche Textstellen seiner Lebenserinnerungen werden durch Selbstzweifel und Selbstkritik geprägt, die bisweilen an herbe Unzufriedenheit mit dem eigenen Schicksal grenzt.

Ein Vergleich von Horners "Notizen zu meiner Biographie" in "Johann Friedrich Horner, Der Begründer der schweizerischen Augenheilkunde in seiner Autobiographie" (H. M. Koelbing und Ch. Mörgeli, 1986) mit den Lebenserinnerungen von Wilhelm Meyer-Frey drängt sich insofern auf, als einige historische Begebenheiten, manche Personenbeschreibungen und Selbsteinschätzungen parallel, biographisch auf sich bezugnehmend geschildert und doch in verschiedenen Betrachtungsweisen angegangen werden. Horner und Meyer verlebten die Gymnasialzeit in der selben Klasse, studierten im gleichen Semester und unternahmen die gleiche Route der Studienreise über Wien und Berlin nach Paris. Horner bemerkte in seiner Autobiographie zur Ankunft in Wien:
Ueber Regensburg in abscheulicher Postfahrt, gegen welche die herrliche Donaufahrt von Linz an sehr abstach, kam ich am 25. April in Wien an und wurde von den alten Freunden A. Nüscheler, W. Meyer, F. Schulthess und F. Ernst begrüsst und gleich in gewählte Logis gebracht.
Ebenso gehörten beide der gleichen 'Sonntagsgesellschaft' an. Horner erscheint als selbstbewusster, zielstrebiger, von seinem Wissen und Können überzeugter Arzt und Forscher. Meyer hingegen wirkt schüchtern, etwas verletzlich und leicht depressiv, doch als guter Beobachter und nüchterner Beurteiler seiner Zeit. Während seiner Studienreise hielt sich Meyer vorwiegend an seine Landsleute und war zu zaghaft, um sich für eine Assistentenstelle in der Dermatologie zu bewerben. Ebensowenig konnte er sich aufraffen, eine Stellung als Schiffsarzt anzunehmen. Anders Horner. Dieser fand bald Anschluss an medizinische Kollegen mit *frischen Anschauungen*, bewarb sich ohne zu zögern bei Graefe als Praktikant und wurde von diesem bereits zwei Wochen nach dem ersten Zusammentreffen als Assistent eingestellt[1].

Eine bezeichnende Stelle findet sich in der Begebenheit eines Studentenschiessens, bei welchem der Zeiger Trüb durch einen Schiessunfall ums Leben kam. Während Horner die Gelegenheit einer *ersten öffentlichen Rede, schon damals eine Improvisation*[2] ergriff, war Meyer froh, nicht einen Toast auf den Schützenmeister Häfeli ausgeben zu müssen.

Ebenfalls charakteristisch für diesen Wesenszug ist der Schritt, von der Stelle als Bezirksarztadjunkt zurückzutreten.

Wiederholt finden sich in den Briefen des Vater an seinen Sohn Ermahnungen: (25. Juli 1851 nach Engelberg) ... *Also frisch auf, mein Lieber, sei mannhaft gegen Dich selbst & wohlwollend gegenüber jedermann, dann bleibst Du in der heiteren Stimmung, die Dir von ganzer Seele zu erringen wünscht - Dein treuer Vater.*

(14. Mai. 1854 nach Wien) ... *Ich wünsche Dir ferner diese heitere Stimmung, ... unter den jetzigen Verhältnissen, wo Du Erholung nach eigener Wahl kannst abwechseln lassen, die hoffentlich bei Dir bleibendes Quartier aufschlägt, sonst müsstest Du nicht Deines Vaters Sohn sein.*

Episoden von Niedergeschlagenheit waren wohl in Meyers Leben keine Seltenheit - Züge, die eine gewisse Seelenverwandtschaft mit seinem Cousin Conrad Ferdinand aufzuzeigen scheinen. So schreibt Meyer-Ott am 27. März seinem Sohn nach Wetzikon:

...*Von Konrad sind aus Paris recht gute Berichte. Er scheint vergnügt und in natürlicher Stimmung.* Davon dass es auch Meyer-Frey gelungen ist, sich zu fangen und sich in Beruf und Gesellschaft zu behaupten, zeugen über dreissig Jahre Betätigung als angesehener Dorfarzt und die Mitgliedschaften in verschiedenen Kommissionen.

Seine *gut aristokratische Anschauungsweise*[3] ist vielleicht im Porträt von Betsy Meyer, C. F. Meyers hochbegabter Schwester, am besten zu erkennen. Dieses Bildnis aus dem bisher schmal gebliebenen Werkverzeichnis der Künstlerin, wohl während Meyers Studienzeit angefertigt, beschreibt Karl Fehr: *Vorallem ist das halbfrontal gegebene Gesicht von bedeutender Klarheit und Prägnanz, ein Ausdruck der von verhaltener Energie und Unternehmungslust zeugt.*[4] Meyer lebte durchaus im Bewusstsein und Stolz, einer vornehmen Stadtzürcher Familie und einem Ratsgeschlecht anzugehören.

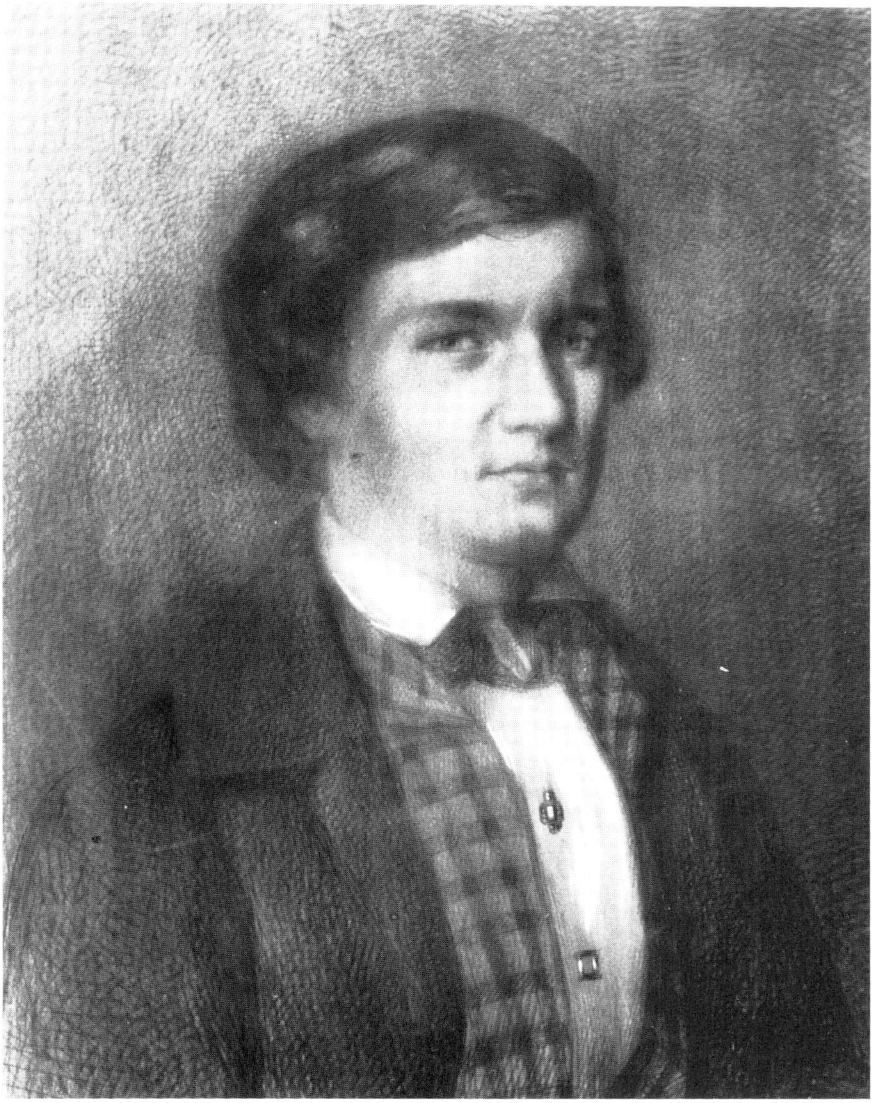

Abb. 48: Wilhelm Meyer, Zeichnung von Betsy Meyer (Original 42x53 cm).
(Privatbesitz Zürich, Aufnahme: Zentralbibliothek Zürich)

Meyer-Frey scheint, ob durch Erziehung oder eigene Anlage bleibe dahingestellt, recht stark unter dem Einfluss seines dominanten - nicht aber tyrannischen - Vaters gestanden und dessen Gedanken und Auffassungen von Erziehung und Lebensführung problemlos übernommen zu haben. So findet sich manche Anschauung aus den Briefen des Vaters in seinen autobiographischen Aufzeichnungen wieder. Hinter seinem Entschluss, sich nicht wie andere Schweizer Aerzte während des Deutsch-Französischen Krieges in Lazaretten den Kriegsparteien anzuschliessen, sondern sich ums eigene 'Publikum' zu kümmern, lag die Haltung seines Vaters verborgen, der seinem 41jährigen Sohn folgenden Ratschlag erteilt hatte:

Bedenke das Alter in welchem Du stehst. Warum sollst Du nicht eher einen jungen Mann, den Du zum Assistenten aussuchst, ermuntern dorthin zu reisen ... Ebenweil Du ihn Dir gegenüber, nicht tüchtig genug dazu findest. Aber dann haben sich Deine Friedenspatienten, Deine eigenen Familienmitglieder, wenn sie während Deiner Abwesenheit erkranken, mit recht darüber zu beklagen, dass sie diesen Tausch eingehen sollen. Dem Vaterland dienen ist Pflicht. Den Deutschen, Franzosen, ... beispringen ist löblich, aber wird erst dann zur Pflicht, ... wenn z. B. ihre Spitäler in unserem Lande oder nächst unserer Grenze liegen. ... Besser aber würde es mich freuen, Du würdest Dir das Opfer auferlegen, zu Hause zu bleiben, bis Dich die Pflicht ruft.[5]

Mit gewiegten Worten lenkte der Vater den Drang seines Sohnes, den Kriegsschauplatz zu besuchen, auf die Pflicht des Zurückbleibens. Meyer-Frey blieb - wenn auch schweren Herzens. Verständlich wird dadurch seine grosse Freude am Einsatz, als Dübendorf dreihundert der internierten Bourbakisoldaten zu übernehmen hatte und der Dorfarzt mit deren medizinischen Betreuung beauftragt wurde.

Als mustergültiger Vater widmete Meyer sich, *soweit es die Praxis erlaubte, der Erziehung seiner Kinder, denen er jeden freien Augenblick opferte und in deren Belehrung und Erziehung er alle Erholung und Zerstreuung suchte und fand.*[6]

Es gelang ihm, seinen drei Kindern trotz dem frühen Verlust seiner Gattin - ein Schicksalsschlag, den er nur schwer verarbeiten konnte - eine glückliche Jugend zu bereiten und ihnen eine ausgezeichnete Ausbildung zukommen zu lassen. Dass die Kinder der zwinglianisch-puritanischen Lebensweise ihres Vaters später nicht mehr ohne weiteres folgen konnten, stellt sich augenfällig in der Vater-Sohn Beziehung Wilhelm Meyer-Frey und Wilhelm Meyer-Lübke dar. Der junge Romanist überflügelte ihn allmählich an Begabung, kulturellem Verständnis und weiterem Horizont, der heimatliche Boden wurde ihm so eng, dass er sich Zeit seines Lebens im Ausland niederliess. Der Vaterstolz jedoch überwog den Generationenkonflikt. Als Assistent und Stellvertreter stand Meyer-Frey nach seiner Praxisniederlegung seinem Sohn Ernst hilfreich zur Seite: *Mit bewundernswürdiger Zurückhaltung drängte er ihm , falls die Meinungen differierten, seine Ansichten niemals auf und anerkannte gerne und mit grosser Genugtuung die Fortschritte der medizinischen Wissenschaft.*[7]

Von der Politik fühlte sich Meyer nie angezogen, vielmehr hielt er sich fern von den unliebsamen Händeln, welche die rasche Entwicklung Dübendorfs in Folge der Industrialisierung mit sich brachte.[8] Die Aemter in der Sekundar- und Gemeindeschulpflege und seine Mitgliedschaft in der Gesundheitskommission hielt er aus staatsbürgerlichem Pflichtbewusstsein inne. Diese Abneigung gegen das aktive Politisieren bedeutete jedoch nicht, dass er nicht politisch dachte und sich nicht eine Meinung bildete, zu welcher er Stellung zu nehmen wusste. Dabei stiess er manchmal auf scharfen Widerstand, *weil er ein ausgesprochener Feind alles Cliquenwesens war und seine Abneigung gegen Wirtshäuser und Wirtshaus- und Dorf-magnaten nur zu schroff an den Tag legte.*[9] *Zu seiner ganzen ernsten Lebensauffassung stimmte auch die Gewissenhaftigkeit, mit der er bei allen Abstimmungen nach reiflicher Ueberlegung seinen wohlausgefüllten Stimmzettel zur Urne trug.*[10]

Wie sein Vater gehörte Meyer der Zunft zur Schmieden an, dessen Partizipationsschein (Nr. 51) er 1872 übernommen hatte. Damals wurde er auch vom Hauptgebot in die Zunft gewählt, welcher der Arzt Johann Conrad Meyer-Hoffmeister als Zunftpräsident lange Jahre vorstand. Ein spezielles Amt übte er in der Zunft nie aus.[11]

In seiner Schrift "Aus dem Leben der Landärzte" stellte Meyer die Prinzipien dar, die auch seinen Lebensweg entscheidend geprägt hatten. *Sinnliche Genüsse sind nur insoweit zulässig, als sie zum Ausruhen und zur notwendigen Auffrischung der Kräfte dienen, aber die Gesundheit soll nicht damit vergeudet, sondern zur Erfüllung der Berufspflichten aufgespart werden, so weit solches möglich ist.*[12] Meyer hatte nur einmal während seiner ärztlichen Tätigkeit, zur Erholung eines überstandenen Typhus, Ferien gemacht. Für kulturelle Veranstaltungen fehlte es dem Arzt an Musse und Interesse. Dem Wagnertaumel, in dem sich verschiedene Vertreter der Zürcher high society befanden, widmete er keine Zeile, obwohl diesem Freundeskreis auch sein Schwager Moritz v. Wyss und sein Onkel Hans Conrad Ott-Imhof angehörten[13].

Seine aristokratische Abkunft verstand Meyer freilich nicht nur als Geschenk, sondern empfand darin auch die Pflicht zur Wohltätigkeit. Als Arzt sah er in manchen ärmlichen Haushalt hinein und zeigte sich bei der Rechnungsstellung verständnisvoll. *Der Arzt soll zu jeder Stunde bei Tag und Nacht jedem, der es verlangt, zu Diensten stehen, ohne sich vorher irgend einer Gegenleistung versichern zu dürfen; er soll seinen Beruf in idealem Sinn auffassen ...*[14]

In einer profunden 'Trilogie' über "das alte Doktorhaus" untersuchte M. Trachsler (1981) die Geschichte des Doktorhauses, "Wilhelm Meyer - ein vielseitiger Dorfarzt" sowie dessen Freundeskreis und seine Bedeutung für Dübendorf.

Meyer war weit mehr als nur ein pflichttreuer Arzt. Er war Mittler zwischen Stadt und Landschaft[15]. Sein geliebtes Doktorhaus entwickelte sich zu einem geistigen

Mittelpunkt in Dübendorf, *eine Stätte gesellschaftlicher, geistiger und wissenschaftlicher Beziehungen. Ohne das Rangmässige zu betonen, suchte Wilhelm Meyer eine Form der Geselligkeit, die als gehoben verstanden werden kann. Vom Hause Meyers aus gingen zweifellos auch zahlreiche Impulse auf das Denken und Handeln im Dorfe aus.*[16]

Neben seinen Eltern und der grossen Verwandtschaft zählten auch die Industriellen Johann Jakob Guggenbühl-Häfeli (1824-1886) und Eugen Homberger-Frei (1829-1888) zu seinen Gästen. Auch die Pfarrherren Andreas Ziegler von Wangen (1808-1877) und Heinrich Paulus Hirzel (1831-1908), Pfarrer in Fällanden und an der Predigerkirche, kamen öfters zu freundschaftlicher Unterhaltung ins Doktorhaus. Der Dorfpfarrer Hermann Weber wurde gar zum Stammgast für Sonntagabende. Demnach konnte Meyer auch ein angenehmer Gesellschafter sein.

Noch mag erwähnt werden, dass von bedeutenden Persönlichkeiten ausserhalb meines sonstigen Bekanntenkreises die Mutter des Dichter Scheffel, die Professoren Bernhard Breslau, Ludwig Ettmüller, Eduard Hitzig, Gustav Huguenin, Edwin Klebs, Edmund Rose, Eduard Schär und Oskar Wyss mein Haus mit ihrem Besuche beehrten.[17]

Vom Einfluss, den Besuche solcher Personen zweifellos auch in medizinischer Hinsicht auf den Dorfarzt Meyer ausübten, soll in einem späteren Abschnitt die Rede sein.

2. Der Arzt

Bevor in diesem Abschnitt auf den Arzt Wilhelm Meyer und seine Praxis eingeganen wird, erscheint es sinnvoll, zuvor das medizinische, geographische und soziale Umfeld etwas auszuleuchten, in welchem der Landarzt praktizierte und lebte.

2. 1. Möglichkeiten und Grenzen der Medizin im 19. Jahrhundert

Wohl kaum eine andere Aerztegeneration erlebte einen solch durchgreifenden Wandel medizinischer Ansichten und Therapieformen, wie die Aerzte mitte des letzten Jahrhunderts. Ein jahrhunderte, ja jahrtausende altes Prinzip brach in sich zusammen, gestürzt durch neue Einsichten und Methoden wissenschaftlicher Forschung, durch das Mikroskop, durch die Bakteriologie und Spezialisierung etc., ohne dass ihm jedoch durch dieses neue Wissen gewonnene Behandlungsformen unmittelbar hätten nachfolgen können. Die Therapie blieb weit hinter der Diagnostik zurück[18]. Noch purgierte man, liess zur Ader, schröpfte und unterhielt Fontanellen.

Während an der einen Klinik in alter Manier weiter 'gedoktert' wurde, ergab man sich an der andern grosser Skepsis. Adolf Kussmaul schilderte die Situation der Medizin folgenderweise: *Auch die bedeutendsten Männer der jungen Schule* (Anm. gemeint ist die neue Wiener Schule) *trieben die Zweifelsucht ins Unglaubliche.* Hebras Satz: *Dazu bitt ich ein Fragezeichen zu machen*, dürfte für den Zeitgeist beispielhaft gelten, denn: *... keine Ueberlieferung war ihnen heilig... Der Schritt von der grundsätzlichen Skepsis zum Nihilismus war nicht gross.*[19]

Die Wiener Medizinhistorikerin Erna Lesky allerdings sieht im Phänomen dieses therapeutischen Nihilismus *eine heilsam-klärende und daher notwendige Phase in der Geschichte der Therapie. ... der vielgeschmähte therapeutische Nihilismus bedeutet nicht nur Bankerotterklärung der alten Materia medica; er bedeutet in gleicher Weise auch Bekenntnis zu dem Weg einer neuen rationell begründeten Pharmakologie.*[20]

Dass sich ein Landarzt, dessen Kundschaft effizient und offensichtlich behandelt zu werden wünschte, nicht einem therapeutischen Nihilismus verschreiben konnte ist verständlich, wollte er nicht riskieren, seine Patienten an einen der zahlreichen Kurpfuscher und Quacksalber oder einen geschickten Konkurrenten zu verlieren.

Während die Erfolge der innern Medizin, wie z. B. die Serumtherapie oder die Heilbarkeit der Syphilis durch das Salvarsan, erst gegen Ausgang des letzten und in unserm Jahrhundert gefeiert werden konnten, machte die Chirurgie schon früher grosse Fortschritte. Drei Voraussetzungen waren dafür gegeben. Der Humoralismus, die Lehre der Dyskrasien wich allmählich der lokalistischen pathologischen Anatomie, welche vielen chirurgischen Eingriffen eine neue Bedeutung und Grundlage gab. Die zwei andern Errungenschaften, die Anästhesie und die Anti- bzw. Aseptik, erlaubten dem Chirurgen Operationen in Körperregionen, die er bisher nicht anzutasten gewagt hatte, einem noli tangere unterlagen.[21]

1881 gelang Theodor Billroth in Wien die erste partielle Magenresektion, nachdem sie am Tierversuch erprobt worden war. Einige Monate später führte Rudolf Krönlein (1847-1910) dieselbe Operation in Zürich aus. Derselbe, Reginald Heber Fitz (1843-1913) und Charles McBurney (1845-1913) erklärten den Vorgang der Blinddarmentzündung, bis dahin eine Domäne der Internisten, und verhalfen der Appendektomie (1885/1886) zum Durchbruch.[22]

Neben der Unterleibschirurgie entwickelten sich nun ebenso rasch die operative Orthopädie, die Neurochirugie und die chirurgischen Behandlungen in den verschiedenen und neu entstandenen medizinischen Spezialfächern.

Doch wie weit fanden die umwälzenden Neuerungen eines Augenspiegels, eines Laryngoskopes, der Antiseptik, grandioser Operationstechniken, die Entwicklung der Krankheitsprävention etc. Eingang in die Medizin eines Durchschnittpraktikers? Wie beeinflussten sie das Denken und Handeln eines Landarztes, der, oft neben dem Dorfpfarrer der einzige Akademiker einer Gemeinde, sich mit vielen sozialen und politischen Problemen zu befassen hatte? Diese Fragen zu beantworten soll die Aufgabe des übernächsten Abschnittes sein.

2. 2 Dübendorf 1860-1900

Auch der Wirkungskreis, in dem Wilhelm Meyer lebte und praktizierte, erfuhr während dieser Zeit einige grundlegende Veränderungen. Eine wertvolle Quelle in Form einer Ortsgeschichte Dübendorfs stammt aus der Feder von Meyer selbst.

Wer von Zürich aus über den Adlisberg die Ruine des ehemaligen Schlosses Dübelstein besucht, hat hier einen hübschen Ausblick über das Dorf mit seinen sauberen, zwischen zahlreichen Obstbäumen versteckten Häusern, aus denen im Weil die Kirche, im Unterdorf das Schulhaus und einige Fabrikgebäude besonders hervorragen, sowie in letzter Zeit der Neubau der Konsumgenossenschaft.[23]

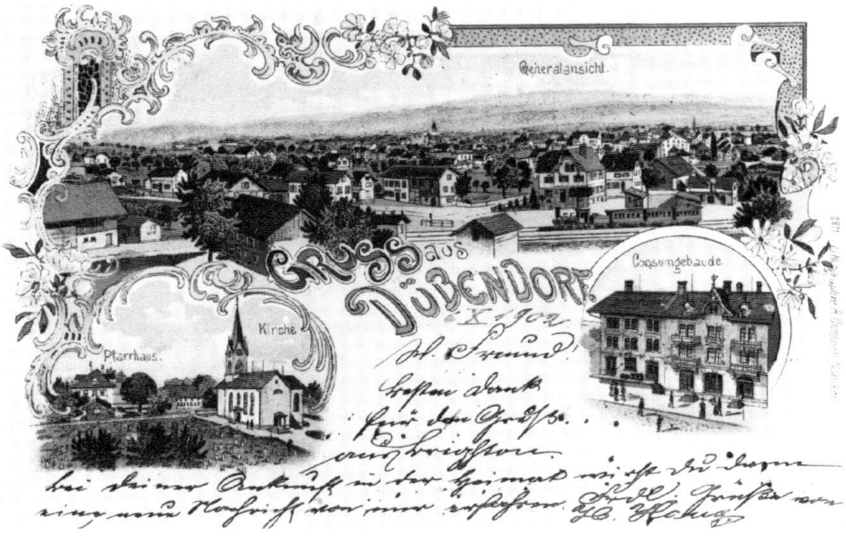

Abb. 49: Ansichtskarte von Dübendorf um 1900.
(PA Trachsler)

Die politische Gemeinde Dübendorf, gebietsgleich mit der Kirchgemeinde, gliederte sich in die vier unabhängingen Zivilgemeinden Dübendorf, Berg, Gfenn und Hermikon. Dies ermöglichte zwar das demokratische Mitwirken eines jeden einzelnen Bürgers, erschwerte jedoch koordiniertes Vorgehen und das Lösen öffentlicher Probleme.[24]

Die Bevölkerung der Gemeinde Dübendorfs hatte sich im Verlauf von hundert Jahren - 1771 zählte sie 1244 Einwohner, im Jahr 1860 deren 2463 - verdoppelt. Von 1860 bis 1888 war ein leichter Rückgang auf 2374 Einwohner zu verzeichnen[25], um später schliesslich durch zunehmende Industrialisierung, aufkommende Bauwirtschaft und die Vorortslage von Zürich kontinuierlich anzusteigen.

Die Landwirtschaft war zumindest noch 1850 die Hauptbeschäftigung, der 541 Personen nachgingen. Viehzucht und Milchwirtschaft begannen den Ackerbau allmählich zu verdrängen. Bereits 1870 aber übertraf der Anteil der Industriearbeiter und Handwerker mit 56.5 % der Berufstätigen denjenigen der Landwirtschaft von 35,4 %[26]. Eine bedeutende Einnahmequelle stellte die Heimindustrie dar, die jedoch zunehmend unter Druck geriet. So stand in mancher Wohnstube ein Webstuhl und in mancher Haushaltung wurde geflochten. Handwerker aller Gattungen betrieben neben ihrem eigentlichen Gewerbe oft noch Landwirtschaft. Kräutler lieferten ihre gesammelten Kräuter zu einträglichen Preisen an Apotheken in Zürich. Die aufstrebende Dorfentwicklung, der Bau der Glattallinie 1855 und die Glattkorrektion führten zu einem Aufschwung der Bauwirtschaft. Viele der zugezogenen italienischen Arbeitskräfte liessen sich in Dübendorf nieder.[27] [28]

Zunehmenden Einfluss auf das soziale und gesellschaftliche Leben der Dorfbevölkerung gewann die im letzten Jahrhundert einsetztende Industrialisierung. Diese zog jedoch auch gewisse soziale Spannungen zwischen den alteingesessenen Dübendorfern und der zuziehenden Arbeiterschaft nach sich[29]. Zu den beiden Hauptarbeitgebern gehörte die Seidenzwirnerei im Neugut (s. Kp. III, Anm. 215), die, da die Kosthäuser zu Dübendorf, die steuerbare Zwirnerei hingegen zu Wallisellen gehörte, zu einem langjährigen Grenzstreit (1862-1867) zwischen den beiden Gemeinden Anlass gab. Die andere grosse Arbeitgeberin, die Firma "J. J. Homberger & Cie, Mechanische Baumwollspinnerei", wurde ursprünglich von Hombergers Schwager Johann Jakob Hanhart (1802-1879) gegründet. Während das obere der beiden an der Glatt gelegenen Fabrikgebäude den Besitzer wechselte und als Spinnerei erhalten blieb, rüstete Johann Jakob Homberger (1817-1891) das untere später zur Produktion von Metallpatronen um und errichtete 1875 auf dem Areal der Untermühle eine Papier- und Holzstofffabrik. Der Glattraum wandelte sich zur Industrielandschaft.[30]

Als Hausarzt erhielt Wilhelm Meyer Einblick in viele Haushaltungen: *Gewöhnlich enthält das Erdgeschoss die Wohnstube und die Küche. An erstere schliesst sich nicht selten ein kleineres Nebenzimmer an, welches bei Beamten als Sprechzimmer dient. Im obern Stock findet sich eine oder mehrere Schlafkammern, die gewöhnlich nur 1 oder 2 Fenster haben, und wenn sehr geräumig sind, durch quergestellte Kleiderschränke abgeteilt werden, soweit es die Sittlichkeit erfordert. Sonst findet man in diesen Kammern oft nichts anderes als die breiten Bettstellen, von denen einige schon den Grosseltern des jetzigen Eigentümers gehört haben mögen, wie die aufgeschriebenen Namen und Jahreszahlen zeigen. Die ältesten sind mit bunten*

Blumen auf himmelblauen Grunde bemalt und von einem sogen. Betthimmel, jedoch ohne Vorhänge, überdeckt. Jüngere Männer zieren ihre Schlafkammer mit den Ausrüstungsgegenständen für Militärdienst und Feuerwehr.

In vielen Stuben bleibt neben dem umfangreichen Kachelofen und einem oder mehreren Webstühlen kaum noch genug Raum für einen kleinen Tisch übrig; zum sitzen dient genügsamen Leuten die schmale Ofenbank und der "Windhund": ein Ausbau des Ofens in Tischhöhe, mit Steinplatten bedeckt, ein warmes Ruheplätzchen für neugeborene Kinder und kränkelnde Greise.[31]

Dass sich Hausbesuche in die entlegenen Weiler mit dem Fuhrwerk oder Pferdeschlitten manchmal etwas schwierig gestalten konnten, illustriert folgende romantisierende Schilderung aus Meyers "Aus dem Leben der Landärzte":

Dichtes Schneegestöber verwehrt den Ausblick, die Strasse ist noch nicht gebahnt, die Wegzeichen verschneit und das Pferd fühlt sich noch mehr gehemmt, weil der Wind das Leitseil anspannt.

Mit Mühe gelangt man ins nächste Dorf und betritt für 5 - 20 Minuten eine warme Stube oder auch eine kalte Schlafkammer. Man bestellt die Leute zum Abholen von Arzneien auf die Mittagsstunde und fährt weiter. Im folgenden Hause heisst es: Wir haben da noch einen andern Patienten und dann ist da der Bericht gekommen, Ihr solltet noch geschwind da und dahin auf den Berg hinauf. Diese Abschwenkung erfordert eine halbe Stunde für sich, auch wenn der Schlitten nicht wegen der schlechten Beschaffenheit des Weges über ein Bord hinunter fällt. In letzterem Falle muss eventuell das ausgespannte Pferd zum Reiten dienen, bis man jemand findet, der durch provisorische Reparatur das Fuhrwerk wieder brauchbar macht.[32]

Als grosser Fortschritt empfand Meyer die Einführung des Fahrrades: *Ebenso rasch hat das Velo überall Eingang gefunden. Es erspart sehr viel Zeit und ist in gewissem Sinne sicherer, jedenfalls billiger als der Gebrauch eines Pferdes, taugt aber nicht auf steilen Fusspfaden, bei tiefem Schnee und zähen Schlamm, und wird zuweilen gestohlen.*[33]

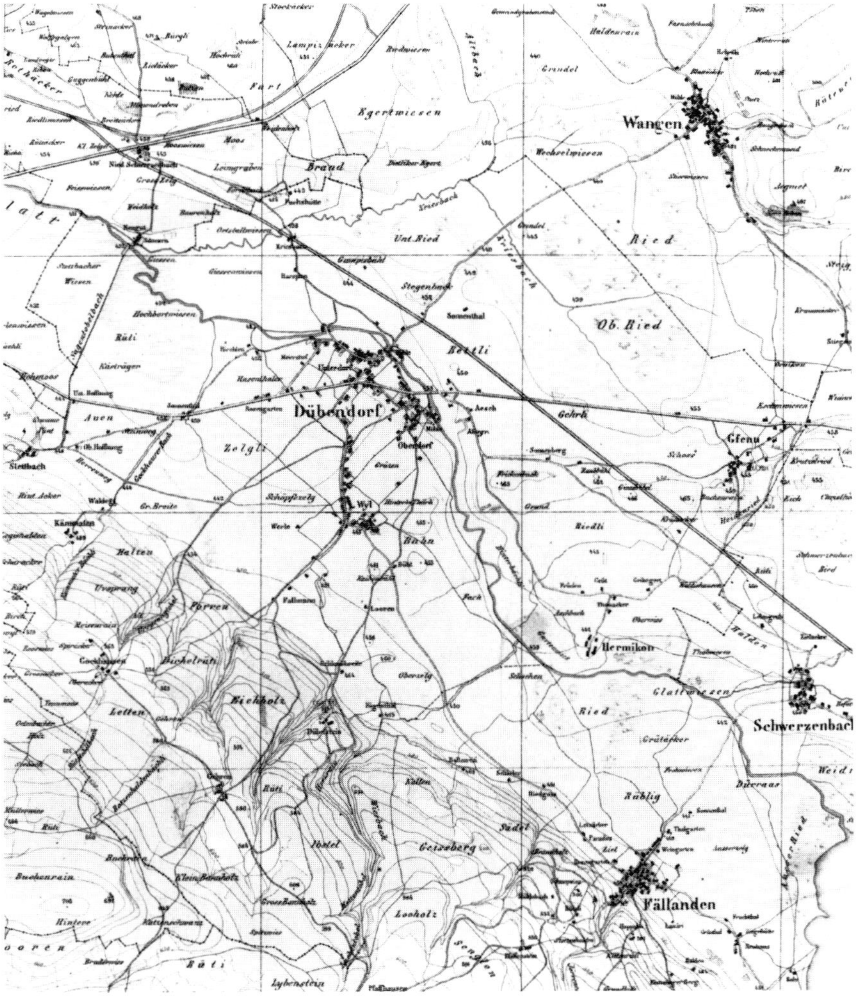

Abb. 50: Dübendorf und Umgebung (Ausschnitt aus der Wild-karte um 1850). (Zentralbibliothek Zürich, Geographische Abteiluung)

2. 3. Wilhelm Meyers ärztliches Wirken

Die Kantonalisierung des Medizinisch-chirurgischen Institutes 1804 und die Gründung der Universität dreissig Jahre später, beschleunigten die Entwicklung, dass angehende Aerzte ihre Ausbildung nicht mehr durch die Lehre bei einem

Landscherer, sondern durch ein wissenschaftliches bzw. universitäres Studium erhielten - dass jeder Arzt zum Akademiker wurde[34]. Wilhelm Meyer gehörte bereits zu einer Aerztegeneration die vollständig 'akademisiert' war.

Der Landarzt, vormals oft 'Wirt und Scherer', hatte im Dorf vor 1850 erst allmählich eine solch emanzipierte Stellung eingenommen, wie sie Meyer zweifelsohne innehatte. S. Brändli fasst diese Entwicklung folgendermassen zusammen:

Elemente der Professionalisierung (Akademisierung, Kommerzialisierung) und der allgemeinen geschichtlichen Entwicklung (Alphabetisierung, Modernisierung, Entstehung einer bürgerlichen Oeffentlichkeit, Liberalismus) spielten im Verlauf dieser Entwicklung zusammen und liessen die Landärzte an der Wende zum 19. Jahrhundert im dörflichen Umfeld hinsichtlich sozialer Schätzung und Prestige neben die Pfarrer treten.[35]

Hinsichtlich seines sozialen Status, seiner Berufsauffassung und seiner universitären Ausbildung kann Wilhelm Meyer als 'moderner' Landarzt bezeichnet werden.

Wie bereits erwähnt, wirkte Meyer in einer Zeit des medizinischen Umdenkens, ein Prozess der Jahrzehnte in Anspruch nahm. Seine klinische Ausbildung in Zürich erhielt er vornehmlich (wenn auch nicht ausnahmslos) von Dozenten der 'alten Schule', von Representanten der romantischen Medizin. Eine erste Berührung mit neuen Methoden medizinischen Denkens und Handelns erfuhr er auf seiner Studienreise in Wien, Berlin, Prag, Dresden und Paris. Jeder Arzt seiner Generation hatte sich die Neuerungen, die im Verlauf seiner praktischen Tätigkeit publiziert wurden und sich auch durchsetzen konnten, wie z. B. Antiseptik und Ophthalmoskopie, selber anzueignen, soweit sie für seine praktische Tätigkeit einsetzbar waren. Als Meyer die Praxis seinem Sohn übergab, hatte sich das medizinischen Umfeld grundlegend gewandelt. In seinem Rückblick "Aus dem Leben der Landärzte" (1905) konstatiert er nun folgende Situation:

... da selbst die Landärzte sich mit den Serumeinspritzungen vertraut gemacht und manche andere Neuerung eingeführt haben.

Von dem gedankenlosen Aderlassen und Purgieren ist man längst abgekommen, und das erstere ist manchen jungen Aerzten überhaupt unbekannt.

Der Arzneigebrauch hat sich vereinfacht ... [36]

Allerdings gewinnt auch der ökonomische Aspekt der ärztlichen Praxis mehr und mehr an Bedeutung:

Die Betreibung einer Spezialität erfordert und ermöglicht die Anschaffung von Hülfsmitteln, die für allgemeine Praxis zu wenig in Gebrauch kämen und daher unnütze Kosten verursachen würden.

Man denke nur an die grossartigen Apparate für Elektrotherapie, Endoskopie u.s.w.[37]

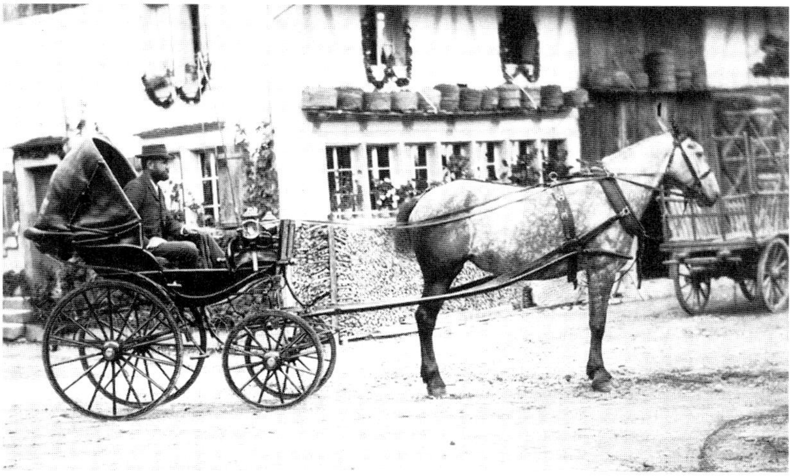

Abb. 51: Fuhrwerk von Landarzt Ernst Meyer-Rollé.
(PA Meyer-Abplanalp)

Zu Beginn von Meyers medizinischem Wirken konnte der Arzt weitgehend nach seinem eigenen Therapiekonzept handeln, von der heutigen, regionalen und internationalen Standartisierung war man noch weit entfernt. Erst die Einführung der Antiseptik erforderte und erreichte eine gewisse Behandlungsnorm.

Fortbildung war für den Arzt ein schwieriges Unterfangen. Wie sollte er sich in der damaligen Flut von Publikationen orientieren und das Wesentliche und in einer einfachen Praxis Anwendbare herausfiltrieren?

Die Zürcher Universitätsklinik übte noch nicht diese Zentrumsfunktion aus, die sie nach 1860 allmählich gewann. Dies hatte mehrere Gründe. Noch verfügte das Spital nicht über medizinische Einrichtungen, die es über die Praxis eines selbständigen Mediziners emporgehoben hätte. So lag auch während Theodor Billroths Zürcher Jahre das Schwergewicht seines Wirkens eher auf dem organisatorischen als dem operativen Bereich. Obschon der Zürcher Krankenanstalt schon in der Mitte des letzten Jahrhunderts vornehmlich durch die Einführung der Spitaltaxen nicht mehr der Charakter eines Armenanstalt anhaftete, liess sich der Bürger nach Möglichkeit noch zu Hause pflegen. Dazu beigetragen hatte auch das Wissen in der Bevölkerung um den wiederholt im Spital grassierenden Hospitalismus und die Kindbettfieberepidemien. Noch die 1842 bezogene Krankenanstalt, damals eines der schönsten und modernsten Krankenhäuser Europas, wies im sanitarischen Bereich so unerfreuliche Verhältnisse auf, so dass die Zimmer oft mit üblen Gerüchen behaftet waren[38]. Letztlich war ein Krankentransport aus einer Landgemeinde in die Stadt ein umständliches und zeitraubendes Unterfangen.

Einige selbständige Stadt - und Landärzte betrieben indes hervorragende Medizin, ausgerüstet mit Kenntnissen, die sie auf Fortbildungsreisen vor ihrer Niederlassung erworben hatten. So konnte der seit 1842 in Uster praktizierende Otto Werdmüller berichten:

Meine Schieloperation war die erste, die in der Schweiz gemacht wurde .. Im Beisein mehrerer Aerzte unternahm ich dieselbe, nicht ohne eine gewisse Bangigkeit, hatte aber die Freude, dass die rasch und glücklich ausgeführt zu einem vollständigen Erfolg wurde, der grosses Aufsehen erregte. Von allen Seiten kamen Schielende, die ich meist mit vollständigem Erfolg operierte.[39]

Ueber den Landarzt Felix Heusser (1817-1875), der durch Strumektomien und Gelenkresektionen gar internationalen Ruf genoss, berichtet Meyer-Frey in einem, im Correspondenzblatt erschienenen, medizinhistorischen Artikel.

Dagegen wurde er (Anm. gemeint ist Locher-Zwingli) *in Kühnheit der Operationstechnik überholt durch Felix Heusser in Hombrechtikon ... An diesen Namen knüpft sich die Geschichte der Kropfexstirpation und Gelenkresektion. Unter Assistenz der Gattin des Operateurs oder einiger Collegen aus der Umgegend wurde der Patient, wenn es sich um Hals, Schulter oder Arm handelte, auf einem gewöhnlichen Stuhle sitzend narcotisirt, die Hauptarbeit rasch abgethan und dann ein Verband nach Lochers Manier angelegt ... Dass H. im Ganzen etwas leichtsinnig zu Werke ging, konnten auch seine grössten Verehrer nicht in Abrede stellen. Gleichwohl erzielte er Resultate, wie sie auch bei sorgfältigerem Verfahren kaum besser hätten sein können.*[40]

In demselben Artikel von Meyer aus dem Jahre 1898 findet sich ein weiterer Hinweis für die aufgeschlossene und fortschrittliche Medizin, die mancher Landarzt in seiner Praxis betrieben hatte:

Die antiseptische Methode von Lister hatte Rose in der Klinik eingeführt und Sigg in Andelfingen besprach dieselbe 1880 vom Standpunkte des Landarztes. Derselbe knüpfte seine Betrachtungen an die offene Wundbehandlung an und machte auf den weit schnelleren Verlauf bei antiseptischem Verfahren aufmerksam, das er seit 1876 anwende.[41] Das war ein Jahr bevor Theodor Billroth die Antiseptik in seiner Klinik in Wien einführte.

Dass Johann Jakob Jenny (1812-1890) von Ennenda (Glarus) zu den ersten Aerzten zählte, welche die Aethernarkose in der Schweiz eingeführt hatten[42], zeigt auf, dass der Landarzt jener Zeit einen nicht zu vernachlässigenden Beitrag zur Forschung und Weiterentwicklung der Medizin leisten konnte.

Vom ärztlichen Beruf hatte er eine sehr hohe Auffassung und übte ihn mit seltener Gewissenhaftigkeit und Treue aus ...[43]

Konkrete Zeugnisse über Meyers medizinisches Können und ärztliches Schaffen sind nur wenige erhalten geblieben. Einige wenige Selbsteinschätzungen finden sich in seinen autobiographischen Aufzeichnungen, denen, da er selbstkritisch dachte und schrieb, Glauben geschenkt werden darf:

... zumal während einer bedeutenden Scharlachepidemie, in der ich sehr gute Resultate erzielte & bis weit an den Bachtel hinauf berühmt wurde.

In der ersten Hälfte dieses Jahres begründete ich in meinem neuen Wirkungskreise meinen Ruf als Geburtshelfer. Wehenschwäche, mässige Beckenstenose & Querlage waren die häufigsten Indikationen zum Operieren & ermöglichten auch einen guten Erfolg.

Dass sich Meyer bemühte, sein 'know how' auf dem zeitgemässen Stand des Wissens zu halten, zeigt, dass er, die von Karl Siegmund Credé (1819-1892) eingeführte Methode zur Lösung der Plazenta im Verlaufe seiner Tätigkeit übernommen und bei 78 Patientinnen erfolgreich angewandt hatte[44]. Seinen statistischen Ueberlegungen über seine geburtshilfliche Praxis ist weiter zu entnehmen:

Chloroformnarcose galt auf die Autorität von Paul Dubois in Paris hin in der Geburtshülfe längere Zeit als unstatthaft. Nach meinen Aufzeichnungen zog ich dieselbe erst 1864 in Gebrauch, wandte sie aber von da an unter 200 Operationsfällen 117 Mal an, theils auf ausdrückliches Verlangen der Kreissenden, theils weil sie sonst zu unruhig waren, ... zum Tode hat sie niemals geführt.[45]

James Young Simpson (1811-1870), Professor für Geburtshilfe in Edinburgh, gebührt das Verdienst, die Narkose in die Geburtshilfe eingeführt zu haben. Doch wie manche andere Errungenschaft fand auch diese ihre erbitterte und ausdauernde Gegnerschaft, die mit dem Argument, es würde *Gott der Schreie der Wöchnerinnen beraubt* eher moralische als medizinische Einwände geltend machte[46]. Die Anästhesie während der Geburt kam in Zürich bereits unter Johann Conrad Spöndli und dessen Sohn Heinrich bei gewissen Querlagen zur Anwendung[47]. In der Aera Breslau (1858-1866), einem Schüler Simpsons, ist die Chloroformierung der Gebärenden wohl bereits zur Routine geworden.

Bernhard Breslau (1829-1866) zählte, wie bereits erwähnt wurde, zum Kreis der Professoren die Wilhelm Meyer im Doktorhaus in Dübendorf besuchten. Eine glücklichere Rolle als bei der Bekämpfung des Puerperalfiebers (s. Kp. III, Anm. 232) spielte Breslau in der Einführung der Gynäkologie in Zürich. 1863 wurden zum erstenmal Patientinnen mit Frauenkrankheiten in die Gebäranstalt aufgenommen. Am 13. Juli 1865 führte Spencer Wells, den Breslau aus London hatte kommen lassen, die erste erfolgreiche Ovariotomie in der Schweiz aus[48]. Meyers Einführung der Chloroformanästhesie fällt damit in die Zeit, da Breslau Inhaber des hiesigen Lehrstuhles für Gynäkologie und Geburtshilfe war.

Neben den Zeitschriften, die Meyer zu seiner medizinischen Weiterbildung studierte, war er auch ein regelmässiger Besucher der Versammlungen des ärztlichen Zentralvereins, der kantonalen Aerztegesellschaft und der Gesellschaft der Aerzte des Zürcher Oberlandes[49]. Ein Ansporn à jour zu bleiben war wohl auch das Medizinstudium seines Sohnes. Ein grosser Teil der ärztlichen Fortbildung dürfte Meyer durch Gespräche und Diskussionen im Rahmen seiner Sonntagsgesellschaft und durch persönliche Kontakte zu vielen Aerzten betrieben haben.

Neben Breslau verkehrte auch der Berliner Psychiater Eduard Hitzig (1838-1907) im Dübendorfer Doktorhaus. Der Hirnphysiologe - sein Forschungsgebiet war die Untersuchung über die Lokalisation psychischer Funktionen im Grosshirn - besetzte zwischen 1875 und 1878 in Zürich den Lehrstuhl für Psychiatrie und die Stelle als Direktor der Irrenheilanstalt Burghölzli. In seine Zürcher Zeit fiel eine ganz widerwärtige antisemitische und antiintellektuelle Polemik gegen Hitzig, die durch Zerwürfnisse mit der Verwaltung der Anstalt hervorgerufen worden waren. Der Auseinandersetzungen und Schmähungen müde, übernahm er schliesslich den Lehrstuhl für Psychiatrie in Halle, begleitet von einer Dankadresse Gottfried Kellers, der darin seine Beschämung zum Ausdruck brachte.[50]

Auch aus Berlin stammte der zwischen 1867 und 1881 als Leiter der Zürcher Chirurgischen Klinik wirkende Edmund Rose (1836-1914). Als Exponent der 'offenen Wundbehandlung' und Anhänger der Lehre Semmelweis' sagte er dem Hospitalismus durch konsequente Reinigung von Händen und Instrumenten den erfolgreichen Kampf an. In seine Aera fällt die Einführung der Lister'schen Antiseptik, die Rose allerdings nur zögernd übernommen hatte, da er mit seiner Methode der Wundbehandlung auch gute Ergebnisse vorweisen konnte.[51]

Nicht nur die Uebernahme der Antisepsis in die Landarztpraxis, die wohl während Roses Wirken in Zürich erfolgte, zeugen von einem gewissen Einfluss auf Wilhelm Meyer. Gerne wäre dieser, wie bereits erwähnt wurde, Rose in die deutschen Lazarette nachgefolgt, wie es auch verschiedene seiner Landsleute darunter R. Krönlein und W. v. Muralt taten.

Sehr wichtig ist die Kunst, mit Kinder umzugehen, schon darum weil sie am häufigsten der ärztlichen Hilfe bedürfen.[52]

Die Landarztpraxis war also vorwiegend eine pädiatrische. Dass Meyer auch mit Oskar Wyss (siehe Kp. III, Anm. 335) im Gedankenaustausch stand, ist ihm wohl auch für diese Tätigkeit zu statten gekommen.

Auch die Besuche von Burghölzlidirektor und Leiter der Medizinischen Klinik Gustav Huguenin (1840-1920), von Patho- und Bakteriologe Edwin Klebs (1834-1913) und von Apotheker und Professor für pharmazeutische Chemie und Pharmakognosie Eduard Schär (1842-1913) zeugen von medizinischem Interesse und der regen Teilnahme am Fortschritt der Heilkunde seitens des Gastgebers.

Meyers Engagement als Arzt in seiner Gemeinde ging über Konsultationen und Hausbesuche hinaus. 1877 trat im Kanton Zürich das Gesetz betreffend die öffentliche Gesundheitspflege und die Lebensmittelpolizei in Kraft. Der öffentlichen Kontrolle wurde eine lange Liste, so Lebensmittel, Trinkwasser, Strassen, Senkgruben, Wohnungen, Schulen, Armenhäuser, Wurstereien, Arzneien, Geheimmittel, Massregeln gegen Seuchen, Nacht- und Sonntagsruhe etc. unterstellt[53].

In einem Artikel untersuchte H. Mäder im "Heimatbuch Dübendorf 1977" die Protokolle der Sitzungen der Gesundheitskommission. Diesen Ausführungen soll im Weiteren gefolgt werden:

Im Gegensatz zu rein landwirtschaftlichen Gemeinden der Umgebung, die sich nur äusserst langsam und vorsichtig ins Gebiet der Gesundheitspflege vorwagten, tat sich in Dübendorf mit Dr. Meyer an der Spitze bald ein reger Eifer kund.[54]

Die Missstände, welche die Kommission antraf, waren erheblich. Die erste Kontrolle durch den Kantonschemiker ergab durch Mehl und andere die Milch ersetzende Substanzen gestreckte Milchfälschungen, denen sich selbst ein Mitglied der Gesundheitspflege schuldig machte. Die Brotschau wiederum ergab: *Die Laibe lassen sowohl in Gewicht wie in der Qualität sehr zu wünschen übrig.*[55] Neben ungebührlichen Mehlzusätzen in den verschiedensten Wurstwaren hält das Protokoll über den Reinlichkeitszustand einer Metzgerei fest:

Das Verkaufslokal ist alt, niedrig, ohne gehörig Licht und ganz ohne Lüftung. Der Jauchetrog im Schlachtlokal war derart überfüllt, dass sich sein Inhalt ins Lokal ergoss. Der Wurstkorb und die Wage waren seit Wochen nicht gereinigt worden.[56]
Mehrmals wurde festgestellt, dass die Waagschalen falsch tariert waren.

Auch Anpreisungen und Annoncen von Wunderärzten wurden durch die Gesundheitsbehörde geprüft und deren Mittel einer chemischen Prüfung unterzogen. Dagegen ereiferte sich der Scherer Bickel - noch 1877 wurde durch Bezirksärzte eine grosse Zahl Chirurgenpatente ausgestellt - und polemisierte gegen die gesundheitsbehördliche Instanz.

Nicht nur die Qualität des Wassers aus sämtlichen Sod- und Ziehbrunnen, auch diejenige des Weines und des Bieres liess viel zu wünschen übrig. Fortschritte hingegen hatte man auf dem Gebiete der Pockenprävention erzielt:

Dr. Meyer referiert über den Erfolg der Untersuchung der hiesigen Primarschüler punkto Impfung in dem Sinne, dass sämtliche Schüler mit Erfolg geimpft seien, und dass das Resultat als ein erfreuliches bezeichnet werden dürfe.[57]

Ueber das Ergebnis einer Kontrolle der Wohnung des Strümpfwebers Staub in Gockhausen berichtete Meyer im Protokoll der Gesundheitsbehörde:

Die Betten sind in einem solche schlechten Zustand, dass sie eigentlich diesen Namen nicht mehr verdienen und zudem noch von allerlei Ungeziefer in erschrekkendem Masse bewohnt. Das offenen Bein, das die Frau schon seit Jahren hat und wirklich einen solchen Leichengeruch verbreitet, den nicht jede Nase ertragen kann, ist als unheilbar zu erklären. Dem üblen Geruche könnte aber die Frau dadurch abhelfen, wenn sie die Wunde reinlicher halten würde, aber Reinlichkeit ist diesen Leuten eben nicht als Angebinde mit in die Wiege gelegt worden.[58]

Unerfreulichen Zänkereien bewogen Meyer, sich nach Ablauf der zweiten Amtsperiode 1883 nicht erneut für die Wiederwahl zur Verfügung zu stellen.

Etwas ruhiger ging es in der Sekundarschulpflege zu, der Wilhelm Meyer von 1866 bis 1873 angehörte. Zu diesem Amte bemerkte er in seiner Schrift "Aus dem Leben der Landärzte":

Einem neu eingezogenen Arzte wurde einst ein Sitz im Kantonsrat zugesichtert, wenn er einige hundert Franken ins Armengut gebe.

Hingegen wird jeder, der noch nichts anderes hat, gratis zum Schulpfleger ernannt und kann da nach Belieben sanitarische Vorschläge anbringen.[59]

In Meyers Amtszeit fiel die Einführung der Schulzeugnisse und nach einer langen Lokalsuche der definitive Bezuges des Sekundarschulhauses im 'Städtli'[60].

In der Genossenschaft Wasserversorgung betätigte sich der pensionierte Dorfarzt als Aktuar der Baukommission und Vorstand. Damit verbunden war nach Statuten eine solidarische Haftung zur Garantierung der Schulden. Bereits ein halbes Jahr nach Gründung der Genossenschaft konnte am 9. Dezember 1894 das 6,07 km lange Netz in Betrieb genommen werden. [61]

2. 4. Die landärztliche Praxis

Wie sah nun die Meyersche Landpraxis aus? Ein Wartezimmer besass das kleine Doktorhaus in Dübendorf nicht. In der wärmeren Jahreszeit genügte eine Sitzbank im engen Hausflur; im Winter warteten die Patienten mit ihren *Stallgerüchen und Kotschuhen* in der Wohnstube. Auch fliessendes Wasser war erst ab 1893 - 5 Jahre nach Meyers Praxisübergabe vorhanden - als Ersatz musste wohl ein Waschtisch seine Dienste leisten.

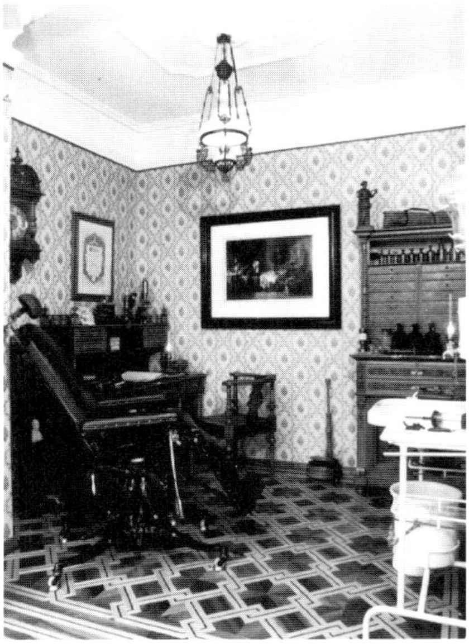

Abb. 52: Sprechzimmer 2. Hälfte 19. Jahrhundert. (Medizinhistorisches Museum der Universität Zürich)

In der Chirurgie befliss man sich der Einfachheit. Wenn die gleiche Lanzette zur Eröffnung eines Abszesses und bald nachher zum Aderlass gebraucht wurde, so erfolgte nicht ohne weiteres eine septische Desinfektion.[62]

Bei der Anschaffung chirurgischer und geburtshilflicher Mittel empfielt Meyer dem Anfänger das für den Militärdienst vorgeschriebene Taschenbesteck, dazu einige Zahninstrumente und eine Geburtszange. Man hatte sich aber ebenso *nach den neusten Errungenschaften seines akademischen Studiums einzurichten.*[63] Zum Schienen von Frakturen konnten Dachschindeln durchaus genügen.

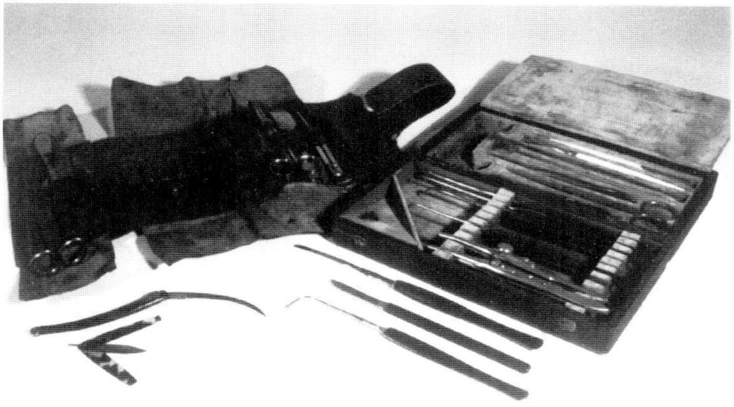

Abb. 53: Zwei chirurgische Taschenbestecke, 19. Jahrhundert, mit Skalpellen, Unterbindungsnadeln, Wundhacken, Katheter, Holsonden, Lanzetten etc. (Medizinhistorische Sammlung Universität Zürich)

Zu den Voraussetzungen, die ein Arzt zu erfüllen hatte, gehörten, so Meyer, ein gutes Gehör und ein gut entwickelter Tastsinn, denn:

Ein gutes Gehör ist ebenso wichtig für die Auskultation der innern Organe wie zum Verstehen schwacher und leiser, schon ersterbender Stimmen. Man darf auch nicht verlangen, dass dem Arzte zu Liebe 2-3 Webstühle ihr Gerassel für eine Viertelstunde einstellen. ... Ueber Temperaturunterschiede gibt zwar das Thermometer genauen Aufschluss, ist aber nicht unter allen Umständen anwendbar und erfordert viel Zeit.[64] Das Stethoskop als auch der Fiebermesser hatten füglich ihren festen Platz in der landärztlichen Praxis erobert.

Die Apotheke war für die selbstdispensierenden Landpraxis eine wichtige Institution. Diese hatte den 1857 erlassenen Verordnungen zu genügen. Die dafür bestimmten Räumlichkeiten hatten hell und trocken und mit einem Rezeptiertisch versehen zu sein. Die Gefässe zur Aufbewahrung der Arzneien mussten je nach galenischer Art des Heilmittels in wohlgeordneter, alphabetischer Reihenfolge bezeichnet und aufgestellt werden. Nicht fehlen durften eine Tarierwage, Gewichte und Reibschalen aus Porzellan oder Serpentin. Die Gerätschaften hatten in reinlichem Zustand gehalten und Gifte in einem gut verschliessbaren Schranke verwahrt zu sein.[65]

Zum Sortiment an Arzneistoffen bemerkte Meyer (1905): ... *wer aber mit einer verhältnismässig kleinen Zahl derselben richtig umzugehen weiss, kann die übrigen füglich beiseite lassen.*[66]

Diese Beschränkung auf eine kleine Pharmakopoe erwiesener Wirksamkeit fusste letztlich auf dem Skeptizismus gegenüber der unüberschaubaren Zahl aus dem vorangegangen Jahrhundert überlieferter Arzneien.

Zu diesen Präparaten gehörten die Digitalisblätter als Herztonikum, das harntreibende Theobromin und die Herzstimulantien Kampfer, Aether, Baldrian und Koffein. Hartnäckige Schmerzen wurden mit Morphin angegangen. Die Herbstzeitlose (Colchicum), die Salicyl-säure, Phenacetin und Antipyrin fanden bei der Therapie der Gicht bzw. des Gelenkrheumatismus Verwendung. Quecksilber und Jodpräparate kamen bei der Lues zum Einsatz. Kohle, Karlsbader Salz, Wismuth und Opium fanden Verwendung zur Behandlung von Magendarmstörungen.[67]

Im Instrumentarium nicht fehlen durften auch die Klassiker Klistierspritze und Schröpfköpfe. Wie weit auch neuere Errungenschaften der Medizin damaliger Zeit wie Stirnspiegel, Oto- und Ophthalmoskop, die Laryngoskopie etc. Eingang in die Meyersche Praxis gefunden hatten, ist nicht auszumachen.

Gewissermassen zur Praxiseinrichtung gehörte das Halten eines Pferdes oder eines Fuhrwerkes. Die Bedeutung dieser Anschaffung - ein zentrales Thema in Meyers Autobiographie - ist aus der wiederholten Erwähnung des Pferdehandels ersichtlich. Die Anforderungen an ein solches Tier umschreibt Wilhelm Meyer-Ott in einem Brief, der von der Anschaffung eines Pferdes handelt, folgendermassen:

Einem Doktorpferd, sagte er (Anm. Adolf Bürkli), *soll man den Zügel auf den Hals legen dürfen & es soll den Weg von selbst finden, welchen man einzuschlagen gedenkt; mit einem Wort es soll ein höheres & frommes Thier sein.*[68]

Das Pferd war aber nicht nur Fortbewegungsmittel auf den schlechten Strassen, es war auch ein Statussymbol und hatte durchaus Konsequenzen für die Praxispolitik[69]. Ein Zitat aus Otto Werdmüllers Lebenserinnerungen zeigt den Zusammenhang zwischen Pferd und der Ausdehnung einer Praxis: ... *eine kleine Praxis rentiert aber kein Ross.* Er geht noch weiter und schliesst: ... *denn ohne Gaul und Hund ist einer kein rechter Doktor mehr.*[70]

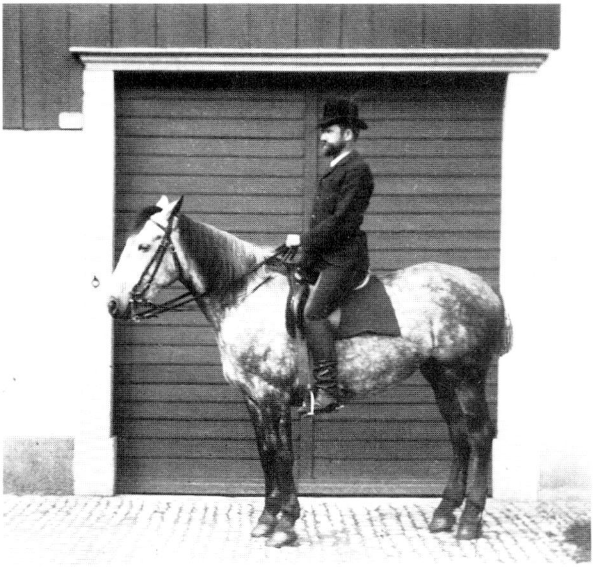

Abb. 54: Der Landarzt Ernst Meyer-Rollé "hoch zu Ross".
(PA Meyer-Abplanalp)

3. Der Autor

Unter Wilhelm Meyers literarischem Schaffen, dem er sich hauptsächlich nach seiner Praxisniederlegung widmete, finden sich überblickartig historische, medizinhistorische, gesundheitserziehende und standespolitische Arbeiten. Meyer, ein Bildungsbürger der Gründerzeit, war belesen und verfügte über eine ansehnliche Bibliothek vornehmlich historischer und wissenschaftlicher Werke.

In einer Rezension im Correspondenzblatt bespricht er den 3. Band der "Monographien zur deutschen Culturgeschichte: der Arzt und die Heilkunst in der deutschen Vergangenheit". Ebenso waren ihm auch die Autobiographien der medizinischen Grössen Stromeyer, Kussmaul, Horner und Hasse bekannt. Sie dienten ihm wohl bei der Niederschrift der vorliegenden Autobiographie als Vorbild.

Der runde und flüssige Stil bleibt dem Modus seiner Zeit treu. Alle Ausführungen zeichnen sich durch ausgesprochene Exaktheit aus - gleichsam dem geschärften Blick des Arztes beim Erheben eines Befundes. Zuweilen gelingt es ihm jedoch, seine manchmal etwas pedantische Erzählart abzuschütteln und sie mit humorvollen oder gar sarkastischen Wendungen zu beleben.

3. 1. Historisches Werk

Sein Hauptwerk ist zweifellos die zweihundert Seiten umfassende Dorfgeschichte, zu deren Bedeutung M. Trachsler bemerkt:

1898 schenkte der Dorfarzt Dr. med. Wilhelm Meyer seiner Gemeinde eine "Ortsgeschichte", die für die damalige Zeit eine grosse Leistung war. Sie basierte auf eingehenden Archivstudien und war auch in ihrer Konzeption etwas Neues.[71]

Aus heutiger Sicht mag vieles lückenhaft und wenig in den Zusammenhängen dargestellt erscheinen. Dennoch gibt Meyers bahnbrechendes Buch auch heute noch ungemein viele Hinweise und Ansatzpunkte für lokalgeschichtliche Studien.[72]

In Abhandlung der Geologie, der Geschichte, Staatsbürgerkunde etc. beweist Meyer eine erstaunliche Vielseitigkeit. Etwas zur Entstehung des Buches und von Meyers Bemühung um Wissenschaftlichkeit seiner Studien zeigt folgender Brief an Georg v.Wyss (1816-1893), Extraordinarius für Schweizergeschichte an der Universität Zürich:

Dübendorf, 3. August, 1893

Hochgeehrter Herr Professor

Empfangen Sie meinen wärmsten Dank für das Wohlwollen, das Sie mir mit der Durchsicht meines literarischen Versuches bewiesen haben.

Ich suchte auch Ihren Bemerkungen soweit als möglich Rechnung zu tragen; eine Publikation dürfte gleichwohl unterbleiben, da ich in dieser Richtung zu wenig Geschäftsmann bin & an hiesigem Platze so zu sagen gar keine Aufmunterung gefunden habe. Immerhin behalte ich mir Fortsetzung und Ergänzung des bisherigen vor & werde vielleicht hie & da ein einzelnes Thema davon bei passender Gelegenheit in ein Lokalblatt bringen.

Mit aufrichtiger Hochachtung
Ihr ergebener

Dr. W. Meyer

Die Ortsgeschichte konnte schliesslich 1898 mit Unterstützung der Konsumgenossenschaft bei Orell Füssli Zürich in Druck gegeben werden.

Eine sehr persönliche und von Besitzerstolz zeugende Schrift stellt die kurze Hauschronik: "Das Doktorhaus in Dübendorf" dar. Neben der kurzen Baugeschichte berichtet Meyer von den Menschen die in seinem gastfreundlichen Haus ein- und ausgingen.

Unter den verschiedenen Nachrufen zeichnet sich besonders derjenige, im Verlag Berichthaus erschienene, auf Otto Werdmüller aus. Sorgfältig recherchierend, zeichnet er auf 22 Seiten ein umfassendes Lebensbild seines Freundes. Auch in andern Nekrologen bemüht sich Meyer den Verstorbenen gerecht zu werden und ihr Wirken und ihre Verdienste gebührend darzustellen, ohne in allgemeine Floskeln zu verfallen.

3. 2. Medizinhistorische Arbeiten

Zum hundertjährigen Bestand der Aerztegesellschaft des Kantons Zürich verfasste Meyer fürs Correspondenzblatt (1898) eine 37seitige Uebersicht der Entwicklung der Geburtshilfe, der Chirurgie und der Behandlung des Typhus während dieser hundert Jahre. Diese drei Artikel stützten sich vorwiegend auf Kasuistiken verschiedener Zürcher Aerzte aus dem Archiv der Gesellschaft, die Meyer mit medizinhistorischen Erläuterungen ergänzte.

In einem ebenfalls im Correspondenzblatt (1900) erschienen Artikel berichtete Meyer "Aus der Geschichte des ärztlichen Standes im Canton Zürich". Darin verfolgt er den Zustand der Medizin zur Zeit des Ancien Régime und den Fortschritt durch die Gründung des Medizinisch-chirurgischen Institutes.

Die "Relationen und Rescripten", die Meyer beim Katalogisieren des Archives der Zürcher Hülfsgesellschaft aufgefunden, bearbeitet und ebenfalls dem Correspondenzblatt (1904) übergeben hatte, stammten von Johann Caspar Hirzel (1751-1817). Dieser behandelt darin die Zürcher Spitalpraxis im 18. Jahrhundert. Der zweite herausgegebene Bericht vom selben Autor ist ein "Reskript an die Herren Chirurgen Weiss und Haug in Albis-Affoltern und Hegetschweiler in Ottenbach aus Auftrag des hohen Sanitätsrats d. d. 15. Jan. 1793".

Seine letzte Arbeit war das Neujahrsblatt der Zürcher Hülfsgesellschaft "Aus dem Leben der Landärzte", das, etwas düster gehalten, seiner Lebensauffassung entspricht, aber mehr Wahrheit als Dichtung enthält.[73] Dieses Zitat aus dem Nekrolog umschreibt die 1906 erschienene, 36 Seiten umfassende und in einem etwas andern Sinne als medizinhistorisch aufzufassende Schrift. In dem Neujahrsblatt, vom Dübendorfer Sekundarlehrer Dr. phil. Friedrich Meister (1860-1954) in der Neuen Zürcher Zeitung auch als "Schwanengesang" bezeichnet, gab Meyer seine eigenen Erfahrungen als Landarzt wieder. Er philosophierte über die Persönlichkeit des Landarztes und ging rückblickend auf die verschiedenen Aspekte der Landpraxis, wie deren Antritt, Finanzielles und Todesfälle ein. Dazu folgendes aus S. Brändlis "Sozialgeschichte der Chirurgen und Aerzte auf der Zürcher Landschaft (1700-1850)":

Zwischen Romantisierung und beissendem Sarkasmus pendelnd, entwarf der Autor Wilhelm Meyer ein trauriges Bild zur Lage seiner Kollegen. Den Landarzt der zweiten Hälfte des 19. Jahrhunderts schilderte er als bemitleidenswerter Arbeiter, der - völlig der Uneinsichtigkeit und Ungeduld einer egoistischen Klientel ausgeliefert - Tag für Tag wie ein Sklave der leidenden Menschheit zu Hilfe eilte. Ohne Dank und Belohnung stand der Berufsmann am Ende seiner Kräfte all seiner Illusionen entledigt da. Die Gratwanderung zwischen professionalisierender Dienstleistung und ständischer Ehrenposition endete gemäss Meyers Schilderungen im Desaster.[74]

Als Katastrophe mag Meyer das ärztliche Schicksal nicht empfunden haben, umsomehr er seinen Sohn wiederum als gesuchter und erfolgreicher Arzt in Dübendorf praktizieren sah. Eher hob er, seiner Persönlichkeitsstruktur entsprechend, die Schattenseiten des ärztlichen Daseins hervor. Auch Ernst Ringier beschrieb in seinem Buch "Leiden und Freuden eines Landarztes" (1909) neben den Freuden im Kapitel "schweren Erfahrungen" sein Ringen mit der *gehässigen Konkurrenz* und dem Quacksalbertum ebenso, wie den *Unverstand und Rücksichtslosigkeit des Publikums*, welches ihn durch *eine ungerechte, unverdiente, hämische Beurteilung der ärztlichen Massnahmen und Verordnungen* betroffen machte.[75] Trotzdem sind diese "Leiden" des arbeitsmüden Arztes wohl eine zeitlose Erscheinung.

3. 3. Gesundheitserziehung

Drei weitere Artikel von W. Meyer wurden in der Zeitschrift "Das Rote Kreuz" publiziert. Er verarbeitete darin die Erfahrung seiner Tätigkeit, die er im Umgang mit seinen Patienten, mehrheitlich wenig begüterte Leute, erworben hatte.

In "Der Staub als Krankheitsursache" (1901) hob Meyer die Wirkung des Staubes als Ursache verschiedener Krankheiten hervor. Bei Steinhauern und Kohlearbeiter wurden *schwindsuchtähnliche Zustände* beobachtet. Aber auch Maler, Metall- und Zündholzarbeiter hatten unter den Folgen des Staubes je nach dessen chemischer Beschaffenheit zu leiden. Auch der mit Tuberkelbazillen kontaminierte Auswurf konnte, ausgetrocknet, wieder von Personen eingeatmet werden. Um dagegen vorzugehen, riet er zu einigen sinnvollen Verfahren, sich des Staubes zu entledigen.

Krankheiten wie Krätze, die ihren Ausgangspunkt in schmutzigen Kleider nähmen, beschrieb Meyer im Artikel "Von der Wäsche" (1901). Er wies darauf hin, dass vom Standpunkt der Reinlichkeit die weisse Unterwäsche der farbigen vorzuziehen sei und diese zudem häufig zu wechseln wäre.

Schon fast modern mutet der Artikel "Etwas über das Rauchen" an. Meyer stellte fest, dass Lungenaffektionen, Lippen-, Zungen- und Rachenkrebs bei Rauchern gehäuft vorkämen und folgerte weiter:

Die Sklaven des Tabaks sind oft zugleich Sklaven des Alkohols und verraten solches durch den bekannten Bierbass, die die beiden Gifte durch fortwährende Reizung der Rachen- und Kehlkopfschleimhaut hervorbringen. Auch warnte er vor anderen Gefahren des *Cigarrenrauchens*. Eine österreichische Prinzessin soll ums Leben gekommen sein, weil sie, um beim Rauchen nicht entdeckt zu werden, die brennende Zigarre in der Tasche ihres Kleides verborgen und dieses sofort Feuer gefangen hatte. Auch wurde ein Raucher beschrieben, der gar die Explosion eines niedergehenden Luftballon verschuldet haben soll.

Meyer empfand die Prävention, die Bekämpfung des Alkohol- und Nikotinabusus als wichtige ärztliche Pflicht. Standesehre und Vorbildwirkung waren ihm auch bei der Suchtproblematik ein wichtiges Anliegen:

Eine üble Gewohnheit ist das fortwährende Rauchen sowohl im Sprechzimmer als bei Krankenbesuchen ... jeder Arzt sollte wissen, welch schlimme Folgen der Missbrauch des Nikotins herbeiführt, vor denen man auch Andere zu warnen verpflichtet ist ...

Noch weniger sind die chronischen Selbstvergiftungen mit Morphium und Cocain zu verantworten. Solche Sinnlichkeit und Charakterschwäche trägt wesentlich zur Entwürdigung des ärztlichen Standes bei.[76]

V. Bibliographie

1. Zwei Rückbildungsformen des Carcinoms (Inauguraldissertation). E. Kiesling, Zürich, 1854.

2. Zur Erinnerung an Otto Werdmüller. Bezirksarzt in Uster. Ein Lebensbild, gezeichnet von seinem Freunde. Ulrich & Co. im Berichthaus, Zürich, 1886.

3. Nachruf für Otto Werdmüller. in: Correspondenzblatt für Schweizer Aerzte, 1886, Nr. 16, S. 469f.

4. Beobachtungen zur neuropathischen Heredität. in: Correspondenzblatt für Schweizer Aerzte, 1893, Nr. 12, S. 443f.

5. Das Doktorhaus in Dübendorf. Hofer & Burger, Zürich, 1893.

6. Nachruf für Adolf Nüscheler. in: Correspondenzblatt für Schweizer Aerzte, 1895, Nr. 9, S. 285f.

7. Ortsbeschreibung und Geschichte der Gemeinde Dübendorf. Orell Füssli, Zürich 1898.

8. Zum hundertjährigen Bestand der Aerztegesellschaft des Cantons Zürich. Spezielle Pathologie und Therapie. Typhus. in: Correspondenzblatt für Schweizer Aerzte, 1898, Nr. 8, S. 249-252, Nr. 9, 282-284, Nr. 10, 306-312.

9. Zum hundertjährigen Bestand der Aerztegesellschaft des Cantons Zürich. Chirurgie. in: Correspondenzblatt für Schweizer Aerzte, 1898, Nr. 15, S. 468-473, Nr. 16, S. 503-508.

10. Zum hundertjährigen Bestand der Aerztegesellschaft des Cantons Zürich. Geburtshülfe. in: Correspondenzblatt für Schweizer Aerzte, 1899, Nr. 1, S. 24-29, Nr. 2, S. 60-62, Nr. 3, 87-90, Nr. 4, S. 121-125.

11. Monographien zur deutschen Culturgeschichte. Rezension, in: Correspondenzblatt für Schweizer Aerzte, 1900, Nr. 9, S. 279.

12. Medicinalwesen im Canton Tessin. in: Correspondentblatt für Schweizer Aerzte, 1900, Nr. 10, S. 315-317.

13. Nachruf für Theodor Bolleter. in: Correspondenzblatt für Schweizer Aerzte, 1900, Nr. 15, S. 481-482.

14. Aus der Geschichte des ärztlichen Standes im Canton Zürich. in: Correspondenzblatt für Schweizer Aerzte, 1900, Nr. 15, S. 482-484.

15. Nachruf für Carl Ewald Hasse. in: Correspondenzblatt für Schweizer Aerzte, 1902, Nr. 20, S. 641-643.

16. Der Staub als Krankheitsursache. in: Das Rote Kreuz, 1901, S. 127-129.

17. Von der Wäsche. in: Das Rote Kreuz, 1901, S. 194f.

18. Etwas über das Rauchen. in: Das Rote Kreuz, 1902, S. 67f.

19. Aus der guten alten Zeit. in: Correspondenzblatt für Schweizer Aerzte, 1904, Nr. 15, S. 514-517.

20. Aus dem Leben der Landärzte. in: 106. Neujahrsblatt herausgegeben von der Hülfsgesellschaft auf das Jahr 1906, Schulthess & Co., Zürich, 1906.

VI. Quellen- und Literaturverzeichnis

1. Quellen

Privatarchiv (PA) Meyer-Abplanalp

1. Familienchronik: Erinnerungen an das Ehepaar Meyer-Ott: darin enthalten
   Brief von Wilhlem Meyer-Ott an Wilhelm Meyer-Frey, 25. 7. 1851.
   ibid. 14. 5. 1854
   ibid. 3. 9. 1854.
   ibid. 27. 3. 1857.
   ibid. 11. 8. 1870.
   ibid. 12. 3. 1871.

2. Brief von Conrad Ferdinand Meyer an Caroline Meyer-Ott, 29. 12. 1881.
3. Brief von Betsy Meyer an Caroline Meyer-Ott, 1. 10. 1875

4. Rollé, G.: Geschichte der Familie Rollé. (Xerox), Ins, 1984.

5. Sammlung: Erinnerungen und Briefe von Wilhelm Meyer-Lübke.

Archiv der Schmiedenzunft

6. Zunftprotokolle 1839-1882.

Handschriftenabteilung Zentralbibliothek Zürich

7. FA v. Wyss, IX 326. 23. Wilhelm Meyer-Frey an Georg v. Wyss.

2. Standardliteratur und Nachschlagewerke

1. Most, G. F. (Hrsg.): Encyklopädie der gesammten medicinischen und chirurgischen Praxis, mit Einschluss der Geburtshülfe, der Augenheilkunde und der Operativchirurgie. Bd. 1, 2, F. A. Brockhaus, Leipzig, 1836, 1837.
2. Moeller, J., Thoms, H. (Hrsg.): Realencyklopädie der gesamten Pharmazie. Hand-

wörterbuch für Apotheker, Aerzte und Medizinalbeamte, Urban & Schwarzenberg, Berlin, Wien, 1904-1914.
3. Pschyrembel, W.: Klinisches Wörterbuch. Walter de Gruyter & Co., Berlin, 1959.
4. Pschyrembel: Klinisches Wörterbuch.Walter de Gruyter, Berlin, New York, 1990
5. Gagliardi, E., Nabholz, H., Strohl, J.: Die Universität Zürich 1833-1933 und ihre Vorläufer. Verlag der Erziehungsdirektion, Zürich, 1938.
6. Gurlt, E., Wernich, A., Hirsch, A., u.a.: Biographisches Lexikon der hervorragenden Aerzte aller Zeiten und Völker. Urban & Schwarzenberg, Berlin, Wien, 1929-1935.
7. Türler, H., Godet, M., Attinger, V.: Historisch-Biographisches Lexikon der Schweiz, Verlagsanstalt Victor Attinger, Neuenburg, 1921-1934.
8. Dejung, E., Wuhrmann, W.: Zürcher Pfarrbuch. Schulthess & Co., Zürich, 1953.
9. Widmer, S.: Zürich, eine Kulturgeschichte. Bd. 8, Revolution und Biedermeier. Bd. 9, Aufschwung mit dem Liberalismus. Artemis Verlag, Zürich, München, 1980, 1982.

3. Literaturverzeichnis: III. Medizinhistorische Anmerkungen und Kommentare

1. Meyer-Burkhard, F.: Erinnerungen an Wilhelm Meyer. In: Zürcher Taschenbuch auf das Jahr 1879, Orell Füssli & Co, Zürich, 1879, S. 88-97.
Frey, A.: Conrad Ferdinand Meyer. Sein Leben und seine Werke. J. G. Cotta'sche Buchhandlung Nachfolger, Stuttgart, Berlin, 1925, S. 6-10.
Lavater, J. J.: Einige Erinnerungen aus dem Leben des seligen Herrn Oberst Joh. Jakob Meyer von Zürich. Zürich, 1820, S. 33f.
Schulthess, H.: Oberst Johann Jakob Meyer zum St. Urban, der Verteidiger der Stadt Zürich im Jahre 1802. Buchdruckerei Berichthaus, Zürich, 1931, S. 19.
Schulthess, H.: Kulturbilder aus Zürichs Vergangenheit. Schulthess & Co., Zürich, 1930, S. 136-141.
Schulthess, H.: Kulturbilder aus Zürichs Vergangenheit. Neue Folge, Schulthess & Co., Zürich, 1935, S. 159-162.
M. F.: Nachruf auf Wilhelm Meyer. in: Neue Zürcher Zeitung 21., 22. März 1877, Zweites Blatt, Nr. 137.
Jackson, D. A.: Conrad Ferdinand Meyer. Rowohlt, Hamburg, 1975, S. 19.
4. Leisibach, M.: Das Medizinisch-chirurgische Institut in Zürich 1782-1833. Hans Rohr, Zürich, 1982, S. 116.
5. Meyer, D., Meyer, P.: Zum Andenken an Dr. theol. h.c. Friedrich Meyer-Burkhard. gew. Sekretär des Kirchenrates. Schulthess & Co., Zürich, 1910, S. 10-15.
6. Meyer-Ahrens, C.: Die Heilquellen der Schweiz. Bd. 2, Orell Füssli & Comp., Zürich, 1860, S. 859-891, Zitat S. 875.
8. Familienchronik, op. cit. sub VI. 1. 1.
9. Gagliardi, E.: Geschichte der Schweiz. Bd. 3, Orell Füssli, Zürich, Leipzig, 1937, S. 1488.
11. Gyr, S. F.: Zürcher Zunfthistorien. Buchdruckerei Berichthaus, Zürich, 1929, S. 247-253.
Meyer-Burkhard, F.: Jugenderinnerungen eines alten Zürchers (1833-1842). in:

Neujahrsblatt zum Besten des Waisenhauses für 1910, Buchdruckerei Berichthaus (vorm. Ulrich & Co.), Zürich, 1910, S. 10.
vgl.: Leisibach, M.: op. cit. sub. 4.

17. Koelbing, H. M., Mörgeli, Ch.: Johann Friedrich Horner (1831-1886). Der Begründer der Schweizer Augenheilkunde in seiner Autobiographie. Hans Rohr, Zürich, 1986, S. 8, 32-46, 79f.
Reim, M., Augenheilkunde. Ferdinand Enke, Stuttgart, 1990, S. 233.

23. Frey, A.: op. cit. sub 1, S. 6.

24. Frey, A.: op. cit. sub 1, S. 111-117.
Rüttimann, B.: Wilhelm Schulthess (1855-1917) und die Schweizer Orthopädie seiner Zeit. Schulthess Polygraphischer Verlag, Zürich, 1983, S. 191f.

26. Ackerknecht, E. H.: Geschichte der Medizin. Ferdinand Enke, Stuttgart, 1989, S. 87, 91.

28. Meyer-Ahrens, C.: op. cit. sub 6, S. 491-531.

31. Fehr, M.: Richard Wagners Schweizer Zeit. H. R. Sauerländer & Co., Aarau, 1953, S. 17.
Schulthess, H.: op. cit. sub 1, Bd. 1, S 84f.

33. Gagliardi, E., Nabholz, H., Strohl, J.: op. cit. sub VI. 2. 5, S. 119.
Meyer-Ahrens, C.: Geschichte des Zürcherischen Medizinalwesens. 2. Teil, Orell Füssli & Comp., Zürich, 1840, S. 12.

35. Schulthess, F.: Lebenserinnerungen. Schulthess & Co., Zürich, 1900, S. 48-51.
Das Haus zum St. Urban. in: Zürcher Post, 29. März 1933, Nr. 75.
Schulthess, H.: op. cit. sub 1, Oberst J. J. Meyer, S. 7f., 33.
Schulthess, H.: op. cit. sub 1, Kulturbilder, Bd. 1, S. 136-141.
Nils, M.: Betsy Meyer. Die Schwester Conrad Ferdinand Meyers. Huber & Co., Frauenfeld, Leipzig, 1941, S. 44f.

41. Kürsteiner. J. U.: Dr. Emil Fisch. Der Begründer unserer Bezirkskrankenhäuser. in: Appenzellische Jahrbücher, U. Kübler, Trogen, 1905.

44. Dändliker, K.: Geschichte der Stadt und des Kantons Zürich. Bd. 3, Schulthess & Co., Zürich, 1912, S. 449.

52. Ackerknecht, E. H.: Die ersten 100 Jahre des Kinderspitals in Zürich. in: 100 Jahre Kinderspital Zürich 1874-1974. Berichthaus, Zürich, 1974. S. 37.

61. Kayser, H. F., Bienz, K. A., Eckert, J., Lindenmann: Medizinische Mikrobiologie. Georg Thieme, Stuttgart, New York, 1989, S. 431, 433.

64. Kayser, H. F., Bienz, K. A., Eckert, J., Lindenmann: op. cit. sub 61, S. 319-322.
Most, G. F.: op. cit. sub VI. 2. 1, S. 1009-1021.
Koelbing, H. M.: Die ärztliche Therapie, Grundzüge ihrer Geschichte, Wissenschaftliche Buchgesellschaft, Darmstadt, 1985, S. 104.
Hindemann, H.: Geschichte der Pockenprophylaxe im Kanton Zürich. Zürcher Medizingeschichtliche Abhandlungen (alte Reihe) Nr. 4, Orell Füssli, Zürich, 1925, S. 11, 13, 24, 68, 83f.

76. Dändliker, K.: op. cit. sub 44, S. 329-331.
Jackson, D. A.: op. cit. sub 1, S. 83.

77. vgl. Mörgeli, Ch.: Dr. med. Johannes Hegetschwiler (1789-1839). Opfer des "Züriputschs". Wissenschafter und Staatsmann zwischen alter und moderner Schweiz. Zürcher Medizingeschichtliche Abhandlungen, Nr. 180, Juris, Zürich, 1986, S. 219.

81. vgl. Koch, F.: Der Anatom Georg Hermann v. Meyer (1815-1892). Zürcher Medizingeschichtliche Abhandlungen, Nr. 131, Juris, Zürich, 1979.

84. Koelbing, H. M:, op. cit. sub 64, S. 19.
Most, G. F.: op. cit. sub VI. 2. 1, Bd. 1, S. 633f., 596f., Zitat S. 634.
85. Most, G. F.: op. cit. sub VI. 2. 1, Bd. 1, S. 635
87. Most, G. F.: op. cit. sub VI. 2. 1, Bd. 2, S. 824-828, Zitat S. 826.
88. vgl. Zupan, P.: Der Physiologe Carl Ludwig in Zürich, 1849-1855. Zürcher Medizingeschichtliche Abhandlungen, Nr. 188, Juris, Zürich, 1987.
89. Meyer, W.: Nachruf auch Carl Ewald Hasse. in: Correspondenz-Blatt für Schweizer Aerzte, 1902, S. 641-643.
Kitschmann, U.: Der Internist Karl Ewald Hasse (1810-1902), Seine Zürcher Jahre 1844-1852. Zürcher Medizingeschichtliche Abhandlungen, Nr. 248, Juris, Zürich, 1993, S. 85.
Zuppinger, H.: Albert Kölliker (1817-1905) und die mikroskopische Anatomie. Zürcher Medizingeschichtliche Abhandlungen, Nr. 101, Juris, Zürich, 1974, S. 9.
90. Koelbing, H. M.: op. cit. sub 64, S. 146-154.
95. Meyer-Ahrens, C.: op. cit. sub 6, Bd. 1, S. 300.
96. Koelbing, H. M.: op. cit. sub 64, S. 156f.
Pschyrembel, op. cit. sub VI. 2. 4, S. 858f.
97. Biographisches Lexikon des Kt. Aargaus 1803-1957, S. 178.
98. Rothschuh, K. E., Konzepte der Medizin. Hippokrates, Stuttgart, 1978, S. 178-180.
102. Most, G. F.: op. cit. sub VI. 2. 1, Bd. 1., S. 130f.
Koelbing, H. M.: op. cit. sub 64, S. 161f.
Kayser, H. F., Bienz, K. A., Eckert, J., Lindenmann: op. cit. sub 61, S. 163f.
104. Moeller, J., Thoms, H.: op. cit. sub. VI. 2. 2.
105. Moeller, J., Thoms, H.: op. cit. sub. VI. 2. 2.
Pschyrembel: op. cit. sub VI. 2.4., S. 315.
108. Milt B.: Geschichte des Zürcher Spitals. in: Zürcher Spitalgeschichte, Bd. 1, Regierungsrat des Kanton Zürich (Hrsg.), Berichthaus, S. 11-29 , 52, 73.
Wehrli, G. A.: Die Krankenanstalten und die öffentlich angegestellten Wundärzte im alten Zürich. in: Mitteilungen der Antiquarischen Gesellschaft in Zürich, Bd.31, Heft 3, Zürich, 1934, S. 10, 21, 24, 26, 30.
109. Koelbing, H. M.: op. cit. sub 64, S. 154.
110. Siebenhaar, F. J.: Terminologisches Wörterbuch der medicinischen Wissenschaften. Arnold' sche Buchhandlung, Leipzig, 1850.
111. Rihner, F.: Illustrierte Geschichte der Stadt Zürich. H. A. Bosch, Aarau, 1975, S. 51, 55.
113. Schulthess, H.: op. cit. sub 1, 1930, S. 166f.
115. Koelbing, H. M.: op. cit. sub 64, S. 102.
116. Moeller, J., Thoms, H.: op. cit. sub. VI. 2. 2.
118. Koelbing, H. M., Mörgeli, Ch.: op. cit. sub 17, S. 29.
119. Meyer, W.: Zwei Rückbildungsformen des Carcinoms. Med. Diss., Kiesling, Zürich, 1854.
Riede, U. N., Schaefer, H. E., Wehner, H.: Allgemeine und spezielle Pathologie. Georg Thieme, Stuttgart, New York, 1989, S. 137-145.
120. Most, G. F.: op. cit. sub VI. 2. 1, Bd. 1, S. 188-194, Zitat S. 188.
Riede, U. N., Schaefer, H. E., Wehner, H.: op. cit. sub 119, S. 1045, 1062f.
121. Moeller, J., Thoms, H.: op. cit. sub. VI. 2. 2.

124. Most, G. F.: op. cit. sub. VI. 2. 1, Bd. 1, S 940f.
Siegenthaler, W.: Differentialdiagnose innerer Krankheiten. Georg Thieme, Stuttgart, New York, 1988, S. 2.11.
125. Most, G. F.: op. cit. sub B, Bd. VI. 2. 1, S. 950-956.
126. Most, G. F.: op. cit. sub B, Bd. VI. 2.1, S. 417.
128. Anner, E.: Gelöbnisse der Medizinalpersonen im Kanton Zürich seit 1798. Zürcher Medizingeschichtliche Abhandlungen, Nr. 135, Juris, Zürich, 1980, S. 14f.
134. Pschyrembel: op. cit. sub VI. 2. 4.
136. Ackerknecht, E. H.: op. cit. sub 26, S. 130-134.
138. Koelbing, H. M.: ob. cit. sub 64, S. 127f.
139. ibid.
141. ibid.
145. Siegerist, H. E.: Grosse Aerzte. Eine Geschichte der Heilkunde in Lebensbildern. J. F. Lehmanns, München, 1932, S. 262-266.
Glaser, H.: Der Aufstieg der Heilkunde. Orell Füssli, Zürich, 1958, S. 36-38.
Ackerknecht, E. H., op. cit. sub 26, S. 164.
146. Kussmaul, A.: Jugenderinnerungen eines alten Arztes. Adolf Bonz & Comp., Stuttgart, 1900, S. 375.
148. Koelbing, H. M.: op. cit. sub 64, S. 128f.
151. Eulenburg, A. (Hrsg.): Realencyclopädie der gesammten Heilkunde. Medicinisch-chirurgisches Handwörterbuch für praktische Aerzte. Bd. 3, Urban & Schwarzenberg, Berlin, Wien, 1908, S. 287f.
Most, G. F.: op. cit. sub VI. 2. 1, Bd. 1, S 397-405.
Schreiber, W., Mathys, F. K.: Infektio. Editiones Roche, Basel, 1986, S. 47.
Riede, U. N., Schaefer, H. E., Wehner, H.: op. cit. sub 119, S. 223, 644.
Meyer-Ott, W: op cit. sub VI. 1. 1, Brief vom 3. 9. 1854.
156. Finscher, L.: Pipers Enzyklopädie des Musiktheaters. Dahlhaus, C., Forschungsinstitut für Musiktheater der Universität Bayreuth (Hrsg.), Piper, München, Zürich, 1986, Bd. 1, S. 111f.
160. Siegerist, H. E.: op. cit. sub 145, S. 230-234.
166. Baer, J. G.: Emile Dubois-Reymond de Villiers et de La Chaux-de-Fonds, physiologiste. 1818-1896. in: Grosse Schweizer Forscher. Atlantis, Zürich, 1939, S 241f.
172. Finot, A.: Thermometrès et thermometrie clinique. in: Revue mensuelle "Histoire de la Médecine" 5, No VII, 1955, S. 89-92.
Koelbing, H. M.: op. cit. sub 64, S. 156.
Meyer, P.: In Rifferswil vor sechzig Jahren., Nach Briefen und Erinnerungen. in: "Zürcher Taschenbuch" für das Jahr 1927, Arnold Bopp & Co., Zürich, 1926, Seperatdruck, S. 48.
178. Rüttimann, B.: op. cit. sub 25, S. 34.
180. Lecomte, G.: Napoléon III. Sa maladie - son déclin. in: Les grands hommes et leurs médecins, Edition par les laboratoires Ciba, Lyon, 1937, S. 42f.
188. Sigerist, H. E.: op. cit. sub 154, S. 249-257.
189. Müller, V. E.: Johanna Spyri. in: Grosse Schweizer und Schweizerinnen, Th. Gut & Co., Stäfa, 1990, S. 378-382.
191. Müller, V. E.: op. cit. sub 189, S. 378.
202. Meyer, W.: Nachruf auf Otto Werdmüller. in: Correspondenz-Blatt für Schweizer Aerzte, Nr. 16, 1886, S. 469f.

203. Dubs, J.: Ueber die foudroyante, infektiöse Penis- und Scrotalgangrän, (Fournier'sche Spontangangrän). in: Schweizerische Rundschau für Medizin, Nr. 31, 1920, Seperatdruck, S. 3.
Hohenfelder, R., Zingg, E. J.: Urologie in Klinik und Praxis. Bd. 2, Georg Thieme, Stuttgart, New York, 1982, S. 1211f.
205. Meister, F.: Nachruf auf Wilhelm Meyer. in: Neue Zürcher Zeitung, Nr. 91, erstes Blatt, 1906.
Maeder, H.: Von der "Wyberschaft" zum Frauenverein, in: Heimatbuch Dübendorf 1975, S. 95f.
212. Meyer, W.: Das Doktorhaus in Dübendorf. Hofer & Burger, Zürich, 1893, S. 3, 5, 10.
Trachsler, M.: Das alte Doktorhaus (1). Jedes Haus hat seiner Geschichte. in: Amtlicher Anzeiger, Publikationsorgan der Stadt Dübendorf und Gemeinden Fällanden und Schwerzenbach, 19. 6. 1981.
214. Roggenkemper, W.: Ein Pestalozzi mit Fabriken. in: Turricum 1, 1992, S. 52-59.
215. Benz, K., Bretscher, R., u.a.: Geschichte der Gemeinde Wallisellen. Gemeinde Wallisellen (Hrsg.), W. Hoffstetter, Winterthur AG., Wallisellen, 1952, S. 396-398.
217. Gamillscheg, E.: Wilhelm Meyer-Lübke zum Gedächtnis. in: Zeitschrift für französische Sprache und Literatur, Band LX., Heft 7, 8, Wilhelm Gronau, Jena, Leipzig, 1937, S. 385-406.
Winkler, E.: Nachruf auf Wilhelm Meyer-Lübke. in: Wörter und Sachen, Kulturhistorische Zeitschrift für Sprach- und Sachforschung, Bd. XVII, Carl Winter's Universitätsbuchhandlung, Sonderdruck, Heidelberg, 1937.
219. Walder-Appenzeller, Hr.: Caspar Appenzeller. Lebensbild eines zürcherischen Kaufmanns und Armenfreunds. in: 103. Neujahrsblatt herausgegeben von der Hülfsgesellschaft in Zürich auf das Jahr 1903, Schulthess & Co., Zürich, 1903, S. 48f.
220. Leisibach, M.: op. cit. sub 4, S. 96.
vgl.: Züriputsch. 6. September 1839. Sieg der gerechten Sache oder Septemberschande? Antiquarische Gesellschaft Pfäffikon, Paul-Kläui-Bibliothek Uster (Hrsg.), Wetzikon AG., 1989.
221. Ziegler, P.: Vom Herrschaftssitz zum Ausflugsziel. in: Turricum 1, 1990, S. 60.
231. Nachruf auf Ernst Meyer. in: Correspondenz-Blatt für Schweizer Aerzte, 1917, Nr. 16, S. 529-531.
232. Anderes, E.: Geschichte der kantonalen Frauenklinik. in: op. cit. sub 108, S. 303-316.
Meyer, W.: Zum 100jährigen Bestand der Aerztegesellschaft des Cantons Zürich, Geburtshülfe. in: Correspondenz-Blatt für Schweizer Aerzte, 1899, Nr. 1/4, S. 14.
233. Baader, A.: Nachruf auf Adolf Erismann (Vater). in: Correspondenz-Blatt für Schweizer-Aerzte, 1880, Nr. 7, S. 212-215.
235. Universallexikon der practischen Medizin, Bd. 5, 1838, S. 461-463.
Eulenburg, A. (Hrsg.): Realencyclopädie der gesammten Heilkunde. Medicinisch-chirurgisches Handwörterbuch für praktische Aerzte. Bd. 6, Urban & Schwarzenberg, Wien, Leipzig, 1886, S. 463-472.
Most, G. F.: op. cit. sub VI. 2. 1, S. 461-464.
236. Kayser, H. F., Bienz, K. A., Eckert, J., Lindenmann: op. cit. sub 64, S. 183f.
238. Ackerknecht, E. H.: Wendepunkte in der Geschichte der Pharmakotherapie. in: Schweiz. Apotheker-Zeitung 95, 1957, S. 751-757.

Rageth, S.: Die antipyretische Welle in der zweiten Hälfte des 19. Jahrhunderts. Zürcher Medizingeschichtliche Abhandlungen, Nr. 24, Juris, Zürich, 1965, S. 30-37.
Guthrie, D.: Die Entwicklung der Heilkunde. Büchergilde Gutenberg, Zürich, 1952, S. 185.
vgl.: Baumberger, H. R.: Carl Liebermeister (1833-1901). Zürcher Medizingeschichtliche Abhandlungen, Nr. 137, Juris, Zürich, 1980.

240. Langenbeck, B.: Das permanente Wasserbad zur Behandlung grösserer Wunden, insbesondere der Amputationsstümpfe. in: Deutsche Klinik, Nr. 37, Berlin, 1855, S. 409-419.

241. Zehnder, C.: Bericht über die Choleraepidemie des Jahres 1867 im Kanton Zürich. J. Schabelitz, Zürich, 1871, S. 35f., 94, 96.
Kläui, P.: Aus den Lebenserinnerungen von Otto Werdmüller. Arzt in Uster. Seperatdruck aus: Blätter zur Heimatkunde & Geschichte von Uster, 1949, S 69.
vgl.: Wyss, E. v.: Die Choleraepidemien Zürichs im XIX. Jahrhundert & ihre Bekämpfung. Zürcher Medizingeschichtliche Abhandlungen, Nr. 13 (alte Reihe), Gebrüder Leemann & Co., Zürich, 1926.

244. Meyer-Ahrens, C.: op. cit. sub 6, S. 386f.

250. Largiadèr, A.: Geschichte von Stadt und Landschaft Zürich. Bd. 2, Eugen Rentsch, Erlenbach, Zürich, 1945, S. 223.
Meyer-Ott, W.: op. cit. sub VI, Brief vom 1. 1, 12. 3 1871.

252. Kirchhoff, Th., u.a.: Deutsche Irrenärzte. Einzelbilder ihres Lebens und Wirkens. Bd. 2, Julius Springer, Berlin, 1924, S. 65-69.

256. Koelbing, H. M.: op. cit. sub 64, S. 222f.
vgl.: Hofmann, M.: Die Irrenfürsorge im alten Spital und Irrenhaus Zürich im 19. Jahrhundert bis zur Eröffnung der Heilanstalt Burghölzli. Rascher, Zürich, 1922.

257. Meyer-Ahrens, C.: op. cit. sub 6, Bd. 1, S. 404-407.
Kläui, P.: op. cit. sub 241, S. 47f.

260. Most, G. F.: op. cit.sub VI. 2. 1, Bd. 1, S. 399.

263. Frey, A.: op. cit. sub 1, S. 279.

265. Rothschuh, K. E.: op. cit. sub 98, S. 336-342.
Ackerknecht, E. H.: op. cit. sub 26, S. 125f.
Koelbing, H. M.: op. cit. sub. 64, S. 129.
Stromeyer, G. F. L.: Erinnerungen eines deutschen Arztes. C. Rümpler, Hannover, 1875, S. 351f.

271. Guthrie, D.: op. cit. sub 238, S. 207, 278-286.
Genschorek, W.: Wegbereiter der Chirurgie. Joseph Lister. Ernst v. Bergmann. S. Hirzel, BSB. B.G. Teubner Verlagsgesellschaft, Leipzig, 1984, S. 90-93.
Manninger, V.: Die Entwicklung der Antiseptik und Aseptik. J. U. Kern, Breslau, 1904, S. 94, 100-108.
Brunner, A.: Chirurgische Klinik. op. cit. sub 108, Bd. 2, S. 268.
Nussbaum, J. N.: Leitfaden zur antiseptischen Wundbehandlung, insbesondere zur Lister'schen Methode. Ferdinand Enke, Stuttgart, 1881, S. 30.

272. Privatarchiv Meyer-Abplanalp: op. cit. sub VI. 1. 2, 3.

283. Lenard, Ph.: Grosse Naturforscher, eine Geschichte der Naturforschung in Lebensbilder. J. F. Lehmann, München, 1930, S. 57-63.

286. Güttich, H.: Das Kehlkopfkarzinom, Betrachtungen an Hand der Krankengeschichte

Kaiser Friedrichs III., in: Münchner medizinisch Wochenschrift, Nr. 2, 1963, S. 2-23.
287. Koelbing, H. M.: op. cit. sub 64, S. 122f., 162f.
Meyer, W.: Aus dem Leben der Landärzte. Schulthess & Co., Zürich, 1906, S. 6.
303. Trachsler, M.: Dübendorf um 1900, Heimatbuch Dübendorf 1983, S. 25.
304. Trachsler, M.: op. cit. sub 303, S. 40.
309. vgl.: Müller-Füglistaler, D.: Adolf Guyer-Zeller (1839-1899). Mitteilungen der Antiquarischen Gesellschaft in Zürich, Bd. 59, Hans Rohr, Zürich, 1992.
314. Eulenburg, A.: op. cit. sub 235, Bd. 3, 1885, S. 430-432.
316. Quervain, F. de: Theodor Kocher aus Bern, 1841-1917. in: op. cit. sub 166, S. 264f.
320. Brun, C., u.a.: Schweizerisches Künstler-lexikon. Bd. 2, Huber & Co., Frauenfeld, 1908, S. 663f.
322. Meyer-Ahrens, C.: op. cit. sub 6, Bd. 1, S. 400.
324. Rüttimann, B.: op. cit. sub 24, S. 11f.
329. Jung, E. G. (Hrsg): Dermatologie. Hippokrates Verlag, Stuttgart, 1991, S. 147f.
Villaret, A. (Hrsg): Handwörterbuch der gesamten Medizin. Bd. 1, Ferdinand Enke, Stuttgart, 1888, S. 541f.
331. vgl. Müller, M.: Lebenserinnerungen. Erlebte Psychiatriegeschichte 1920-1960. Springer, Berlin, Heidelberg, New York, 1982.
335. Meyer-Ahrens, C.: op. cit. sub 6, Bd. 2, S. 582.
338. Meyer-Ahrens, C.: op. cit. sub 6, Bd. 2, S. 789-858, Zitat S. 795f.
342. Schulthess, H.: op. cit. sub 1, 1935, S. 62.

4. Literaturverzeichnis: IV. Wilhelm Meyer-Frey im Spiegel seiner Zeit

1. Koelbing, H. M., Mörgeli, Ch.: Johann Friedrich Horner (1831-1886). Der Begründer der Schweizer Augenheilkunde in seiner Autobiographie. Hans Rohr, Zürich, 1986, S. 39, Zitat S. 32.
2. Koelbing, H. M., Mörgeli, Ch.: op. cit. sub 1, S. 17
3. Meyer-Ott, W.: op cit. sub VI. 1. 1, Brief vom 14. 5. 1854 an W. Meyer in Wien.
4. Fehr, K.: Betsy Meyer als Porträtistin. in: Zürichsee-Zeitung Nr. 81, 8. April 1878, S. 6.
5. Meyer-Ott, W.: op. cit. sub VI. 1. 1, Brief vom 11. August 1870 an W. Meyer-Frey in Dübendorf.
6. Meyer, E.: Nachruf auf Dr. med. W. Meyer. in: Correspondenzblatt für Schweizer Aerzte, Nr. 11, 1906, S. 366f.
7. ibid. S. 367.
8. Trachsler, M., Das alte Doktorhaus (3). Der Freundeskreis Wilhelm Meyers. in: Amtlicher Anzeiger, Publikationsorgan der Stadt Dübendorf und Gemeinden Fällanden und Schwerzenbach, 3. 7. 1981.
9. Meyer, E.: op. cit. sub 6.
10. Meyer, E.: op. cit. sub 6.
11. Zunftprotokolle 1839-1882. S. 176.
12. Meyer, W.: Aus dem Leben der Landärzte. Schulthess & Co., Zürich, 1906, S. 5.
13. Erismann, H.: Richard Wagner in Zürich. Verlag Neue Zürcher Zeitung, Zürich, 1987, S. 51.

14. Erismann, H.: op. cit. sub.13, S. 5
15. Trachsler, M.: op. cit. sub 8.
16. ibid.
17. Meyer, W.: Das Doktorhaus in Dübendorf. Hofer & Burger, Zürich, 1893, S. 13f.
18. Ackerknecht, E. A.: Geschichte der Medizin. Ferdinand Enke, Stuttgart, 1989, S. 152.
19. Kussmaul, A.: Jugenderinnerungen eines alten Arztes. Adolf Bonz & Comp., Stuttgart, 1900, S. 378, 380.
20. Lesky, E.: Von den Ursprüngen des therapeutischen Nihilismus. in: Sudhoffs Archiv Bd. 44., März 1960, S. 7.
21. Ackerknecht, E. A.: op. cit. sub 18, S. 163, 167.
22. Koelbing, H. M.: Die ärztliche Therapie. Grundzüge ihrer Geschichte. Wissenschaftliche Buchgesellschaft, Darmstadt, 1985, S. 142, 144.
23. Meyer, W.: Ortsbeschreibung und Geschichte der Gemeinde Dübendorf. Orell Füssli, Zürich, 1898, S. 1.
24. Trachsler, M.: Dübendorf um 1900. in: Heimatbuch Dübendorf, 1983, S. 10.
25. ibid.
26. Heimatbuch Dübendorf, 1974, S. 158.
27. Kläui, P.: Bevölkerungsentwicklung Dübendorfs in früheren Jahrhunderten. in: Heimatbuch Dübendorf, 1949, S 15.
28. Meyer, W.: op. cit. sub 23, S. 177-181.
29. Trachsler, M.: op. cit. sub 8.
30. Trachsler, M.: Die Hanartschen Spinnereigründungen. in: Heimatbuch Dübendorf, 1977, S. 6 - 44.
31. Meyer, W.: op. cit. sub 23, S. 176f.
32. Meyer, W.: op. cit. sub 12, S. 25.
33. Meyer, W.: op. cit. sub 12, S. 32.
34. Brändli, S.: "Die Retter der leidenden Menschheit". Sozialgeschichte der Chirurgen und Aerzte auf der Zürcher Landschaft (1700-1850). Chronos, Zürich 1990, S. 262.
35. Brändli, S.: op cit. sub 34., S. 408.
36. Meyer, W.: op. cit. sub 12, S. 31.
37. Meyer, W.: op. cit. sub 12., S. 34.
38. Milt, B.: Geschichte des Zürcher Spitals. in: Zürcher Spitalgeschichte. Bd. 1, Regierungsrat des Kanton Zürich (Hrsg.), Berichthaus, Zürich, 1951, S. 68, 73, 76, 81, 90.
39. Kläui, P.: Aus den Lebenserinnerungen von Otto Werdmüller. Arzt in Uster. Seperatdruck aus Blätter zur Heimatkunde und Geschichte von Uster 1949, S. 38.
40. Meyer, W.: Zum hundertjährigen Bestand der Aerztegesellschaft des Cantons Zürich. Chirurgie. Seperatdruck aus dem Correspondenz-Blatt für Schweizer Aerzte, 1898, Nr. 15, S. 9.
41. Meyer, W.: op. cit. sub 40, S. 10.
42. Walser, H. H.: Zur Einführung der Aethernarkose im deutschen Sprachgebiet im Jahre 1847. in: Veröffentlichungen der Schweizerischen Gesellschaft für Geschichte der Medizin und Naturwissenschaften, Nr. XXI, H. R. Sauerländer & Co., Aarau, 1957, S. 29.
43. Meyer, E.: op. cit. sub 6.
44. Meyer, W.: Zum 100 jährigen Bestand der Aerztegesellschaft des Cantons Zürich.

Geburtshülfe. Seperatdruck aus dem Correspondenz-Blatt für Schweizerärzte, 1899, (Nr. 1-4), S. 14.
45. ibid.
46. Guthrie, D.: Die Entwicklung der Heilkunde. Die Medizin im Wandel der Zeit. Büchergilde Gutenberg, Zürich, 1952, S. 267.
47. Milt, B.: op. cit. sub 38, S. 66.
48. Anderes, E.: Geschichte der kantonalen Frauenklinik. in: op. cit. sub 38, Bd. 2, S. 286f.
49. Meyer, E.: op. cit. sub 6.
50. Mörgeli, Ch.: In Zürich verheizt: der Psychiater Eduard Hitzig. in: unizürich 5/87, S. 12f.
51. Balmer, H.: Vier Berliner in Zürich. Die Mediziner Gusserow, Rose, Hermann und Ruge. in: unizürich 5/87, S.14f.
52. Meyer, W.: op. cit. sub 12, S. 12.
53. Sammlung kantonaler Erlasse betreffend das Medizinalwesen, sowie die öffentliche Gesundheitspflege und Lebensmittelpolizei. Staatskanzlei (Hrsg.), Berichthaus, Zürich 1919, S. 123-130.
54. Mäder, H.: Es gehr um die Wurst. in: Heimatbuch Dübendorf, 1977, S. 48.
55. Mäder, H.: op. cit. sub 54., S. 50.
56. Mäder, H.: op. cit sub 54, S. 51.
57. Mäder, H.: op. cit. sub 54, S. 58.
58. Mäder, H: op. cit. sub 54, S. 59f.
59. Meyer, W.: op. cit. sub 12, S. 20.
60. Mäder, H.: Von unserer Sekundarschule und ihren Lehrern, Schülern und Schulpflegern. in: Heimatbuch Dübendorf, 1974, S. 52, 55.
61. Müller, H.: Genossenschaft Wasserversorgung Dübendorf 1894 bis 1969. Die ersten Jahrzehnte, in: Heimatbuch Dübendorf, S. 42f., 47.
62. Meyer, W.: op. cit. sub 12, S. 19.
63. Meyer, W.: op. cit. sub 12, S. 18.
64. Meyer, W.: op. cit. sub 12., S. 8.
65. op. cit. sub 53, S. 67-71.
66. Meyer, W.: op. cit. sub 12, S. 18.
67. Rüttimann, B.: Meine Praxis anno 1891. in: Schweizerische Rundschau für Medizin (Praxis) 81, Nr. 17.,1992, S. 559.
68. Brief vom 27. März 1857, PA Meyer.
69. Brändli, S.: op. cit. sub 38, S. 179f.
70. Kläui, P.: op. cit. sub 39, S. 74.
71. Trachsler, M.: op. cit. sub 24, S. 42.
72. Trachsler, M.: Das alte Doktorhaus (2). Wilhelm Meyer - ein vielseitiger Landarzt. in: Amtlicher Anzeiger, Publikationsorgan der Stadt Dübendorf und Gemeinden Fällanden und Schwerzenbach, 19. 6. 1981.
73. Meyer, E.: op. cit. sub 6.
74. Brändli, S.: op. cit. sub 38, S. 406.
75. Ringier, E.: Leiden und Freuden eines Landarztes. Bilder nach dem Leben gezeichnet. Verlag von Huber & Co, Frauenfeld, 1909, S. 87, 90, 94, 96.
76. Meyer, W.: op. cit. sub 12, S. 10.

VII. Personenregister

TP
APEX
9783858655097